风吹海棠阵阵香 ／ 著

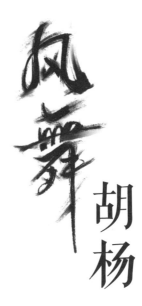

胡杨

河北出版传媒集团

河北教育出版社

图书在版编目（CIP）数据

　　风舞胡杨 / 风吹海棠阵阵香著. －－ 2版. －－ 石家庄:
河北教育出版社, 2021.9
　　ISBN 978-7-5545-6732-6

　　Ⅰ.①风… Ⅱ.①风… Ⅲ.①甲状腺疾病－癌－康复
Ⅳ.①R581.09

中国版本图书馆CIP数据核字(2021)第166351号

风舞胡杨
FENG WU HUYANG

作　　者	风吹海棠阵阵香
出 版 人	董素山
责任编辑	郝建东　刘书芳　张　畅
封面设计	李　奥
营销策划	符向阳　李　晨
出版发行	河北出版传媒集团

河北教育出版社　http://www.hbep.com
（石家庄市联盟路705号，050061）

印　　制	石家庄联创博美印刷有限公司
开　　本	787mm×1092mm　1/16
印　　张	25
字　　数	316千字
版　　次	2016年8月第1版
	2021年9月第2版
印　　次	2021年9月第4次印刷
书　　号	ISBN 978-7-5545-6732-6
定　　价	58.00元

序

　　时间过得真快，当出版社的朋友开始跟我商量出版纪念版的时候，我才恍然发觉《风舞胡杨》已经出版五周年了，而距我第二次手术，也已经过了十一年了。十一年时光，再回首，仍然是泪眼蒙眬。在重新审稿的时候，我看着自己十一年前跌跌撞撞的来路，仍然心绪难平。不仅感慨那时的不容易，也庆幸自己的从未放弃，才有了现在的幸福时光。

　　十一年前，我是家族里第一个发现癌症的。十一年过去了，我的叔叔、大舅舅、父亲、二舅舅、大表哥，都先后也因为癌症去世，还有一个表姐也罹患了乳腺癌，现在正在治疗中。而当时说最严重，已经远端转移弥散性肺转移癌症晚期的我，还活蹦乱跳地活着。不仅能够生活自理，连曾经困扰我的重症荨麻疹过敏也基本治愈了。曾经需要八粒骨化三醇、八粒钙尔奇D，后来又必须服用AT10的我，现在也只需要每天两粒骨化三醇、一粒钙尔奇D和两粒柠檬酸钙，就可以维持血钙2.1的稳定指标。体重术前95斤左右，近三年因体质改善增加到120斤，体脂比正常，无血糖、血压、血脂等问题，我从一个瘦麻秆变成一个体型正常、更像健康人的样子了。甲状腺球蛋白（TG）在离开西医治疗的五年里，通过不断调养体质、改变生活方式、改变脾气等一系列的改变自身的努力下，也迎来了逐渐下降的局面，已经从第八次碘治疗结束后的100ng/ml以上降到了33.67ng/ml。我相信，再假以时日，TG还能进一步下降，长期带癌生存真的成为可能。

在出版《风舞胡杨》之后的这五年里，我仍然继续以前的学习习惯，继续广泛大量的阅读。通过阅读，我不但丰富了自己的知识系统，重新整合了我的思维架构，加深了我的哲学思考，拓展了我的认知视野，而且重新塑造了我的世界观、人生观和价值观，使我变得更加豁达、涵容，也更加睿智。2020年1月还获得了石家庄市委宣传部颁发的"省会阅读达人"的荣誉称号。在生活里，我积累了大量的生活小妙招，成为身边家人朋友们的家庭医生。家人们的头疼脑热我都能帮助他们很快解决，还把我妈妈因骨质疏松拄了十年的拐杖给扔了，七十多的老太太又健步如飞了。妈妈特别高兴，总是说我帮她迎来了人生的第二春。我培养了自己好多爱好，黏土、古琴、钓鱼，生活的乐趣更多了，生活的品质更高了。我还考取了心理咨询师的资格证书，目前正在准备考取C级沙盘师的资格。通过这六年的心理学习，我的情绪管理能力得到了很大的改善，也弥补了很多来自原生家庭的成长遗憾。我学着更加好好地爱惜自己，陪伴家人，家庭关系和谐幸福，亲子关系沟通顺畅，一家人和睦快乐。儿子也从一个小不点儿长成一个大小伙子，考取了燕山大学的机械系，开启了大学生活。能够完整地参与孩子的成长，我深感欣慰。我和家人一起度过了十年宝贵的相互陪伴的时光，虽然它一路波折，但是仍然非常美好。

在《风舞胡杨》出版的五年里，我不断收到读者对它的反馈。很多病友说他们的甲癌知识，都是从这本书里获得的，他们把这本书都读了好几遍，边读边做笔记，才把自己从对癌症完全未知的恐慌里解脱出来。所以我深知病友们人需要一本能读得懂的癌症科普书了。医生写的书都是专业术语，普通读者看不懂。正是大家的反馈，也让我坚定了要写一本普通病友能读懂的癌症书。于是我用了几年时间收集整理了大量病友们的苦恼和困惑，并且整理了大量的甲癌资料，把它们变成大家可以读懂的文字。这样，今年8月出版了《雨霁花香——与甲癌共生三十年》。这里面不仅包括了基本的甲癌治疗科普，整理了几万病友的治疗苦恼，也包含了我这十几年的治疗经验。《雨霁花香》出版之后好评如潮，大家都说，终于有一本我们能读得懂的甲癌书了，它帮我们更快地从甲癌的焦虑抑郁中走出来，让我们找到了康复的重点和方向。 帮助大家走出甲癌困境，少走弯路，正是《风舞胡杨》的写作初衷。没有《风舞胡杨》，就没有《雨霁花香》。

大家对《风舞胡杨》的反馈最多的，就是看这本书的时候，哭得稀里哗啦的，但是看完之后，都觉得充满力量。大家之所以哭得那么厉害，是因为他们的情绪被《风舞胡杨》看到了，那些无法言说的情绪和恐惧，被我写出来了。从这个角度说，虽然《风舞胡杨》写的是我的个人经历，但是它共情了大家的感受而产生了强烈的共鸣。大家患癌后压抑的慌乱的无助的情绪都能被看到，能够借助《风舞胡杨》而宣泄出来，内心得到了抚慰和熨烫。这正是知己的力量。所以我也因《风舞胡杨》而拥有了一批忠实的粉丝，更准确地，应该称他们为知己。大家也从看我的经历里，看到了希望并且拥有了力量。这正是我写《风舞胡杨》的初心。和《雨霁花香》比起来，《雨霁花香》是给大家生活的帮助，而《风舞胡杨》给大家心灵的慰藉。我希望，这次纪念版出版之后，能有更多的人和我成为知己，我们相互慰藉，共同努力。

其实生病只是人生的一个挫折而已。人生的挫折，还有很多比生病更艰难的时刻。面对苦难，最重要的，是不要轻易地去妥协，去放弃。从这本书里，可以看到我对待疾病、对待人生的态度。正是不愿意轻易认输、轻易妥协的努力，才有了我后面的治疗转机和康复局面。《风舞胡杨》也是一部适合普通读者阅读的书。这五年中我也收到很多普通读者的阅读反馈。他们都说在人生的低谷期，因读到《风舞胡杨》而重新扬起了希望的风帆，坚定了自己的信念，一步步从困境走了出来。希望能有更多普通读者，通过这本书获得面对困难的勇气和力量。

在《风舞胡杨》里，我引用了《恋爱的犀牛》的一句台词："上天会厚待那些勇敢的坚强的多情的人，只要你有足够大的愿望，你就是不可战胜的。"

我坚信，我也践行。

又是五年过去了，我依然坚信并且依然践行着。

如果是现在的我要对十一年前曾经的那个我说些什么的话，我想先要给她一个大大的拥抱，然后对她说："谢谢你的不懈努力和不放弃的坚持，谢谢你的坚定和勇敢，让现在的我，过上了更加快乐更加幸福更加健康的日子。你可能想象不到，未来给你打开了一扇崭新的大门，而门外，等待你的是更加幸福美妙的生活。只有通过你的努力，我才能达到那里。"

而曾经的那个我，会对现在的我说："你终于活成了我想成为的样子！真棒！"

我相信，未来，也许下一个十年，生活还会更美好！我相信，每个看过《风舞胡杨》的读者朋友，也会变得越来越有勇气和力量，用力拥抱希望和梦想！

有风有雨也有晴，
有泪有笑爱同行。
十年光阴不虚度，
海棠依旧笑春风。

2021年8月25日

目 录

第三部分　后碘-131时代

第四部分　难解的心结

写在前面

朋友，当你在深夜静静思索、回顾自己人生的时候，有没有发现，每个人的人生其实都会有几个重要的节点。在那样的一个重要时刻，你或者是遇到了一个人，或者是正在做一件事，一次考试、一次旅游、一场爱情、一段婚姻，也许仅仅是一个眼神、一句话，即便这些原本你很在意的或者你不经意的一个事件，就会让你的人生从此发生重大的改变。有可能由此点亮了你的人生，让你顿悟或者开始警醒，从此一路高歌，昂首阔步，迈向人生的下一个制高点。也有可能让你的人生从此像踏上了滑雪板，飞速奔驰，一路向下，而你却再也回不到从前了。

我人生的重要节点有两个：一个是 1987 年 9 月 2 日，一个是 2010 年 3 月 8 日。而这两个重要节点发生的事情，却是相同的——手术。

正是这样的两次手术，让我的人生从此与众不同。从此以后，我的身体里就住进了一个魔鬼。而在第二次手术之后，我也有机会成为一种特殊的人——"绿光人"。我进行的是一种特殊的放射性治疗——碘－131治疗，也叫同位素治疗。

我做梦都想不到自己有这样一段与魔共舞的人生，我做梦都想不到自己会有成为放射性绿光人的经历，我做梦都想乘时光机倒回去重新开始。可是，从哪里开始，我才会满意呢？人生不是做梦，也没有选择。我唯一能做的，只有接受，然后微笑，然后面对……

让我欣慰的是，在这段经历里，比起苦痛，我体会更多的是爱，满满的爱，各种各样的爱。写下这段经历，更多的是想记录下这些爱，因为这是我一生的财富。

我的网名叫"风吹海棠阵阵香"，天涯社区的网友亲切地叫我"海棠"。"如果生命够长，就把这本书当作你此生的转折；如果生命太短，就把这本书当作你在此世的留念吧。"病友桑桑对我如是说。她给了我写下这些经历的一个理由和机会。

面对电脑，我微笑着，满含着希望，写下这些文字，与大家分享曾经走过的与众不同的和死神赛跑的经历。我要用生命唱首歌——一首发着绿光的歌，一首关于与魔鬼共舞的甲癌之歌。

第一部分

魔鬼悄悄来临

人生的大拐弯

2010年之前的几年，我过的是一种无忧无虑的幸福生活。

我在石家庄的一个文化事业单位上班，工作充实而忙碌。老公在河北省某高校机关工作。儿子健康、聪明，正在上小学。父母已经退休，正安度晚年。妹妹一家在深圳生活。我们是一个幸福的大家庭。

这段日子对我弥足珍贵。当时我正享受自己的快乐人生。家庭和睦，其乐融融；事业在发展，学习和工作让我非常充实。老公说他都能清楚地看到我的进步。当我正迈开脚步，充满信心，迎接自己三十四岁人生的时候，我的生活陡然翻篇了。

从2010年2月的一天起，我的生活就像一匹飞驰的骏马突然跌落泥潭，瞬间连滚带翻，生活的节奏全乱了。

2010年年初，像往常一样忙碌的时候，我发现嗓子总是干痛，仿佛总是有根刺扎在喉咙里，经常深夜被扎醒。这个部位对我来说很敏感，想起已经有一段时间没有复查了，该去检查一下了。

2010年2月4日就医时，医生看到我脖子上有很多淋巴结，问我病史。我告诉他，我曾经患甲状腺结节，1987年在北京嘉禾医院做过手术，左侧甲状腺全切，右侧次全切，长期服用优甲乐。医生惊讶于我十一岁就做过手术，为了检查得更准确，让我做穿刺。穿刺结果显示有外癌细胞，说明癌症有了转移。同时做的甲状腺功能验血结果显示甲状腺球蛋白（TG）高达354.69mIU/L，确定为甲状腺癌。巧的是，这一天是世界癌症日。

检查结果是老公先拿回家的。我到家的时候，父母已经哭成泪人了。父母告诉我，1987年9月2日，在北京嘉禾医院做的那个手术，不是甲状腺结节手术，而是甲状腺乳头状癌手术。父母怕告诉我真相，我会扛不住巨大的压力，这么多年来就一直瞒着我，只告诉我是甲状腺结节手术。现在可以断定，癌症在二十三年后复发了。

我1987年的手术病历一直都在北京嘉禾医院保存着，拿不出来。我父母甚至都没有关于我病情的一张卡片。这么多年，每次向父母提出看病历了解一下情况时，他们什么都无法拿给我，只是对我说说医生曾经说过的只言片语。这么多年来，我无法更加清楚地了解自己的病情。很多事情，父母也说不清。手术后十多年来每次复查，父母从来都不让我去听。成年以后独自去医院复查时，也曾经问过医生，那个化验单子上的"CA"是什么意思，医生说你不用知道。我就是这样在大家善意的谎言里生活的。术后十年，医生给我父母的医嘱就是，这个病已经治愈，终生不会复发，只要按时吃药就行了。这也是我父母隐瞒我真实病情的原因。所以等我成年，自己去医院复查甲状腺功能的时候，医生问我病史，我都是说曾做过甲状腺结节手术。而术后检查甲状腺功能的时候，所有的医生都只开甲状腺功能三项。甲状腺三项的结果都正常，从来都没有检查过TG——甲状腺球蛋白——这个监测甲癌的最重要指标。

现在当化验结果上面那不容置疑的"癌"字清清楚楚地摆在父母面前时，他们的情绪已经崩溃了，妈妈的眼泪像决堤的洪水，再也止不住。他们深深自责对我这么多年的隐瞒，一直说如果早点儿告诉我，就不会是这样的结果了。我觉得这个结果并不意外，因为这么多年来，每次谈到关于看病的话题时，父母的回答总是让我感觉有些神秘。但是我从来没有仔细地研究过，更没想到会是癌。

1987年的往事又一次浮现在心头。就是这个一直被称为结节的手术，给我的人生带来了巨大的灾难，我的人生轨迹从此被改变。

这么多年，它无时无刻不在影响着我的生活，我一次又一次地要面对它带给我的种种不堪。我的人生注定与它纠缠不清。当我终于觉得可以适应这样的生活的时候，它又一次卷土重来，打乱了我的生活。

我在当时就能判断，这个病至少已经转移了两年，因为两年前我就为淋巴结看过医生，医生说，没事，观察吧。一种病任由其发展两年会是什么后果，可想而知。其实我还隐约地感到至少不会少于五年，因为这些淋巴结，很多很多年前就有了。

知道我病情的时候，老公也哭得跟个孩子一样。他怎么也不相信这样的事情会突然发生在自己的身上。因为当他和我结婚时，就问过我父母我的病情，父母对他隐瞒了真实情况。如果不隐瞒，他恐怕会慎重考虑这段婚姻的。现在，又因为隐瞒，耽误了治疗，无端给他这么大的打击，他都蒙了。

每个人都大哭，而我哭的权利却被剥夺了。面对父母，我落下来的每一滴泪，无异于用刀子割他们的心。面对已经对前途充满恐惧的老公，我的眼泪只会让他落荒而逃。我庆幸我很清醒。多年来的历练让我此时很镇静。我提出离婚，让我老公做选择。如果他觉得不能承受我的生病，他可以选择离开。但是很幸运，老公选择留下。他当时抱着我，哭着说："我怎么可以离开你，你已经融化到我的骨头里了……"可是，我从他的眼睛里，还是看到了恐慌和无助……

必须尽快拿出下一步的治疗方案。要了解关于我患病的真实情况，只有到北京嘉禾医院拿到病历才行。而且如果需要治疗，我还是愿意到嘉禾医院，因为当时大家认为那是全国治疗甲癌最好的医院，给出的结果才够权威。于是，一家人商量最先一步就是去北京嘉禾医院确诊，取病历，然后看情况再进行下一步。可是，当时正值年关，怕这个时候去看病，医生没心情，就决定等到年后再去确诊。

　　当天晚上，父母回到家后就给远在深圳的妹妹打电话，说了我的复查结果，还做了最坏的打算。如果我已经是晚期，真的走了的话，将来老公一定会另外择偶的，如果老公不能接着照顾孩子，孩子就交给我妹妹抚养。我妹妹求我妹夫，如果真的到了那时候，请我妹夫像照顾亲生孩子一样对待我的孩子。我妹夫毫不犹豫地答应了。其实我妹妹多虑了，我老公非常爱孩子，他不会不照顾孩子的。本来妹妹一家是想在深圳过年的，也临时改变了主意，从朋友手中挤到两张票从深圳赶了回来。

　　那天晚上，父母走了以后，我告诉老公，如果到时候查出来是晚期，我就不治疗了，留些钱给他们过日子，我愿意做点儿什么就做点儿什么。他不答应，说一定会有办法的。他已经全乱了，思维严重跳跃，突然对我说："我陪你去海南吧，咱们去海南过年。"我笑了，说："我从来没向往过去海南，而且这个时候，我没必要把钱浪费在旅游上。该什么样就是什么样吧。留些钱，你将来还可以和孩子好好过日子呢。"

　　我们都没把这个事情告诉孩子。

　　那天深夜，等老公和孩子都睡熟了，我悄悄地起床，坐在孩子的床边，偷偷地抹眼泪。看着孩子熟睡的样子，我心如刀割。孩子才七岁，不知道我还能陪他多久。一个没有妈妈的孩子，生活会是什么样……

　　当一个人不知道他的未来是什么样的时候，心是空的、慌的。

　　面对二十三年后有可能复发的癌症，前面会有什么等着他呢？

　　我已经猜到最坏的结果了……

　　记得小的时候看过伊丽莎白·泰勒主演的《埃及艳后》。结尾时，安东尼奥问奴仆，女王走的时候从容吗？女仆说："从容，很从容。"我那时就很佩服。

从容，是一种境界。

我希望自己能够在面对生死的时候，也很从容。

第二天一早，老公说咱都这样了，不去上班了吧？我没答应。我还有工作，我要像往常一样，照常上班。老公后来告诉我，在我上班之后，他又大哭了一场。

在接下来的几天里，老公对我寸步不离。学校放假了，可每年的年关都是我最忙的时候，他就非要陪着我上班，陪我吃任何我想吃的东西，还花了三千多块钱给我买了结婚以来最贵的衣服。他的表现，就像我是一只风筝，如果不抓住，就会随风而去。

我在单位正常上班，没人看得出来我的异常。只是身边多了一个陪着我的老公，大家不明就里，只是羡慕我有个好老公，都结婚这么多年了，还这么起腻。直到后来，老公看到我没什么异常，而且他在那里会影响我的工作，才不再坚持陪我上班了。

我不想在单位表现出什么，主要是，如果现在说出来，大家都会为我担心。马上要过年了，我不想因为我影响大家的好心情。有什么事情，都等过完年再说。坏消息，大家能晚一天知道就晚一天知道吧。而且每年春节的初五，全市的"欢乐大广场"活动的筹备工作都由我们完成，每年年底都忙得不亦乐乎。忙起来，就愿意把这件事情放到一边去。

我只是在休息的时候，去网上查一切关于甲癌的信息，了解北京嘉禾医院的专家，看能不能网上挂号。虽然所有信息里都说甲癌是预后最好的癌症，十年存活率很高，但是，我都不敢相信。我都已经术后二十三年了，这个十年的存活率对我还有效吗？北京嘉禾医院的医生就是在我术后十年的时候，告诉我父母我已经痊愈的。那从什么时候开始复发的呢，为什么这么多年的检查都没有任何异常呢，就只是淋巴结的渐渐增多？如果真是复发二十三年了，这个指标对我来说还有意义吗？如果没有，我该做些什么呢？

平时常说，如果把每一天都当作生命的最后一天去过，你会过得非常有意义，每天都会很充实。我有机会体会它了。但是真的到了这个份儿上的感觉却非常不好。我觉得自己身处泥潭，有一股巨大的力量往下压着我，心口发堵，眼前一片漆黑，伸手不见五指；每天都感觉很虚幻，欲哭无泪，连走路也觉得不真实；仿佛突然就让自己进入了一个梦，每个人的笑容都那么遥远，虽然我的内心已经笑不起来了，但我要求自己保持笑容。

我在QQ空间的说说里写下"只争朝夕"。我提醒自己，一定要抓紧有限的时间去做最重要的事情，因为我的时间不多了。

我想如果我真的马上要"挂"了，我要笑看人世。我要自己选一张满意的照片，作为自己在这世上的最后一次亮相。照片选好了，眼泪却无声地滑落。第一次觉得死神离我这么近。

每天深夜，老公和孩子都睡熟的时候，我就悄悄地起身，在一个不影响他们休息的角落，静静地思考，悄悄地流泪。这个时刻是如此安静和熟悉，我又回到了很多很多年前。那些如烟的往事，那些伤痛的无奈，那些曾经的苦楚，就在这样的时候，汹涌而至。1987年9月2日之后的无数个黑夜里，我都是这样度过的。这也许是自我疗伤的一种方式。

此时，我多想早一点儿拿到北京嘉禾医院那个尘封已久的病历，解开藏在我身体里许多年的谜团。此时，我多想请上帝或者佛祖或者老天爷或者神灵告诉我，我还有多少时间，我会有一个怎么样的未来，什么是我在这个世界上最需要做的事情，怎样做才能没有遗憾。各种想法和恐惧和着眼泪涌出……

夜深沉，我无比孤独。

因为我要去北京嘉禾医院看病，正月初六就走，需要提前请假。找到我的主管杨主任，我告诉他我需要过完年到北京确诊。他问我到底什么情况，我犹豫了一下，还是决定不说出来。我告诉杨主任："情况很不好，所以我要去北京确诊，等结果出来了，我不会隐瞒的。现在还是不说的好，免得你担心。" 那天是年前上班的最后一天，单位组织聚餐，还有我们单位离退休的老干部一起参加。我负责老干部工作已六七年，一如既往地在聚餐时，把老干部照顾好。当我送走最后一批老干部的时候，杨主任拍了拍我的肩，深深地看着我，让我注意身体，早点儿回去休息。我理解杨主任的眼神里那深切的关怀。

要过年了，原来打算回婆婆家过年的，因为这个事情老公就不让我回去了，他自己回去，可能是他想和家里人商量办法。我告诉他，回去千万别跟家里人说我生病的事情，别让大家过不好年。如果瞒不住，就等过完年再说。农村都很注重过春节的，我怕婆婆他们忌讳。没想到，我老公到家就和二姐说了，二姐就告诉我婆婆了，一家人哭得一塌糊涂。我婆婆哭完以后就跟我老公说："花多少钱也要给她治病。你是个男人，要有个男人的样子，家要靠你撑着。"老公回来后告诉我，他听了妈妈的话，觉得一下子就有了力量，什么都不怕了。而我听完老公的话，感动得热泪盈眶，我有一个伟大的婆婆。

腊月二十八，高中同学聚会。我像以前一样，谈笑风生。我还特意带着相机，跟大家合影。这次聚会，我是当作见大家最后一面去的。不知道还能不能参加下一次聚会了，心里暗暗地和每一个人告别。

除夕，我妹妹一家终于从深圳赶回来了。

一家人围坐在餐桌旁，举杯贺新年。虽然我生病的消息让每个人的心头都笼罩着一层阴云，但是每个人都是微笑的，努力保持欢快的气氛，相互都说着祝福的话。但是妈妈还是忍不住掉下了眼泪。妈妈说，不管用什么办法，哪怕卖房子也要给我治病。一家人都劝她："现在不是哭的时候，咱们一家人齐心协力，什么都不怕。"我们互相鼓励，加油。最后，大家一起举杯，迎接将要到来的挑战。我知道，我们全家人的心紧紧地凝聚在一起了。

晚上，我把孩子悄悄叫到身边，说："妈妈生病了，过完年要去北京看病。这个病现在看来有点儿严重，但是严重到什么程度妈妈也不清楚。过完年，你要好好在家陪着姥姥姥爷，不要让他们太伤心。你是个大孩子了，帮妈妈的忙，照顾好他们，好吗？"孩子重重地点头，紧紧地抱着我，哭着说："妈妈，你一定会好起来的，一定会的。"我们俩紧紧地相拥。

那一夜，礼花满天。那一夜，辗转难眠……

魔鬼来临

2010年2月19日，大年初六。一早，我和老公开车去北京。在嘉禾医院对面的快捷酒店住下，下午到嘉禾故地重游，找找在哪里排队挂号。这个曾经每年来一次的医院，自从2002年后就再没来过。因为那时医生告诉我已经痊愈，只用在当地查甲状腺功能，调药量就行了。不管什么时候来，嘉禾都是熙熙攘攘的人群，随处可见带着行李的病人，全国的疑难杂症都汇集在这里。我们在初七早上4点多到嘉禾医院门口排队。寒冬的深夜，冷风刺骨，挂号室前已经有很多人在排队了，还有的带着被卷。我和老公在寒风里跺着脚，聊着天，开玩笑，希望能够让这言语的温暖打散凝聚在心头的不安和浓浓的困意。初七是北京嘉禾医院内分泌科特需专家戴教授出诊，挂号费三百，每半天只看二十个号。排到早上7点挂号的时候，挂号的说以前的病历卡不能用，需要办电子就诊卡。总算是挂上号了，看病时间是下午3点。

等待看病就像等待宣判。我紧张得浑身发抖，在宾馆的房间里转来转去，后来干脆躲到厕所里不出来了。我怕老公看到我紧张的样子会难过。我住在嘉禾医院对面的宾馆，离商业中心只有短短的一段路，如果平时来北京，一定会雀跃地去购物。好不容易来一趟，怎么也要给北京做点儿贡献吧。可是这次，我不敢去。心想，如果真没几天了，就不浪费资源了。

见到戴教授时，他的手边已经拿到我1987年的病历。我给他看我在河北省某医院的穿刺结果。他说，可以肯定地说是甲状腺癌转移了。不过到底有多严重，还要做个全身检查。于是给我开了血液全项、颈部B超、胸部CT检查的化验单，又给了我一个预约单，告诉我周二去找他看结果。

诊断结束，只花了不到十分钟。拿着厚厚的一摞化验单和交费单据，老公开玩笑地说："特需专家，我也能当。"我笑不出来，我还能活多久，仍然心里没底。

检查验血，医生给我抽了整整七管，是检查的病人里最多的。血液全项是血常规、肝功13项、肾功10项、血脂全项9项、甲功8项加甲状腺球蛋白TG。

血液结果：只有甲状腺球蛋白TG一项不正常，为383.4mIU/L，其他血液项目都正常。而且在短短的二十天里，TG值又增加了不少。

B超结果：

检查所见：

甲状腺右叶2.7×1.1cm，甲状腺左叶切除峡部偏右侧见1.6×1.3cm的低回声，边界欠规则，内见钙化，最大直径0.1cm。

CDFI：其内可见血流信号。甲状腺回声不均，边界不规则。

CDFI：未见异常血流信号。双侧颈部见多个淋巴结，左侧最大0.5×0.3cm，右侧最大0.6×0.3cm，形态规则，边界光滑。CDFI：未见异常血流信号。

超声提示：甲状腺峡部实性结节伴钙化，双侧颈部淋巴结可见。

CT结果：

表现：甲状腺及邻近结构呈术后改变。双肺可见多发小结节影，多在5mm以下。双侧胸廓对称。气管、支气管通畅，纵膈可见数个小淋巴结影。心影不大。双侧胸膜未见明显增厚。

印象：甲状腺术后改变；双肺多发小结节影，考虑转移可能性大。

拿到结果，我就知道，已经是晚期了，肺部弥散性转移。

转移到肺了？什么时候？怎么一点儿感觉都没有！去年单位体检，也拍过胸透，一点儿问题都没有哇！

我绞尽脑汁去想，突然想起一点儿蛛丝马迹。2009年11月的一天早上，我刚起床，突然想咳嗽，咳了一下，吐了口痰，痰里有一条细细的血丝。我当时就想叫老公看看，这个小说里的情节怎么会出现在我身上，这是林黛玉的专利呀。不过一想，太搞怪了吧，也许是牙龈出血呢。我就没管它，直接把纸扔掉了。原来这时候就已经有预兆了。我太大意了。

复诊，戴教授告诉我，确诊为甲状腺癌晚期并弥散性肺转移。可以做手术，摘除甲状腺，并做淋巴清扫。关于肺部的问题，可以用碘-131来治疗。

我问是很晚的晚期吗，戴教授说是的，很晚了，不过可以通过碘–131治疗的。我说如果不治行吗，他说谁会带癌生存呢，要手术的。我问能不能在这里手术呢，戴教授非常诚恳地告诉我，北京嘉禾擅长"疑难杂症"的确诊和治疗，手术其实不擅长。他建议我到北京的肿瘤医院进行手术，或者去当地的三甲肿瘤医院，还说这个手术其实现在已经很普遍了，一般肿瘤医院都可以做，比在嘉禾好。这点我非常认同。因为想多一些对手术后遗症的了解，我问了他一些关于手术的问题，他几乎每个问题都这样回答我："这要和你的手术医生沟通，我只是门诊大夫。"

那我应该是什么时候复发的呢，孩子会不会有问题？戴教授就告诉我，一个甲癌细胞从细胞长到米粒大小要十年，而从米粒大小到花生米大小只要三个月，癌细胞是呈几何级数增长的，越到后期发展越快，所以要抓紧治疗。我的复发肯定是很早以前的事情了。孩子应该不会遗传，但还是要注意检查。

肺部的怎么治疗呢，碘–131又是怎么回事？能不能治愈？我问戴教授，他说："你要去问核医学科，这是核医学科的范畴。"

最后戴教授说了一个请求："你把你的胸部CT借给我用用吧，我想拿去教学。我没有甲癌肺转移晚期的片子。你的肺部CT太有典型性、代表性了。"

我无语了。天哪，原来我都混到做教材的份儿上了，那我真是极品了。不过这样的极品，太悲哀了。

可是，我着急赶回去，教授借用的时间我等不到，我还要拿到别的医院去看病。这个忙我帮不上了。

我像踩着棉花一样走回去，脑子里一片空白。

老天为什么这么对我，我做错了什么？

真　相

我觉得北京嘉禾医院最让人敬佩的地方就是为每位患者永久保存病历。我尘封了二十多年的病历仍然能够取出来，这是很难得的。档案的保管员看到我的病历卡片惊呼："这都多少年了，这要到大库里好好翻一翻。"虽然费了些周折，最终还是拿到了。我复印了北京嘉禾医院1987年那次手术的病历。二十三年来我第一次了解自己真实的过去。

1987年的入院记录：

患者，十一岁。患者于1981年初始，无意中发现两侧颈部蚕豆大小结节……至1986年4月，自觉声音嘶哑，两侧肿物增大至杏核大小，无呛咳及吞咽困难……1987年7月份在河北某医院检查发现颈部蚕豆大小肿物并行活检，报告为"甲状腺乳头状癌"。8月上旬来京，经我院初诊检查后为"甲状腺乳头状癌"入院。

就是说我从五岁起，就已经发现有结节了。那么癌症是从什么时候开始的呢？无从知晓。

1987年手术记录：

……取胸骨切迹上3cm横形弧状切口，左侧沿胸锁乳突肌斜切口……游离结扎两侧颈总浅静脉，横断舌骨下肌群，切断左侧胸锁乳突肌下缘，向上掀起见左侧甲状腺肿瘤3.5×3×3cm，大小质地硬，边界尚清楚，右叶甲状腺内侧及峡部已受侵，左侧气管旁，颈内静脉表面、胸骨后及左侧颈内静脉外侧均可见数个大小不等之淋巴结转移。首先沿左侧气管旁及颈内静脉分离清除肿的淋巴结，因与血管壁粘连紧密，手术无法分离，故切断，结扎左侧颈内静脉，并连同肿的淋巴结一并切除。妥善保护颈总动脉及迷走神经无损伤。同时切除胸骨后淋巴结。于甲状腺外上缘结扎切断甲状腺上动脉。沿气管表面分离切除左侧甲状腺全部，包括峡部。甲状腺下动脉双重结扎。于右侧甲状腺内侧分离。结扎切断甲状腺上下动脉，切除甲状腺大小约90%。保留正常腺体组织约5克。分离清除右侧颈内静脉外侧淋巴结……

手术病理标本检查报告：病理诊断为甲状腺乳头状癌，转移至颈部，淋巴结6/6（六个淋巴结，六个转移）。我当时的情况就已经是突破包膜，浸润了甲状腺的右叶和峡部，而且有十三个转移的淋巴结。在当时的手术记录上就写着建议碘-131显像治疗。可是不知道为什么，没有进行。也许是在1987年还没有这项治疗，也许是因为当时我还太小。

与魔鬼共舞的曾经

时间倒回1987年9月2日，当我的同学们开始初中生活的第二天，我在北京嘉禾医院进行了一场改变我命运的手术。其实，我在当时的表现就很坚强，当我父母哭着送我上手术台的时候，我笑着跟他们说："没事的，谁让咱生病了呢？做完手术就好了，你们别哭了。"手术四个多小时，我父母哭了四个多小时。他们为了我，付出得太多太多。为了节约旅店的住宿费给我看病，他们背着行李卷，在火车站的候车室，在胡同口的门槛下，甚至有两次在医院太平间对面的长椅上度过漫漫长夜……每每想起，我都觉得无比辛酸。

手术之前要求签字的手术风险中，列了二十项后遗症。第一条，就是可能下不来手术台。术后我被直接送到高危监护，就守着护士操作台，身上除了插着大大小小的管子，枕边还放着一个气管切割器。如果我出现呼吸障碍，随时要切开气管。我在那里待了三天，因为是过敏体质，不能用青霉素，输了三天的红霉素让我的肠胃像爬满了虫子，生不如死。我熬过来了。但是等我过了危险期，大大小小的管子拔掉之后，我发现，我的世界全变了。

我变成一个看上去健康的残疾人。我现在终于敢对别人说出对自己的评价了。二十多年来，我努力地隐藏，让我看上去很健康。我要在健康的人群里生活，就必须把自己变得像个健康人的样子。现在就让我剖开自己，让大家看看曾经的我的术后人生。

一是呛水。

大家被水呛到过吗？很难受，是吧。我每天都呛，每喝一口水都会呛。开始以为是手术的应激反应，过一段时间就好了。后来发现不是，是伤到会厌软骨了。到今天为止，我都没有过一个月吃饭喝水不呛的事。刚开始最严重的时候，吃一次饭要呛好几次，咳得上气不接下气。我花了好几年的时间，练习吃饭、喝水，寻找让自己顺利吃饭的方法。能想象吗，别人正常吃个饭而已，对我而言，就是飞沙走石，刀光剑影，生死较量啊。所以，我吃饭极慢，每一口饭，都必须保证稳稳当当地送到食道，而不是到气管"去串门"。别人吃五分钟，我要吃半个小时。在家里还好，没人催，我可以慢慢吃。但是到了外面，别人会看出来的。基本上，我在外面，就没吃过饱饭。别人问我爱吃什么，我就说爱吃涮羊肉，爱吃牛排，爱吃鸭头，爱吃烤肉，其实，就一个原因，这样的饭大家都会慢慢吃，我才能吃饱。在大学和单位食堂，我总是吃饭最慢的那一个。大家总催，你快点儿吃，你大口大口地吃，别跟猫似的，看你这样吃饭，哪能有食欲，快点儿……哎，你以为我就不想吃快点儿吗，不能啊，只好不吃了。一吃快了就呛，多难看。后来，我就想了个办法，吃饭时说话，这样大家就以为我是因为吃饭说话才吃得慢，因为说话才呛饭，呵呵，少了不少的尴尬呢。因为吃不饱，所以我常放下饭碗就吃零食，吃饼干，他们又说我："你哪能这样呢，不好好吃饭，总吃零食，难怪你不长肉呢。"我总是笑笑，谁能体会我不能顺利吃饭的辛酸呢？

我也因为吃饭问题从来没有食欲。我吃饭，就是果腹，吃饱了就行，从来没有享受过吃饭的快感。人生的一大乐趣没了，也没做饭的欲望，因为即便做得再好吃，都吃着困难。到现在，我都不会做饭。

吃饭还好说，不过一天三顿而已，喝水就难了。每天喝，每天呛。我用了很多年，去练习。我总是很注意，但就是做不好。现在能做到只偶尔小呛，不大呛了。高三有一次让我终生难忘。一次上体育课回来，太渴了，忘了这事了，连着喝了两口水，妈呀，呛死我了，咳了半个多小时。鼻涕眼泪，咳咳咔咔的，闹了半节多课。我后面的同学和他同桌，就在那里笑我："这辈子没喝过水吗，至于的吗？喝个水喝成这样，吵死人了。"我的眼泪就下来了，我想告诉他们，但是又怕被发现，这样一来，全班同学都知道我是有病的了。我宁可忍受嘲笑，也不能让别人知道真相。回家以后我就总结，这样用大杯子喝水，难免一喝就多，一多就呛，改个小杯子喝，想喝也喝不多，没准就好些。于是我就找了个小得不能再小的杯子，就是只能装二两酒的小杯子。上面是个白白的盖子，正好我当时的同桌特崇拜刘德华，模仿他的签名写得特好，就在我杯子盖上写了一个简体、一个繁体两个刘德华的签名。我在高三复读时用的就是这个杯子，当时差不多全班同学都问过这个问题："你怎么用这么小的杯子喝水？"我的回答差不多都是："这杯子上有刘德华的签名。"可是这背后的无奈，又有谁知道呢？我用这样小的杯子很多年，直到我练到可以在公开场合不再呛水才换用正常的水杯。

二是失声。

我在小学的时候，很辉煌。我是班里的领读，课文读得很棒，每次校领导检查听课，我都是领读。我还是学校社团的大队长、校舞蹈队和校鼓乐队队员，常常代表学校去外面演出。我最爱唱歌，每天放学都唱着歌回家。然而手术以后，我把嘴贴在大人的耳边，费力地说话，他们都听不清我说什么。姥姥临终时，我声嘶力竭地在她耳边喊，她都听不见。幸好，我还小，有声音代偿功能，我练了差不多五年，才能跟大家正常交流，但声音毫无穿透力。如果在人多的地方，我的声音就被淹没了，不管我怎样提高声音，别人都听不见。而且如果着急了，声调高了，声音就直了。

为了声音，我下了很多功夫。我特别能理解安徒生童话里美人鱼失去声音的痛苦，多么希望能重新拥有原来的声音呀。一直到上班以后，我都想办法改善声音，还买了播音的书去学。

呛水和失声都是成功的手术不会出现的问题，而我却不幸赶上了。

三是左侧颈总静脉的结扎。

手术记录里写了，手术时摘取了十三个淋巴结。由于淋巴结的缠绕太密集，不好分离，手术时就把我的左侧颈总静脉结扎了。从此以后我身体出现的大部分问题，都发生在左边。我就再也没从左臂上抽出过血来，抽出的都是泡沫，护士都觉得奇怪，我也解释不了，只能再打回去。我的左腿总是凉的，比右边凉半度吧，这种微弱的差别，只有自己能感觉到。术后两年，在屋子里摔了很小的一跤，就让我左侧臀部成了毛细血管炎，肿了整整一个月。2004年，因为右侧卵巢有个畸胎瘤做了腹腔镜手术。右侧瘤子成功摘除了，左侧却因为血液循环不好，留下大量的盆腔积液，成为术后急性盆腔炎。这个盆腔炎，让我整整吃了一年的药，住了两次院，吃遍了药店里所有治疗妇科的中成药，最后喝了三个月的中药，外带中药灌肠一个月，才痊愈。结扎带给我的，还有终生偏头痛，只要休息不好，一定会偏头痛。所有这些以前都找不到原因，后来，爸爸才只言片语地说，听大夫说结扎了个血管。我当时还特天真，问我爸说，那做手术是给结扎了，现在好了，能不能再做个手术给弄通呀，再连上不行吗？很多年后才知道，断掉了，永远都不可能连上的。

最明显的缺陷，就是我脖子上那条触目惊心、永远都不愿面对的疤痕。

从十一岁以后的二十三年里，差不多每遇到一个人，都会好奇地问我同一个问题——你脖子上的疤痕是怎么回事。二十三年了，我几乎每天都要面对各种眼神，这让我非常自卑。看着别人光滑的颈部，我脖子上像虫子爬的疤痕真是永远的痛。冬天还好说，高领毛衣一穿，挡住了；春秋可以带丝巾，遮住了；可是夏天，就只好突兀地露在外面。

这个疤痕，开始没那么大，但是开的位置非常不好，不偏不斜，正好开在左侧脖子的大筋上，而且是竖着的刀口。手术刀口缝合后，脖子的活动就严重受限，转不了方向。差不多花了五年时间，每天动，每天拉，忍着痛，生生从脖子上抻出一块皮来。那个看上去像烫伤一样的刀口，是我生生抻出来的皮。每次照镜子，我都无声叹息。在人一生最爱美的时候，面对镜子里的那个我，内心无比心酸。

四是终生服药。

手术后由于左侧甲状腺摘除，右侧甲状腺次全切，需要终生服药。甲状腺是影响生长发育、情绪、性腺的重要器官。如果甲状腺功能太强，就甲亢，就会情绪高涨、急躁、消瘦，像只战斗鸡；如果甲状腺功能不足就甲减，就会无精打采，行动迟缓，反应迟钝，智力低下，像只小绵羊。

小时候我问得最多的一句话就是："我什么时候能停药？"父母总是说："等你长大了，停止发育了。"我就天天盼着快点儿长大，这样就可以不用天天与药为伍了。在我生长发育期间，能不能长个儿，能不能发育，智力正常不正常，都是药物说了算。我现在才能理解，父母知道我初潮的时候，那种有点儿夸张的欣慰表情。而这个药是如此神奇，如果哪天药吃重了，那天就特兴奋，可以笑起来没完，也可以像吃了枪药一样暴躁；如果哪天忘吃药了，就特没精打采，浑身没劲儿，可以睡一上午。很多年之后我才发现，原来我自己的情绪不是由自己主宰的，主宰我的，还有我的药。上大学以后，我不情愿终生服药，赌气私自停了半年的药。开始没有任何不适，后来发现，问题越来越多，反应迟钝，动作迟缓，说话磕巴，连智力都出现了问题，只好又把药吃上。但是晚了，因为停药导致钙吸收不好，上体育课一个轻轻的跳远就把左腿摔骨折了。又花了一年多的时间康复。

五是关于生育问题的纠结。

甲状腺功能强大，甲亢、甲减都会影响生育。甲状腺功能亢进症可以导致妊娠相关并发症的风险增加，可导致流产、早产、胎儿生长受限、妊娠期高血压疾病以及低出生体重儿等。妊娠合并甲减、临床甲状腺功能减退（甲减）及亚临床甲状腺功能减退可引起不孕，并与自发性流产、妊娠期高血压疾病、早产、胎盘早剥、胎儿窘迫及低出生体重儿的发生有关，还可导致新生儿智力低下。所以我是不是女人，都不敢肯定。能不能生孩子，更不知道。只有药物吃得刚刚好，才可能生个正常的孩子。我的心理负担非常严重。

当所有的朋友都在自己张扬的青春中寻找属于自己的那份真爱的时候，我却没有勇气去爱任何人和让任何人爱。一个不知道能不能生孩子的女人，怎么能给爱人带来幸福呢？我能做的，只有放弃，只有祝福。其间滋味，又有谁能体会呢？

我的婚姻，就是一场赌博。我随时都做好了因为不能生孩子就和老公离婚的准备。怀孕生孩子的时候，更是每天都在煎熬。别人怀孕做妈妈都开开心心的，只有我提心吊胆。除了每个月要去验血，来保证我吃的药是刚好合适的，还要心里暗暗打算如果孩子生下来，不正常，我该怎么办。那种愧疚感，那种恐惧，越到临近生产越强烈，就像马上要面临死刑一样。老公每天都很开心，把我照顾得很好，可是我开始噩梦连连。谢天谢地，孩子正常。直到孩子三岁，我才在心底高呼，我是个完整的女人，才终于甩掉了这个大大的心理包袱。

亲爱的朋友，你有没有发现，我说的所有的时间长度，都是用"年"来做单位的。我所有的痛苦，所有的努力，都用"年"来做单位。这些以"年"做单位的事情，散布在每一天，你可想而知我承受的是怎样的一种困难和煎熬。

初中、高中时期，我走的每一步我父母都在如履薄冰。等我知道我是甲结后，走的每一步，都是我如履薄冰。没想到，它对我还是不肯善罢甘休，又一次卷土重来。

我的一生，因为甲癌而改变，因为这场手术而改变。二十年来我对自己身体的所有疑问，都在拿到这个手术病历的时候才解开。

回首走过的三十四年人生路，我人生的美好从孩童时期就戛然而止。从十一岁手术以后，我的每一步都和甲癌有关。我的身体里住进了一个魔鬼，比别人承受了更多的痛苦和艰辛。我努力地活着，认真地去爱，却没有获得老天任何一点儿垂怜，还要把我往死亡的幽谷里狠命地推！

第二部分

做绿光人的日子

鬼门关前的彷徨

从北京确诊回来，所有的猜测都尘埃落定。

家人要求手术。他们觉得只要手术，只要做碘-131，就有希望；他们开始全力以赴找医生、找医院，找一切可能的办法。

我表哥帮我找了一位内科医生看胸片。医生看完片子，直接跟表哥说，我的情况做手术也没用了，已经太晚了，生命最多还有三至六个月。

手术，做还是不做呢？说心里话，我不想做。第一次手术，我差不多整整五年才像个正常人。如果再来一次手术，我知道还有什么痛苦等着我，不知道还有什么不能预知的痛苦也在等着我。而且，经验告诉我，任何癌症晚期病人做什么放化疗都是生不如死。我不相信会有什么奇迹。一个可以做教材样本的肺部，还能有什么奇迹？可是，这个手术又不能不做。因为我还有父母，还有孩子，还有家，哪怕给他们一点儿点儿希望，也要去试试。那个传说中的碘-131是什么东西呢？在网上查不到相关的信息。只知道是一种放射性物质，可以更准确地杀死甲癌细胞。可是怎么做，有什么反应，会发生什么都不知道。看不到未来的心依然慌着……

我拿定主意，如果只有三至六个月，我一定趁现在还能活动，把想做的，应该做的，未完成的事情做完。

从2月4日检查出患癌，到北京确诊为晚期，再到要等待手术的将近一个月的时间里，压力和恐惧是巨大的，我却不能对着父母哭，不能对着老公哭，更不能对着孩子哭。白天我需要镇定自若地给家人力量，来安慰他们。可是当事人毕竟是我呀，我的这些压力、这些恐惧都需要一个出口来排遣，来发泄。一些深夜，我悄悄起身，给我曾经最爱的人写长信。但这是一封无处投递的信件。

那时候，我满心想的都是如果下不来手术台该怎么办。我的要求最低最低——只要还活着。

把其他事情都安排好了，我把儿子叫到跟前，告诉他："妈妈生病了，需要去做一个大手术。手术以后，还要进行其他的治疗。咱们家要打一场战役了。手术期间，爸爸要照顾妈妈，不能照顾你。现在，宝贝，你已经是个大孩子了，妈妈希望你能帮妈妈一起渡过难关。我希望你能照顾好自己，好好吃饭，好好上学。不要让妈妈担心！"儿子懂事地点点头。我特意嘱咐他，上学不要对任何人说妈妈生病的事情，包括老师。我不希望我的病对孩子的学校生活有任何影响，不希望其他的孩子说谁谁谁的妈妈是癌症。毕竟"癌"字与死亡相邻。

2010年3月1日，我住进了河北省S医院。

手术之前，又开始了一大堆常规检查。一拨儿又一拨儿的医生、实习医生一遍又一遍地问我既往病史。验血，验尿，验便，一天三遍地量体温，检查瞳孔，检查双臂，检查双腿，我就像机器人一样被摆来摆去。过去二十多年得过的病都要翻出来汇报一遍，最令他们惊讶的是，我竟然十一岁就做过甲癌手术。

这几天我名字的使用率特别高，差不多每隔几分钟就会被叫一次。

原定周三手术，但是因为我的月经还没完，不能手术，周五医生有事，就改为3月8日手术。而且医生认为我当时的状态还不好，急匆匆地做手术对身体恢复不好，让我多调整几天。

这样检查就很从容了。接着还有B超、CT、喉镜的检查。我对自己一点儿一点儿地认知，我又一次为自己的人生找到答案。

做B超，排了半天队，医生就扫了一下，然后简单地给了个结果。结果拿回去，赵大夫不干了："怎么这样呢，我用手都摸出来了，B超都不显示，要B超干吗？你重新去做，告诉他，要做手术用。"

我的主治大夫姓赵，是河北省头颈外科专家，留日博士。

第二次到B超室，医生见我又来了，一开始还挺不高兴。后来听说是头颈外科的大夫要给我做"清扫"，需要个详细清楚的B超，就找了更专业的大夫重新做，旁边还有一位大夫做指导。这次扫描得细致多了，一点儿一点儿仔细扫。后来我告诉他，我下颌部分还有结节，也要"清扫"，请他给看一下。他们说，医生的化验单子上只开的颈部B超，没有下颌部分，按规定是不给做的；鉴于我要手术，就破个例吧。

扫描的时候，扫描仪每停一下，我的心都沉一下。一颗，一颗，又一颗，三十多颗。不知不觉地长了这么多结节，我竟然毫无觉察。也不能怪我没察觉，每次去问医生，医生总是说："没事，观察吧。"就这么观察到了这个地步。

我的B超，用了大概一个小时，才做完。

拿着结果回去，赵大夫才满意了。这才是一个好专家的工作态度。我从心里对他认可。把我的小命交给他，我放心。

做喉镜检查其实是突然决定的。因为有位记录病例的实习大夫告诉我手术中可能出现的风险时，说可能会影响声音。我说我知道，因为我第一次手术的时候曾经失声两年。赵大夫听见了，问那两年的声音是什么样的。我说跟蚊子哼哼差不多。现在好了，就是不能唱歌。赵大夫很敏感，说："做个喉镜，确定声带情况。如果一侧已经麻痹了，这次手术再碰到右侧的，就没办法呼吸了，还需要做个声带外延手术，而且就没办法说话了。"实习医生说："她这不是能说话吗？不会是声带问题。"但是赵大夫坚持让我去测一下。于是我就去病房的处置室做喉镜检查。把镜头从鼻孔里伸到喉咙里，把喷过麻药的舌头伸得长长的，非常难受。但在真相面前，一切都是那么清晰——我的左侧声带被固定了。

看着诊断书上清清楚楚地写着"左侧声带麻痹"，我又一次百感交集。我终于知道自己声音的真相了。二十多年来，我的泪水和努力都是白费的。我哪里知道，声带是麻痹的呀，还以为只要练，就能有改善。为了我的声音，一直在努力，工作以后，甚至买了播音的书去学，以为是我的发声方法不对，只要改正就行。可怎么也没想到，我现在的声音是因为第一次手术伤了一侧的声带，只能用半片声带来发声。那种失落是无法形容的，就像金庸武侠剧里的武林高手，费尽力气，历尽沧桑，去找一本武林秘籍，到头来才发现是《葵花宝典》一样的失落。我曾经的努力都是无根的花……

赵大夫看着我的喉镜结果，摸着我的脖子，又发愁了。"左侧声带已经麻痹，那就必须好好保护右侧声带，要重新确定手术方案。你这么年轻，问题太严重了。这个刀口怎么开呀，太难弄了，从没碰到这样的情况……"他又拿着我的一大堆化验单和CT片子研究起来。看来我这个病号，对他的医术是个不小的挑战。

手术前两天，医生让我去内科做会诊，以确定我的心脏和肺的情况是否适合手术。我和老公找内科的专家看我的肺片，医生问谁是病人，我说是我。医生欲言又止，我说："没事，您说吧，我知道自己的情况。"他说："你这个病没办法了，太晚了，已经这样弥散了，放疗和化疗都不会起作用的，现在这样，再去做甲状腺手术也没用，白受罪。时间不多了，你愿意做点儿什么就抓紧吧。"我问："还有多久？"他说："三至六个月。"

我都蒙了，到底什么才是真相。甲状腺专科的大夫说可以手术后进行碘-131治疗，虽然没说治愈，但是能够治疗。而内科的医生直接就告诉我只有三至六个月。我该信谁？我要怎么做？怎么做才不浪费时间，最有价值？

谁能告诉我未来的方向？

时过五年，我对中国医生有了新的了解：他们专而不通。他们对自己所在科室的病都精通，但是对其他科室的医学技术，却不甚了解。他们说得都没错。如果我的癌原发不是甲状腺，是其他的癌转移到肺部或者是原发的肺癌，就真没有希望，只有三至六个月了，因为没办法手术，没办法放化疗。幸运的是，我得的是甲状腺原发的癌转移到肺，有碘–131可以治疗。

给大家科普一下甲状腺和甲癌的相关知识。

甲状腺是人体最大的内分泌腺体，位于甲状软骨下紧贴在气管第三、四软骨环前面，由两侧叶和峡部组成。甲状腺后面有甲状旁腺四枚及喉返神经。甲状腺的主要功能是合成甲状腺激素，调节机体代谢。甲状腺就是人体的重甲兵，形态上像护甲，牢牢地守护着颈部要道。甲状腺激素分泌到血液中后有两个基本功能，一是促进生长发育，能促使胎儿的发育和新生儿的生长及骨的成熟。幼儿缺乏甲状腺激素时，身材矮小，体重增长缓慢，乳齿不能按时生长出来，给予甲状腺素药物纠正后，又可生长。甲状腺激素还对儿童的智力和成人的记忆力、思考能力和反应有重要影响。很多甲状腺切除的病人如果没有补充足量的甲状腺激素，就会出现反应迟钝、记忆力减退的症状，有些病人甚至语言和理解能力退化，有些老年人甚至会出现痴呆。甲状腺激素的第二个基本功能就是促进物质代谢。其对于维持人体正常的物质包括糖、蛋白质、脂肪、水、盐和维生素等物质的分解和能量代谢十分重要。甲状腺激素能促进产热作用，促进氧气的消耗，提高基础代谢率。因此，甲亢患者往往都比较瘦，还有怕热、多汗、食欲亢进等表现。而甲减患者则表现为畏寒、少汗、体重增加等。如果没有甲状腺，生命的能量就会不够，肌肉、大脑、血液都将处于停滞状态，细胞没有活力。这也是手术切除甲状腺之后必须终生服替代药物的原因。

甲状腺癌是甲状腺组织的癌变，包括乳头状腺癌、滤泡状癌、髓样癌和未分化癌四种类型。甲癌的成因很复杂，跟压力、环境、辐射、情绪有很大关系。乳头状癌是最常见的甲状腺癌，约占全部甲状腺癌的60%至70%。滤泡状癌约占甲状腺癌15%，老年人多见，恶性程度高于乳头状癌，血行性远处转移。未分化癌约占甲状腺癌的10%，大多发生在老年人，约有80%的病人在确诊后一年内死亡。髓样癌是一种来自甲状腺滤泡旁细胞的癌种，约占甲状腺癌总数的3%至10%，是一种中度恶性癌种。乳头状癌种还有十个细微分组，乳头状高分化癌预后最好。

碘是甲状腺合成甲状腺激素的主要原料。治疗甲癌，就是利用甲状腺吸碘这个特性。治疗用的放射性碘和稳定性碘具有相同的理化特性，所以甲状腺同样对放射性碘具有选择性地高度吸收和浓聚能力。碘–131是元素碘的一种放射性同位素，为人工放射性核素（核裂变产物），符号为^{131}I，半衰期为8.3天。碘–131在衰变时主要释放β（beta）射线（占99%）和γ（gama）射线（占1%）。因此，甲状腺组织摄取碘–131后，可受到β射线较长时间的集中照射，但由于其射程仅有几毫米，不会损害周围的器官和组织。碘–131能找到身体的甲癌细胞，被甲癌细胞吸收然后将其杀死。碘–131治疗后数小时，在β射线集中照射后甲状腺发生肿胀，滤泡细胞出现空泡，核不正常，数天后即死亡。所以有人称碘–131治疗为"液体刀"。约三个月后放射性碘才能衰变完而消失。正常情况下自然界是不会存在的。因为碘–131的精准，被称为"分子靶向治疗"。碘–131属高毒性核素。

由于分化型甲状腺癌预后良好，彻底的手术切除能达到根治的效果。即使分化型甲状腺癌出现身体其他部位的转移，也可通过甲状腺切除后行碘-131治疗达到缓解疾病的效果。因此目前治疗甲癌通用的方案是手术摘除甲状腺和颈部清扫转移的淋巴结后，用核素碘-131治疗远端转移并甲状腺激素抑制治疗的综合治疗。

所以甲癌患者即使出现了肺转移，还有一种碘-131的东西能够进行治疗。这不得不说是甲癌患者的幸运。这些知识，都是我在术后碘治疗很久之后才学到的。在手术之前，我一无所知，除了惶恐就是惶恐。

手术前一天，医生要给我剃头。当时我的头发是齐肩的鬈发，医生说这么长的头发影响手术，需要刮掉。我问怎么刮，他说耳朵两侧五厘米以内的都刮掉，其他的就不管了。

啊？那多难看，不行。我说："您能给修修型吗？我这样就出不了门了。"医生白了我一眼："都什么时候了，还臭美。我们修不了。要不你去理发店吧。让他们给你弄，我们还省事了。"

好吧，我去理个板寸。呵呵，这辈子还没机会留这样的发型呢，感谢甲癌。

在医院附近就有理发店，看着不错。老板一听我要做手术才理发，格外用心，利利索索地剪个板寸。

当时还是春寒料峭，我厚厚的三千烦恼丝霎时都落掉了，轻快不少，我没被剃成光头就不错了。

看着这发型还真不错，就是两边都少了些，等过一段时间长上来再修型，挺好看的。我的头圆圆的，看上去挺帅的，哈哈。

老公给我拿手机照了张照片，存起来。

我说："哪有这样的人，人家都在过五关斩六将的时候留念，以示辉煌，你给我走麦城的时候留念，生怕别人不知道我落魄，天地良心哪！"

因为不敢确定手术以后还能不能说话，我决定给我最好的几个朋友打电话。之前没告诉任何人我生病的消息，只有小燕知道。她看到我的微博，猜到我生病了，我才把实情告诉了她。她说只要我还有一口气在，孩子就有妈妈，这对孩子非常重要。这些天是她一直安慰我，鼓励我，让我不要放弃。

其他的朋友，我都没有通知。倒是老公，把我的情况告诉了他的同事和朋友。他的同事和朋友也都是我的朋友，所以住院的这些天，都是老公的同事和朋友来看我。老公几次跟我说："去找你的朋友说说吧，这样减轻一点儿压力。听雨、Able、Boss——你的三个最好的朋友，你该告诉他们了。"但是我不想给他们添麻烦，他们各自忙着自己的事业和生活，我不想影响他们。我愿意与他们分享快乐，而不愿分享痛苦。

不过现在，我决定告诉他们一声，免得我将来没有声音了，连电话也接不成。手术前一天的中午，我给听雨打电话，她是我最要好的闺蜜。听着电话那头正满含着笑意的声音，我真是不知道怎么开口。问她在哪里，她说在衡水参加婚礼，正沉浸在为新人朋友的祝福中。她听到我电话里的犹豫，问我怎么了，我才告诉她明天要手术。她一下子就惊讶地大叫起来。我安慰她没事，就是怕将来说不了话了，先跟她说一声。我不想让她太难过，就急急地挂掉了电话。

没想到，她从衡水赶回来，不顾一路的辛苦，跑到医院来看我。那天天气突变，到傍晚开始，天空就飘着雪花。她带着一身的雪花来到我的床前，抱着我，埋怨我怎么不早点儿告诉她。我坚持不让她把这个消息告诉Able和Boss。他们都太忙了，我想过了明天，也许就好了。看到听雨对我着急的样子，就知道他们得知后的情景。还是不要打扰他们了。

我在QQ空间里写好了一篇日志，想在手术当天发。结果老公看到了，提前一天帮我发了。他说："你该让你的朋友们知道了，不差这一天。"

我请假手术的时候，刻意向单位封锁了消息。大年初五上午，我还不动声色地和同事们一起完成了春节"欢乐大广场"的活动，又和一帮姐妹同事吃饭聊天玩了一个下午。老公特意陪着我待了一天，姐妹们这个羡慕嫉妒没有恨哪。她们根本没有看出来，我那马上就要"死翘翘"了的慌慌的心。我从北京回来向领导请假的时候大家都在休假，所以同事姐妹们都不知情。我向领导请假时也没说那么重，就说有个肿瘤，要做个手术。因为我轻描淡写，所以领导也没当回事。同事们在空间里看到我的日志时都很惊讶。而且看到我在空间说说里的"板寸发型，好凉快"都很纳闷儿，这么冷的天，理什么板寸哪，他们都没想到我是要到鬼门关走一遭了。

变天了。天上飘着雪花，天空阴沉沉的。

到了下午，我的电话就忙起来，大家都打听我是怎么回事。好几个多年没见的朋友，冒着纷纷大雪来看我。

我婆婆亲自带队，带着我大姑姐和三姐夫一起照顾我。我无限感动。

晚上，我独自一人躺在床上，心里倒是蛮踏实的。

因为一切都已经这样了，我无力改变什么，只有接受。明天是什么结果不得而知，但我已经不怕了。

身后事我都安排好了，父母和孩子的将来我也不太担心，因为有我妹妹和老公在，他们都会把我父母和孩子照顾得好好的。该做的事，都做过了；想见的人，都见过了。问自己还有什么遗憾。有遗憾也没办法了，只有轻轻的叹息。

3月8日早上6点半，我早早地被叫起来，做术前准备，插尿管，换衣服，然后就静等着推我上手术台。

我已经没什么心理负担了，该是什么样就是什么样吧。我就一心偷我的"菜"了。哈哈，都这个时候了，我还有心思"偷菜"呢，是不是有点儿二？刚好腾讯农场搞活动，我急着收了"菜"换果实。

天上仍然是飘飘洒洒的雪花。

特别感动的是，老公学院的校长和校长爱人及单位的其他领导、同事6点半就来到医院，一直等在外面。等到病房的门开了，就第一波来送我。还有听雨，也一大早冒雪而来。

家人、朋友，都在我身边，何等温暖！

突然觉得很有力量……

再闯鬼门关

8点钟，我被准时推到手术室门口。家人和朋友被挡在外面。我被护士推着，穿过长长的弯弯曲曲的走廊，进了一间手术室。

医生让我换到手术台上躺下。说是手术台，其实也是一张床，不同的是，这张床的头部可以分开和升降，我想这是专门用来做头颈手术的吧。

换到床上，护士把我的双臂固定住。我就一个人被扔在那里，静静地看着头上大大的无影灯。

没有害怕，想想自己也不是头一次经历这样的事情了。1987年的甲癌手术、2004年的腹腔镜畸胎瘤手术，加上生孩子，这样的经历已经不止一次。现在就是悄悄祈祷自己能运气好，所以心如止水。心如止水了，就有闲心东瞧西望了。我把这当作一次特殊的旅游。这地方，可不是一般人想进来就进来的。我得好好看看这里有什么不同。

屋子里很凉，我静静地等待，真寂寞呀。我开始百无聊赖地数头顶上无影灯的个数。

终于来了两个护士，一个师傅一个徒弟。他们在清点手术室的用具，然后师傅要求徒弟把什么东西演示给他看。把其他的都收拾好了，师徒两人来到我这里。师傅给我的胳膊打滞留针，示范给徒弟看。得，我又当活道具了。现在我的左臂输着液体，右臂缠着血压计，躯干上还有测心跳的各种贴片。腿上也加着夹子。浑身都被固定了。

换了三个护士，每人问一遍我的名字和要做的手术，然后又走了。

我都成复读机了，怎么等待的时间这么漫长啊！

终于我听到医生来了，是赵大夫和他的助手，还有麻醉师。

医生又一次端详了我的脖子，好像是拿了支笔，在我的脖子上凉凉地画了一条线。

然后，医生说："好了，开麻！"那个"麻"字拖着长长的尾音。

我感觉医生就像在喊一声号子，然后就会举起"屠刀"。

麻醉师听到医生的"号子"，就给我的输液管里注射麻醉药，随着麻醉药一滴一滴地落下，他又问了一遍我的名字。我看着药滴，说完我的名字，就觉得眼睛很沉，天花板变形了，一阵眩晕，闭上眼睛，一切都是空白……

我的记忆空白了五个半小时。

当我的意识恢复时，听到有人不停地叫我的名字。我被从一张床上抬到另一张床上，那个声音不停地叫着。我应了一声，有个声音说："没事了，过一会儿再叫她一次。"我的手脚都被捆着，感觉很多很多只手在我身上做着什么。一波一波的声浪打过来，我却听不清楚，觉得很困、很疲惫，好像刚刚长途跋涉过。灯光也是晃动的。一切都是嘈杂的、混乱的。

突然护士说对不起，她要给我动导尿管，看我的板寸头发，以为我是男的，后来发现错了，连声说对不起。

然后护士又给家人交代了一堆注意事项。

一床的人围着我。

而我，只是昏昏欲睡。

几个小时以后，我终于清醒了。

疼痛开始发威……

我发现我还是被捆着的。左臂输液，右臂测血压，身上是心电图贴片，腿上是心电图夹子，脖子上有三根导流管，身下是导尿管，手指带着一个套子，也是测血压的，右臂的血压带过一会儿就紧一次。

清醒以后的第一个反应就是：我还活着，我又回来了。

有一个瞬间，突然很失落，为什么还要醒来，就那样睡着，断了烦恼，不是挺好？但是疼痛提醒我，我还活着！活着，挺好，但要忍受疼痛。

我的耳边，一直响着李慧珍《天蓝》歌曲中的几句旋律："向远方的路，载满幸福，伴着淡淡的苦……"我想，是啊，伴着淡淡的苦，我现在已经在忍受着苦，那我就应该幸福，我将来会幸福。我要幸福，必须忍受现在的痛苦。我一遍一遍地告诉自己，我现在忍受痛苦，将来我会得到更多的幸福。

疼痛噬心。

我知道手术后第一晚很难熬，做足了思想准备，但还是很疼。整个脖子热辣辣地疼。我已经躺了整整一天，现在还是不让动，腿脚胳膊都麻木了。特别奇怪的是，全身最疼的地方不是脖子，是腰。任凭家人怎么给我捏、揉、顶，都疼得要命，就像要断掉一样。家人也觉得奇怪，为什么是喊腰疼而不是喊脖子疼呢？

那天晚上，老公、妹妹和表哥一起照顾我。他们想尽办法帮我摆弄腰。他们用毛巾、书、钱包都不行，最后用了一个大苹果顶在我的腰上，过两分钟动一动位置。大家都笑，我这是什么毛病，那个苹果其实都没动什么位置。到第二天早上，发现我的腰被硌了一个大大的包。

我一边喊着腰疼，一边心里高兴，我还能说话。我有声音，太棒了！

直到第二天早上，大夫来查房，交代护士给我打了一针葡萄糖酸钙，我才知道我为什么腰疼。原来，我的甲状旁腺被摘掉了，全部摘掉了！突然没有甲状旁腺，造成急性缺钙，而我本身就有腰椎间盘突出。

甲状旁腺为内分泌腺之一，是扁卵圆形小体，长约3至8毫米，宽2至5毫米，厚0.5至2毫米，位于甲状腺侧叶的后面，有时藏于甲状腺实质内。一般分为上下两对，每个重约35至50毫克。甲状旁腺素的主要功能是影响体内钙与磷的代谢，从骨动员钙，使血液中钙离子浓度增高；同时还作用于肠及肾小管，使钙的吸收增加，从而维持血钙的稳定。若甲状旁腺分泌功能低下，血钙浓度降低，会出现手足抽搐症；如果功能亢进，则引起骨质过度吸收，容易发生骨折。甲状旁腺功能失调会引起血中钙与磷的比例失常。有时甲状旁腺的一个或全部埋在甲状腺组织内，使甲状腺切除手术发生困难。如将这些腺体全部切除，患者可能出现钙代谢失常，发生手足搐搦，严重者甚至造成死亡。

医生告诉我，我的脖子打开以后太难操作了。第一次手术后的粘连，加上淋巴结全部缠绕在那里，难以剥离。根本找不到甲状旁腺，所以就都摘除了。然后他感慨，从医这么多年，第一次遇到这么难做的手术。他告诉我，必须终生补钙。这个钙针要打一至两年来适应，有的要终生打。然后让我好好活动左臂，否则左臂将来会活动受限。

我的天老爷，我第一次听说，人体内还有个甲状旁腺，还要终生打针补钙。我后面的人生需要终生打针来过活吗？这就是我命定的人生吗？当时泪就流了下来。我想起《月光宝盒》里紫霞说的话，我算出了开头，却没算到结尾。我脚踩祥云而来，高兴自己仍活着，高兴自己还有声音，却没想到会让我终生输液。妈妈和老公都劝我，不就是输液吗，至少还活着。

终于可以吃饭了，喝了碗小米粥，觉得香极了，我第一次有吃饭的欲望。很多年来，对我来说，吃饭就是完成生存任务，没有任何欲望。我永远都不可能狼吞虎咽，永远都要克制自己对食物的欲望。我发现自己最大的能力，就是对自己欲望的克制。这让我在生活中总是收获不小，也许是甲癌给我的补偿吧。

发现大家常说的一句话特别对：只有享不了的福，没有受不了的苦。再痛再苦，只要熬着，总能熬过去。现在的感觉，就比手术后第一天的感觉强多了。

第三天，可以下地了，我托着导流管一小步一小步地挪着活动。老公说我像托塔天王，哈哈。

白天还好，晚上无法睡觉，因为嗓子肿了，总是咳嗽，躺下就无法呼吸。我大姑姐把所有能用的枕头、衣服、被子都给我垫在身后，弄成一个"人造沙发"，让我半仰着睡觉。

我婆婆、老公的三姐夫、爸妈、妹妹都轮流照顾我，老公更是七天和衣而眠。大家把我当成国宝级的大熊猫，我非常感动。

第四天一早，撤导流管。医生让我去处置室。赵大夫和他的助手，给我把厚厚的纱布打开，处理伤口，然后把导流管撤掉。两个管子埋得很深，医生说我真瘦，透过肉都能看到管子。那长长的管子被慢慢拔出来。疼！这种疼，和手术的疼不一样，它是那种钝痛，麻麻的疼。医生说："不对呀，你的神经都切断了，应该没感觉的呀？"我有感觉，没有那种疼，是痛！是没有神经保护的那种痛，更是钻心。感觉那个管子在我的身体里蜿蜒了很远，爬行了很久，才终于腾空而去。终于解放了，我不用再当托塔天王了！

后面的日子，就轻松了很多。虽然还是肿和疼，不过心理上已经可以轻松应对了。

躺着太闷了，我让老公买了几本书，一边输液一边看，被老公的朋友们看到，一通批评："都什么时候了，还看书呢，快点儿休息吧，好好养着。"我这时候已经很淡定了。不就是输液吗，没什么。干巴巴地躺着多闷哪，多好的时间哪，可以看看书。我已经不把自己当病人了。

同事们知道我生病的消息时，已经是手术后的第三天了。她们得知我患了癌，都炸锅了，一拨儿又一拨儿地来看我。

忘年交常老师第一个来到医院。常老师是我最崇拜的人，曾经是石家庄最棒的主持人。她曾经给我很多人生的指引，是我的人生榜样。是她向我示范女人原来可以这样美，这样有魅力。常老师给我带来一大束漂亮的玫瑰花，还送给我一大瓶兰蔻奇迹香水。常老师说："我知道你爱臭美，所以送你香水，让你美美的。这款香水叫'奇迹'，我相信你一定能创造奇迹。"那时候，躺在病床上，剃着小毛寸的我，正发愁将来该是怎样一副灰头土脸的样子。常老师的话给了我巨大的安慰和鼓励！

我的领导和同事都像潮水一样，一波又一波地来了。鸭梨、鲁西西、梁乐乐见到我，我还没说话，她们就哭得一塌糊涂。我的领导还因为觉得自己没有对我生病引起重视，探视得晚了而给我发了一条长长的道歉短信。我去局里帮忙时认识的一堆老朋友小戬姐、英明姐也都来了，从病房出来以后，她们跟我妈哭了好久。

病房里总是有一堆堆的人和一堆堆的花。几十个花篮和花束，病房香极了。邻床的家属老大爷看着这些花，心疼地说："这要是换成钱，能买多少营养品啊。"我笑着回答："这些都是朋友们的心意呀，心意不能用钱来衡量。"

医生每天查房，看我照例在那里兴致勃勃地"偷菜"，说："这有什么好玩的，多无聊哇，我可没时间做这个。"是啊，他每天有好几台手术，没手术了还要查病房，查完病房还要出门诊，出完门诊还有没完没了的病人问病情，他的时间没有自己的。想想这样的生活，也是很辛苦，他哪有时间消遣呢？我现在刚好偷得浮生半日闲，这真是小小的幸福。

七天，一晃而过。到第七天早上，医生给我拆线。纱布给打开了，医生拿着小镊子和剪子，贴着我的脖子，开始拆。冰凉的器械在我的脖子上游走。一针，两针，我心里暗暗数着，一共三十针。刀口从右侧颈下一直弯到我左侧的耳后。我的"真皮项链"啊。

因为病床太紧张，拆完线，我就被要求出院了。

这一关，我闯过来啦！

父亲肝癌

什么叫雪上加霜，什么叫屋漏偏逢连阴雨，什么叫船漏偏遇顶头风，这次是深深地体会了。

什么事都让我家赶上了！

就在我手术住院的这几天，父亲因为悲痛伤肝，感觉肝区疼痛。因为以前有乙肝，一年前医生检查出有肝癌倾向，让他定期观察。现在突然疼痛加剧，结果被医生确诊为肝癌，也要动手术。

我们全家都蒙了。什么情况，为什么都赶到一起了？还让不让人活了？我们家到底怎么了？

妈妈的神经都快崩溃了，每天以泪洗面。她的眼睛，因为总是哭泣，黄斑老化，眼睛里看东西总是有一块不清楚。家里一下蹦出两个癌症病人，还都是要命的病，这让妈妈怎么承受？

我和老公听到这个消息，心里冰凉冰凉的。家里有两个癌症病人，将来的日子有多艰难，可想而知。而且肝癌是预后最差的癌，五年的存活率非常低。这让我们都无比担心。

这时候，我反倒不担心自己的身体了。我了解了甲癌的特性，知道它不是发展很快的癌，觉得死亡离我还有一段距离。可是父亲的情况就不容忽视了。肝癌的凶猛，早就有所耳闻。

天空笼罩着一层乌云。我该怎样拨开云雾呢？

我们更担心爸爸，是因为这些年对父亲的了解。父亲是一个特别怕疼的人，对疼痛非常敏感。后面的情况，对父亲真是个巨大的挑战。开胸手术是大型手术，那种疼痛绝对比我的更严重。父亲能承受多少，我们心里都没有底。只能不停地劝他要坚强，要挺住。父亲也总是眼含泪光，说没问题。其实大家都知道这是需要多少勇气的。我最能体会那种恐惧，那种对未来不确定、没把握的恐惧。

我的责任感一下子就增强了，突然觉得最需要照顾的不是我，而是父亲。我还年轻，还有机会，我必须尽快好起来，照顾父亲。父亲如果走了，妈妈一定坚持不住，这个家就没了。我的肩上，扛着的是三个人的性命。

有了这个想法，突然就有动力了。人总是置之死地而后生。人的潜能总是在最危急的时候被激发出来的。一旦到了只有全力以赴的时候，人是无所畏惧、所向无敌的。我的精神状态就立刻有了调整，我要用最短的时间，把自己调整好，让自己恢复好，然后投入下一场战斗。

我们开始在网上大量搜索关于肝癌的信息。非常感谢互联网，能让我们这么快捷地获得资源。我们全家人，都像上足了发条，开足了马力，来迎接下一场挑战。

给爸爸的鼓励，就是我的现身说法。妈妈总是说："看闺女都挺过来了，你的这个发现得早，也会没事的。"

而我也悄悄下定决心，要想办法尽快独立，早日不让别人照顾，这样大家才有更多的精力照顾爸爸。我开始加强饮食和锻炼，更重要的是心态的调整。我要求自己尽快看上去不像病人。因为我知道，后面的战役有多漫长，有多难打。

在家里，我们讨论最多的就是爸爸的病情、我的病情、家人的安排。长远的，是如果将来的发展不好，我们怎么筹钱。一切琐事都要有所安排。我们是一组上了发条的机器，要求每个零部件都能正常运转，严丝合缝。这时候，我感觉到那种齐心协力的力量，家人团结在一起的力量。

这些关于生死、关于家庭的未来、关于责任等沉重的话题，从我癌症复发的时候，就在不停地继续着。接连发生的事情对我们家的每个人都有很深远的影响，每个人都对人生有了更深刻的思考。平时大家都只是忙着生活和工作，没时间、没机会去考虑生命的意义和生命的价值。而现在，面对这么多的变故，我们每个人都不得不重新面对，重新思考。这些思考，让我们更加成熟。

这些思考的结果，就是我们每个人都确定，要活好当下。既然未来不可知、不可测、不可把握，那我们能做的就是尽自己最大的努力，让自己现在的每一天都过得精彩，每一天都开心。不是那种消极的及时行乐，而是大家团结起来，积极面对所有未知的困难和突发事件。我们都知道未来还有多少困难等着我们。

术后休养

出院后，我被医生告知要过十五天左右才能做碘-131。这段时间，要先回家休养。

不知道怎么回事，做完手术我就开始咳嗽。一咳嗽，刀口就疼，还要忍着。嗓子是肿的，总觉得有什么东西堵住了嗓子眼儿。医生后来告诉我是正常的术后应激性水肿。不能平躺，不能侧卧，只能半仰着。于是，手术后的两个月，我基本上都是一个姿势睡觉，就是坐着，半仰着。把所有能用的被子、枕头都支在身体的两侧。床被我一个人占用了，把老公赶走和孩子一起睡。漫漫长夜，真是很煎熬。因为这样的睡姿，睡眠质量很差。

白天就好过多了，每天都有朋友来看我，门庭若市，热闹非凡。这哪是生病休养啊，分明是朋友聚会。手术之前不知道我生病的朋友，陆续知道了，都到家里来。领导、同事、朋友，一拨儿接着一拨儿。生病的消息惊动了整个局系统，由于以前经常给局里的几个处室帮忙，所以局里有很多朋友，他们知道我的消息后也特意赶来看我。连我的老领导，已经高升到市委宣传部当部长了，也专程到家里探望。朋友给我送来各种各样的营养品，从人参、燕窝到红枣，堆满了屋子的每一个角落，光牛奶就码了半面墙。还有好友特意给我炖的鸡汤，连砂锅一起端来。美女梁乐乐给我炖的蘑菇汤，从城市的另一头儿大老远地带来。鲁西西和康姐怕我寂寞，经常给我打电话聊天。虽然我那时候刚手术完应该少说话，不过我还是很高兴能和大家聊。有人惦记有人爱的感觉好棒啊。

此时的感觉是无比温暖。突然有那么多的爱被集中给予，我受宠若惊。每个人都问我，需要什么，怎么帮我。我在爱河里徜徉，内心是如此丰盈。我不是一个人在战斗，有强大的力量来帮我渡过难关。

最让我意外和感动的，是我的姐妹鸭梨美女，竟然为我编了一支舞蹈。当时她让我帮她写这支舞蹈的脚本，我婉拒了，没想到她还是编排了。这支舞蹈叫《生命礼赞》，后来鸭梨带它去参加河北省群众舞蹈大赛，获得二等奖。石馆长说，比赛时看这支舞蹈，很多人都哭了。当我知道了鸭梨为我编了舞蹈而且获奖的消息时，哭得稀里哗啦的。忘年交胡老师说，因为我深深打动了大家，打动了她，才让她有了非创作不可的冲动。说实话，我没觉得特意做了什么，只是觉得既然来了，好好面对就是了。胡老师却说，你给我们大家上了一课，我们或迟或早，都会面对这样的一天，你给我们做了榜样。

关于下一步的碘-131治疗，大家也都很好奇，从来没听说过有这样一种物质，是什么样的放射也不清楚，甚至有人用手机辐射和电脑辐射来想象。我从网上查不到更详细的相关信息。医院也没有病房，那要怎么隔离呢？要隔离，必须自己照顾自己，所以我更要尽快自立。

我让自己保持生病之前的精神状态。依旧的谈笑风生，依旧的神采奕奕。我的表现，征服了身边的所有朋友。他们都说想不到我会这样淡定。在很多人看来，一个人得了癌症，天就塌了，病人一定会哭得死去活来，一定会是一种世界末日的神情。我怎么可以仍然面带笑容呢，怎么可以在手术之前依旧平静地上班呢，怎么可以手术之前还按时"偷菜"呢，怎么可以没心没肺地开怀大笑呢？

其实我不像他们说的那样完全不慌张，只是我比较好地控制了自己的情绪，而且由于有过好几次手术经历，所以再一次手术也没什么大不了的，它就像我曾经经历过的甲状腺手术、畸胎瘤手术、左腿骨折或者生孩子一样，只是又一次痛苦的过程而已。那些经历，哪一次不是生生死死，不都熬过来了。虽然这次是"癌"，虽然这次离死神更近，但是现在的我还是可以努力治疗的呀。至于有没有奇迹，不是我现在考虑的问题。

曾经的经历给了我很多经验，我知道康复和治疗需要时日，不是一天两天就能搞定的事情。我做足了心理准备。现在需要的，是把康复的时间最大限度地缩短。不只是身体康复的时间，更主要的是心理恢复的时间。我从一开始就不希望生病打乱生活节奏，希望能尽快让我的生活恢复到原来的生活轨道，平静而充实。这样我就能像健康人一样去照顾爸爸，帮助家人。

第一次做绿光人

2010年3月22日，我第一次喝碘-131。

河北省S医院核医学科。下午两点。

"海棠，海棠！"候诊大厅响起我的名字。"到配药室喝药。"

核医学科除了登记室隔着厚厚的玻璃能见到两个大夫以外，其他的地方都只能听到医生的声音。

我心怀忐忑地挪动沉重的脚步，坐到用铅皮包得严严实实的配药室门前。门的中间，开了一个方方正正的小洞。小洞也用铅皮包好了。小洞里面，是医生包着铅皮的操作台。

配药室里，中年女大夫又问了一遍我的名字。我看到她戴着一个铅制的手套，在操作台上放了一个直径比一元硬币大两圈、大概有2厘米高的一次性塑料小杯子。她先往杯子里倒了些水，然后把三支蓝色的、细细的、像做"皮试"用的针管里的液体注入杯子里，然后把针管放进一个铅皮做的小箱子里。她让我把杯子里的水喝干净。我喝完，她又给我倒了一杯水，让我接着喝完。她嘱咐我一滴都不要洒，一滴都不要浪费。三个小时后才能喝水吃饭，离孩子远一点儿，最好是隔离。

那是无色的液体，我一口喝了进去。我仔细品了一下，稍微带一点儿酸和咸，但是很淡。

这就是传说中的碘-131。

这个2011年因为日本大海啸导致核辐射泄漏才让国民家喻户晓、一度恐慌甚至引发碘盐疯狂抢购的碘-131，就这样被我喝进了肚子里。

喝下它，我就变成了具有强烈辐射的绿光人。

喝完这神奇药水，我顿时觉得自己变成了外星人，感觉从我的身体里放射出绿色耀眼的光芒，这个光芒可以毁灭世界（当时我对碘-131还不了解，不知道碘的光谱颜色是绿色的，我的想象是个发着蓝光的人）。我问老公，我现在这样，像不像外星人潜伏在地球？我怎么可以就这样变成一个毁灭世界的恶魔呢，还是赶快逃离吧。我加快脚步，上车，特意坐到汽车的后座，离老公尽量远一点儿。伤害到家人，我更是不舍。我让老公快开车，赶快把我放到目的地隔离起来。

其实，在正式喝碘之前，还有一大堆的准备工作。

3月17号，我去医院核医学科报到。先做血常规、甲功八项、骨扫描，预约喝小剂量碘-131。

S医院核医学科是在医院单独的一栋楼里的二楼。一楼是专门做放疗的。二楼所有的门上都有厚厚的铅皮包着。我只能看到预约室的两个医生，他们也是坐在高高的厚厚的玻璃墙里面的，说话要用话筒。常在的一个是负责预约、填单子、取结果的女人，漂亮的脸上一脸的冰霜，一口的火药腔。平时是见不到医生的。只有你的情况她处理不了，或者需要医生下单子和医嘱的时候，她才会用话筒把医生叫出来，坐在她对面忙一会儿，然后又消失不见了。医生在里面有单独的办公室，但是不允许病人进入。我有一次进去了，还是沾了我病友的光，她妈妈是这个医院的大夫。但我还是很快就被拦出来了。

在预约室的旁边就是去医生办公室的过道，过道的另一边是抽血间，有一个身材高大的老大夫负责抽血。核医学科的验血是单独化验，单独划价。整个核医学科的经费好像都是独立的。这个老大夫是一个高级技师，气质独特，见过一次之后就不会忘掉。在接下来两年的日子里，我差不多每个月都找他报到一次，被他抽一次血。

在电梯间的两侧，一边就是刚才说的预约间大厅，另一边是候诊区。候诊区的等候厅比较大，另外还有一个配药室和两个检查室。检查室里是做ECT和PET–CT的设备。整个候诊区，只闻其声不见其人，所有的房间都是被厚厚的铅皮包着的，所有的医务工作者都是躲在暗处的。我到现在都没搞清楚，到底有多少医务人员，他们到底是从哪里进去的。核医学科之所以神秘，也跟他们的这些特殊设施和特殊工作方式有关。

所有的病人都只让在大厅候诊区的椅子上坐着等，听到叫自己的名字，再去相应的房间。配药室在一个角落里，门是锁着的，门的中间有个20厘米见方的小洞。小洞的里面有个操作台，操作台也是用厚厚的铅皮遮挡的。门外面有个凳子，我们就坐在那里，等待打针，或者喝药。我的碘–131，都是在这里喝的——七次碘–131和七次喝之前的碘扫描喝小剂量碘。我从来没见到过给我药的医生的真面目。听声音，我知道我曾经一共碰到了三个大夫。一个是五十多岁的中年女大夫，声音和蔼可亲。一个是三十多岁的年轻女大夫，还有一个是年轻的男大夫，他们两个都是惜字如金的人。

第一次去核医学科，医生让我做骨扫描、碘－131小剂量的扫描，并且在抽血室抽血查甲功全项和血常规。

预约女大夫给我约好时间，8点到给药室打针。做骨扫描之前，我提心吊胆，我就是担心会不会转移到骨头。如果连骨头都转移了，那就真的没希望了。医生先给我的手注射一针，然后给我约了11点做骨扫描。

我没有转移到骨头。谢天谢地。

然后是预约喝碘－131。

我们当时不知道这是小剂量，不知道要不要隔离。关于这里的一切都不知道，不了解程序，不知道注意事项。那时的感觉就是晕头转向，神秘加可怕。后来通过七次碘－131的治疗，我对这些程序了如指掌后发现，其实并不可怕，也不神秘，而是无助，因为没有任何指引。没有一个明白人告诉一头雾水的病人下一步该怎么办。别说明白人了，连人都见不到，你还上哪儿问呢？城里人还好些，那些从外地来的乡下病友，他们的茫然和无助更清清楚楚地写在脸上。病人最晕菜的时候，是刚开始接触这些的时候。只要医生把大概的程序给病人写下来，他就知道有什么在等着自己，就不会没完没了地问问题了。而病人没完没了地问问题，医生肯定不耐烦，他的脸色就必然不好看。让我每天回答相同的问题，可能我也会这样。我能理解那个漂亮的女预约大夫为什么永远不耐烦和冷若冰霜。

女大夫告诉我这次是小剂量的碘－131扫描，不用隔离。然后预约48小时之后来做扫描，再根据情况，给大剂量的碘－131，进入治疗。

就这样，我先回家了，两天时间我没有任何反应，心里很奇怪：这药怎么这么奇特，喝了就能治癌吗？

两天后，我做了吸碘扫描。

检查结果：

1. 碘全身显像示颈部可见团状异常放射性浓聚，考虑为甲状腺CA术后残留甲状腺摄取，不除外其他，建议行碘–131治疗。

2. 双肺可见异常放射性浓聚，结合自带CT，考虑为肺转移。

乳头状癌是预后最好的癌，十年生存率将近90%，而未分化癌的预后最差，一般只有几个月。乳头状癌叶有完整的包膜，后期会穿破包膜而侵及周围组织，传播途径主要是淋巴道，一般颈淋巴结最为常见，其次是血液远端转移到肺或骨。分化型甲状腺癌因跟原来的甲状腺滤泡有相近的地方，都分泌甲状腺激素，而且保留了摄碘功能，可以用碘–131来进行对甲状腺癌组织的治疗。

很庆幸我是预后好的高分化乳头状癌，也庆幸我只有肺转移没有骨转移。

这个结果我当时没仔细研究，就知道确定是肺转移，要喝碘–131进行治疗。到了第二年的5月份，才发现了新的问题。我的第二次手术还是没做干净。很多事情，原来都是一环连一环，过去了很久，才恍然大悟。

下午拿着结果给医生看，医生说要喝大剂量的碘–131。于是，开了150毫居的量，让我们交费。每毫居四十元，一次就六千多，还有其他的费用，一次下来八千多块。这就是传说中比金子都贵重的"神奇药水"。

3月22日下午，我喝了大剂量的碘–131。后来从网上查到，碘–131的半衰期是8.3天。于是算了一下，隔离15天以后，可以降到25毫居的水平，就可以解除隔离了。

第一次隔离生活

3月22日，我的绿光人隔离生活开始了。

我的另一套房子，两室一厅，七楼。装修好了没多久，因为孩子上幼儿园上小学，搬走后就没有再回来，一直空着。除了一间屋子内的家具搬走了，其他的生活用品一应俱全，只是没有电视和网络。

老公把我放下就"光速"撤离了。

屋子里空荡荡的，静极了。心也静极了。

终于可以好好地静一静。这些天，我就像一只在冰上飞快旋转的陀螺。生活突然像被打翻的五味瓶，什么滋味都有。又好像是蒙在我生活里的面纱突然揭开，恍然大悟，又一切都未知，一切让我措手不及。我需要好好理理思绪。

我妈妈要求老公最近一周不许来看我，以后的几天，就只有他们爷儿俩在学院住，因为怕我"传染"给孩子。我告诉妈妈，我是辐射，不是传染，老公见过我之后是不会传染给孩子的，只要我不见孩子就没事。但是不管我怎么解释，妈妈都不听，她给我的一句话就是"小心没大错，为了孩子，谨慎点儿没什么不好"。我瞬间有了被抛弃的感觉，心里凉凉的。

爸爸来给我送晚饭，但是他没进门，把饭盆放在门外。他在门外敲了敲门，就赶快躲到楼梯转弯的台阶那里，我开门拿了饭，跟爸爸远远地打了招呼，爸爸就走了。爸爸看我的表情，既心疼又无奈，还有些恐惧。没想到，就因为我爸爸给我送饭，我妈就不让他回家了。她说他可能会伤害妹妹家的孩子丁丁，丁丁才不到两岁。那晚，我妈硬是让我爸到大姑家住了一夜。我妈分明是把我当成一个传染病病人。而且不论大家怎么解释给她听，她都听不进去，就是极端固执地让所有见过我的人都离孩子们远远的。

能体会我当时的感受吗？就是突然被自己的家人抛弃的感觉。在这天之前，我还在各种各样的爱的包围中温暖着、幸福着；一天之后，连家人都无情地把我当作怪物，抛弃、躲避、远离。那种落差好似突然从云端跌落深渊。其实我已经做好充分的思想准备，但是没想到妈妈爸爸是这样的态度。这让我突然很茫然，很失落。如果家人都不接受我了，我活着的意义何在？这时我才发现，原来精神上的痛苦，远比肉体的痛苦更猛烈，也更难以承受。一个人默默地吃饭，刷碗。屋子里静悄悄的，静得可怕；心空空的，空得可怕。

我的心都碎了，心碎的是妈妈把我当成传染病人，她对辐射无知的歧视让我很生气，被家人抛弃的失落甚至让我绝望。怎么跟她解释我不是传染只是辐射，她都听不进去。我跟妈妈大发脾气。可是，我怎么知道，在我隔离的第一天晚上，已经夜里2点多了，妈妈担心我到睡不着觉。既怕我独自一人不舒服没人照顾，又怕打电话影响我的睡眠，影响治疗效果。她偷偷一个人徘徊在我楼外的路灯下，看我房间黑黑的，确定我没事，才回去睡觉。后来我知道了，懊悔、心疼，深深自责任性、不懂事。

我独自在屋子里待着，做的第一件事就是写喝药明细表。因为医生开的药有泼尼松、VC和优甲乐，这些药的吃法、用量、次数都不一样。我需要把它们弄清楚。泼尼松，前七天，每天三次，每次两片；七天后，每天两次，一次一片，服用三天。VC，含服，一天五次，一次一粒。优甲乐，三天后服用，早晨空腹服用。然后每天打钙针。我把每天的药品和次数写清楚，每吃一次药，就打一个勾。吃药这件事，手术之后，就变成一个工程了。

到了晚上，我开始有反应了。有些反胃，胃痛，想吐不敢吐。这么贵的药水，千万不能吐哇，这喝的是金子。我开始腹泻，不停地去厕所。平时都是每天一次大便，很正常，但是现在一晚上去了好几次。不过都是成形的大便，不像闹肠胃炎时的那样。三个小时以后，我开始拼命喝水，加快代谢。喝水也让我总上厕所。这一晚上总结下来，基本上不是在厕所，就是在去厕所的路上。我还觉得嗓子堵得厉害，本来术后嗓子就是肿的，现在突然肿得更严重了，堵得我觉得呼吸困难，尤其不能躺下。这些都还好说，突然觉得脖子和左侧肩膀疼得厉害。那些疼突然加剧，让我难以忍受。我不明白为什么手术的时候都没有那么疼，现在怎么这么疼呢？后来，经过了七次碘-131治疗，对碘-131的特性有充分的认识后，我才知道，碘-131还影响伤口愈合。就是因为我的刀口还没有长好，碘-131会让它更加难以愈合，所以疼痛也加倍了。

自从手术以后，我就没有睡过一个安稳觉。我已经极其疲惫，特别希望能好好地睡觉，因为我知道，只有好好休息，才能好好养身体。可是疼痛难忍，再加上术后应激性的呼吸道水肿，躺着就不能正常呼吸。不能平躺，不能侧卧。这两种姿势，都让我呼吸更困难，只能坐着睡。在接下来的几天，因为疼痛和水肿，我坐着睡眠的质量也严重下降，每天都只能睡两三个小时，只有精神严重萎靡、熬得已经顾不上疼的时候，才睡足三个小时。

本来我带来些书，想着消遣的，但是疼得那么厉害，就完全没有心思去看了。加上父母突然对我的态度，我的心情极其低落，落寞极了。

在这样春寒料峭的夜里，我独自在我家七楼的露天阳台上踱步。脖子到肩膀整个区域疼痛难忍，外加胃痛煎熬，再加上精神落寞孤寂，这是怎样的一种感受？没有经历过的人，是不能体会的。凌晨3点，我依然这样在阳台上徘徊，没有眼泪。屋外黑漆漆一片，没有灯光。只有远处公路上微弱的路灯，照耀着无边的黑夜。

此时，我想到了生死。一次又一次问自己活着的意义，一次又一次设想，如果从七楼纵身跳下，会是什么后果？还有什么在等待着我，等待着我的家人？如果我活着，我要怎么做？这些最基本的哲学问题，是我以前从来没有好好思考的；现在，我一遍又一遍地自问自答，哪些是我的责任，哪些是我的意愿，什么才是最真实的，什么才是最可靠的。在这漆黑寂静的深夜，在疼痛控制一切的深夜，我进行最深邃的思考……

连续三个晚上，我整晚整晚地在阳台踱步。从这边到那边是十步，从那边到这边是十步。风从裤管里吹进来，是硬硬的冷。已经是春天了，为什么还是这么寒冷？我一次又一次审视自己，现在我的人生是什么样子的；一次又一次告诫自己，还有很多很多的责任要去担，要去扛，我必须挺过眼前这一关。父母和孩子，都需要我。父亲的肝癌，是预后最差的一种癌，五年的存活率很低，悲痛伤肝，会加重父亲的病情。母亲一下子经历两个亲人的离去，打击也是巨大的。老公不用担心，他可以再找一个。孩子才七岁，同时失去几位亲人，就太可怜了。我妹妹也受不了呀，可能也要把养育孩子的重担担起来，他们现在就不好过呢。一连串的后果，像多米诺骨牌一样。我的肩上扛的不是我一个人的头，是最少三条性命呀。我不可以这样做。我的责任，是照顾好父母和孩子。是责任让我必须承担所有的痛苦，是责任让我必须坚强勇敢。

连续经历了几个艰难思考和抉择的夜晚，我在深夜写下一篇随笔《戴枷的行者》。我来告诫自己，提醒自己，要求自己，要更坚强，更勇敢。

疼！

午夜两点。

不管我用哪个姿势躺下，都不能坚持五分钟。刀口的尖疼，脖子里皮下的麻疼，导流管埋在肩骨和锁骨里的钝痛，折磨着我，吞噬着我。

白天还好些，可以做些别的事情分散一下注意力。到了夜晚，它们养精蓄锐了一天，齐齐地开始折磨我。我只想好好睡一觉，不知为什么这么难。

此刻，我是一个稻草人，头是我的，身体是我的，而中间的脖子是用木头做的。不，不是稻草人。我就像是后现代的一幅画：半边是人，半边是机器。而这机器，却再没有修好的那天。因为每一次修的结果，就是少更多的零件。

这二十年来，我都是这样过来的，我的身体里，就像是埋了几只钢针，实时地痛着。而这次手术，在延长了我生命的同时，却在身体里埋了更多的钢针，痛得更多，却永不能取出。

如果我可以自由选择，宁愿舍弃这一世的轮回，因为它，太痛太苦。

可是我不能。因为还有责任。是责任让我必须咬紧牙关，是责任让我必须选择坚强。

此刻的我，就像一个戴枷的行者，走在沙漠的中央，望不到路的尽头，却必须不停地走着，艰难却必须走着……

漫漫长夜，何时是尽头……

漫漫长路，谁又解我心？

我的口腔从第二天一早开始溃疡。右侧最大，烂掉了。喝水都疼，含服VC，就更蜇得难受。胃疼加重了，有点儿像烧心的感觉，火烧火燎的，有时候还有些痉挛性的抽动。妈妈用那种豁出去了、要辐射就辐射我一个人、上了战场就没打算活着回来的劲头儿来给我送饭了。她无论如何也不让爸爸来看我，而且告诉我老公，这些天他已经很辛苦了，就趁此机会好好休息休息吧。所以，我隔离期间就是爸爸和妈妈给我送饭。妈妈和爸爸商量好，等我出了隔离，就安排爸爸住院，给爸爸手术。

胃疼得厉害，跟妈妈说，妈妈以为是因为饭吃得不好引起的，就给我推荐了她用的胃药。妈妈说这个药特别顶事，吃了就好。我只吃了两顿，没想到过敏了，全身起了皮疹，瘙痒难忍。

打钙针是我最担心、最愧疚的事情了。我隔离不能出去，还必须要打针。爸妈就请小区门口的社区门诊大夫上门。他上楼来给我打针的时候，我心里无数遍地说："对不起，希望没有伤到你。"后来我买了辐射仪，了解了碘-131的辐射规律，知道对他身体没什么大的影响时，心里的愧疚感才消失了。

隔离的前三天就这样在各种疼痛的煎熬中过去了。

一场所谓的婚姻保卫战

刚刚开始给自己打气，希望过了隔离就会好起来的时候，又一场考验来了。一场所谓的婚姻保卫战。说是"所谓的"是因为后来发现只是一个误会，我当时极度敏感。但对我来说这件事非常重要，对我心理的影响是巨大的，我当时可不认为是误会。成功解决之后给我的力量也是巨大的，因为我又赢了。

现在说起当时的事情，老公说我之所以会有如此剧烈的反应，是因为当时长时间停药，严重甲减导致的抑郁。加上父母对我的态度，让我觉得孤单，心里已经很脆弱了。所以当发现老公的态度有点儿异样的时候，反应就格外强烈。但老公仍然不否认当时确实是有人在勾引他，利用老公的同情心。

世界上总有一种人叫坏人，不管男女。总有一些事情叫见缝插针，叫乘虚而入，叫乘人之危，叫落井下石。

因为怕老公见过我以后会"传染辐射"而对孩子不好，妈妈坚决不让老公在我隔离期间来看我，坚持要让他好好地休息一下。老公也觉得这些天压力太大，终于可以松口气，放松一下了。所以在我隔离期间，老公只是每天给我打个电话问问。我也希望他能好好休息。因此我这些疼痛难忍的夜晚，从来都没有告诉他，他都不知道我是怎么过的。

刚好他那里有公司组织去白鹿泉泡温泉，问我他可不可以去。我说："你去放松一下，带着孩子去吧。"周四晚上，他终于带着孩子过来了，通过门口的对讲机，和他聊了会儿天。他告诉我，明天晚上去白鹿泉，周六早上回来。孩子也通过对讲机和我说了会儿话。这些天见不到，真是非常非常想念孩子。老公也很开心，说终于可以放松放松了。我觉得很愧疚，让他这么多天都为我忙碌，该是让他休息休息的时候了。

周五，他在温泉玩，同行的是某公司的Q，是Q的公司组织的这次活动。我之前见过Q，她很漂亮。我出院后还和她一起吃过饭。她曾说帮我们找人安排老爸的手术，老公为感谢她就和她单独吃过几次饭。这些天，她因为工作关系和老公走得很近，我是知道的。周五晚上，我猜老公应该给我打个电话，可是他没有。周六早上，等到10点多，我觉得他应该带孩子回来了，就打电话问，他说没有回来，孩子要去西柏坡玩，爷儿俩到下午才回来。

回来后，他和孩子坐在屋子的沙发上，我坐在阳台上，保持安全距离说话。可是我说什么他都心不在焉。第六感告诉我，出问题了。我问他晚上怎么安排，他说让孩子在姥姥家，他回自己家吃饭。我说在妈妈家吃吧，他不肯，坚持要自己回去做饭。我说他一个人，在这里吃得了，他却说要回去吃驴肉火烧。我有些奇怪，我妈那里能住下，也有饭吃，他为什么一定要回自己家？我什么也没说，但是感觉上哪里不对劲。

晚上我吃完饭，大概7点。我给他打电话，他说在外面吃饭呢。我说我猜到了，才给他打的电话。他很好奇，问我怎么猜到的。我说你和谁一起吃的，他说和Q，我说我也猜到了。然后他说："我一会儿还会给你惊喜，你能猜到吗？"我说也许吧，就挂了电话。

我当时就有些想法。他已经和Q待了两天了，有什么事情，从西柏坡回来还要接着吃饭呢？而且这是周六，没有必须赶进度的工作。

那天是世界熄灯日，要求8点到9点熄灯一个小时。所以我也熄了灯，找了一部韩国电影《假如爱有天意》。这是一部非常感人的电影，我看得特别投入，都看哭了。

这时听到门开了，老公回来了。他很开心的样子，说："你猜到我回来了没有？"我说猜到了。他觉得挺失落的，但是他的神情还是很游离的，还有一种说不出来的喜悦。我知道他出去这两天一定有点儿问题，感觉怪怪的。

我本来要跟他说些什么，老爸来了，给我送来了夜宵。我就边吃边和老爸聊天。当然，我和他们都是保持着很远的距离说话。老公就坐在沙发上一句话都不说，完全沉浸在自己的世界里。他还拿着家里很久以前放着的一本《读者》默默地看着，半天也没翻一页。

等老爸走了，我等着和他聊天。我等了二十多分钟，他一句话都没说。我觉得不对劲，就让他给我讲去白鹿泉都发生了什么。他说Q给他过生日了，那天是他阳历的生日，他感到很温馨。还有Q公司的好多女同事和他一起，他玩得很开心，一下子觉得很放松。晚上还要吃饭是因为还有一些事情没处理完，就边吃饭边谈了。他说："我吃饭的时候，一直跟他们说，我是个好老公，我一会儿会回去看老婆的。老婆隔离，我得去看她。"我当时就很反感：你要想陪我，下午回来就不会出去，我怎么留你都不肯，还是要走。我的心情极其不好，和他吵了一架，把他赶走了。

第二天一早，老公就打电话，说和Q相关的事情已经处理完了。我奇怪，她又怎么这么早知道你去找她。我现在都奇怪我的直觉怎么那么灵呢？在我的追问下，才发现更严重的事情。

原来昨天晚上老公从我这里出来已经12点多了。老公说，他来的时候，手机丢到车上了，回去一看，有Q的六个未接来电。昨晚是老公送他们去唱歌了，然后回来的。一看有六个未接来电，就给Q回过电话去，Q说她喝了酒不舒服。他劝了劝她，和她约好第二天一早，把工作中遗留的事情解决了。

我一听就火冒三丈，现在看来完全是过激反应。我说，她喝酒难受了和你有什么关系？为什么给你打电话？还六个。怎么去趟温泉就这么黏糊了？她什么状况？老公告诉我她离婚了，一个人喝了酒，闷得难受。我才想起来，前一段时间，老公找她办事的时候，回来告诉我，Q是一个特别命苦的人。我没往心里去。我自己的事情还一大堆呢。但是老公往心里去了，他觉得她特别可怜，就想帮助她。老公是个爱心泛滥的人。我后来跟他调侃："咱自己家里，两个癌症病人，都没有让谁可怜，她还在这个时候跟你说她苦，她能苦得过咱们吗？你还有闲心同情别人呢。"所以老公现在都说，他是被别人利用了，幸亏我当时及时察觉，让老公及时远离她。老公承认在西柏坡她的夸赞让自己很开心，但是他没想到他那一点儿陶醉的表情都没逃过我的眼睛。

我当时觉得老公是在侮辱我。我做手术之前，跟老公说过，如果他觉得我是负担，可以离婚。当时他没有，坚决留下来照顾我，让我感动不已。而且全校的老师和我的朋友也都对他的表现大加赞赏，说他是好男人。他自己也要求自己做个好丈夫。可是我手术完还不到二十天，隔离的第六天，他就迫不及待地享受别人对他的示好，太过分了。我当然非常愤怒。虽然我知道此时生气对我的病没有任何好处，严重影响碘的吸收，但是我根本没办法控制自己。这天之前，我还在不停地要求自己，坚强勇敢，为了家为了孩子，忍受痛苦。现在，他转过身就这样对我，我怎能不生气，怎能不气愤？这个打击远比手术来得强烈！

老公一直跟我道歉，说他不是这样想的，不会丢下我的。他没有任何对不起我的地方，只是在不合时宜的时间段回了个电话。但我就是听不进去。我已经到了忍耐的极限。或者说我突然觉得，所有的亲人都在我最无助的时候给了我最伤最重的一剑，一剑封喉。我都不知道该信任谁了。父母？他们把我当传染病人一样对待。老公？刚隔离六天就有"外遇"。他们都把我伤透了。我被所有人抛弃了，极端的绝望！

老公见不能平我的气，就去找我父母承认错误。父母也很难受，可是他们觉得又没有办法帮我们。离婚吧，这事没那么严重，为一通电话就离婚，不值得。不离吧，确实很生气。而且我现在还完全没有脱离生命危险，他们让我们自己好好沟通。

我把他那些天的行为好好地捋了一遍，告诉老公，他哪里做得不好，他本应该怎么做，而他的表现，让Q有了可乘之机。老公恍然大悟，心服口服，承认他在那时候被人设计了。

为了表示他的诚意，说明他没有做伤害我的事情，他向我发誓他真的什么都没做。他都发下大誓了，我还能说什么。而且他一再解释，什么都没有发生，让我好好看他的表现。我也在冷静思考后，决定对此事不再纠缠。因为再这样下去，对谁都没有好处。

这场风波，三天之后终于结束。

在这三天的每个深夜里，我在露台上来回踱步，刀口的疼痛让我无法入睡，此时我还在思考，不过想的已经不是怎样坚强勇敢，承担责任，而是，如果他真的出事，我该怎么办？如果离婚，我该怎么办？我希望要一个什么样的结果，我能做的是哪些，我该如何做……

风波结束之后的夜里，我还是在露台上来回踱步，重新审视自己。庆幸自己在隔离的时候，仍然能够打赢一场婚姻保卫战。现在看来，当时的反应真是挺滑稽的，确实是我的过激反应。不过我当时可完全不是这样想的。我当时的状态是严重甲减，反应迟钝，思维严重滞后，加上手术后的刀口疼痛，已经二十多天没有好好睡觉。隔离的这些天，每天只能睡两三个小时，脑子像木头一样呆滞。而且隔离跟坐牢差不多，对外面的世界一无所知，完全要靠自己对事情的把握和判断来进行决断。我需要面对自己的婚姻，考虑未来的人生；需要高速思考，应对我根本看不到的对手，在这个关键的时候保住自己的婚姻。这种挑战和压力远比一次手术更让人心力交瘁，而我扛住了。我身在隔离，足不出户，仍能及时"阻止"了一场"婚变意外"。我是赢家！我对自己充满信心！这种心理满足给了我极大的力量。回顾从发现病情到确诊手术再到隔离，两个月来我所经历的一切，一波未平一波又兴，我都能从容应对并且取胜，我完成了自己内心的一次又一次重生。此时我的内心有了极大的丰富和满足。这种内心的满足给了我无穷的力量。我坚信，我战无不胜，我无坚不摧，我勇往直前。我相信我对未来的困难有足够的力量应对。我相信我连这些都经历过了，就没有什么不可战胜的！

关于婚姻保卫战的这个桥段，我从来没有跟朋友说起过，因为我还是很要面子的，说出来不光彩。而且当时大家都认为我老公非常出色，有责任、有担当，又对我不离不弃、关怀有加。我不想在朋友面前毁了他的形象，毕竟我还是选择和他一起过日子。不过，这件事对我内心影响重大，我从中很受益。当我决定把我的经历写出来的时候，经过再三思考，决定还是把这件事写出来，毕竟，它的发生对我后来的心态有很大的影响，对我个人的内心成长很有帮助。我相信每个人都是需要成长的，通过这件事，老公也完成了他的成长。我们通过这个事件，增进了了解，也加深了感情。在后来的日子里，老公也用他的实际行动证明了他对我的爱和对这个家的爱。

接下来的几天隔离，日子相对平静了。我已经渐渐适应了隔离的生活。老公才知道我这些天的夜晚是怎么度过的，就不顾辐射的危险，一定要带我去看医生。我拗不过，只好出门，找手术医生问我这突然的疼痛是怎么回事，怎么解决。医生很淡定，说："这是神经丛的疼痛，很正常。这是甲状腺手术的特点，脖子不疼，肩膀疼，因为手术的时候伤到了相应的神经，神经末梢断掉后的应激性疼痛。"我这么反常的疼痛他竟然不清楚为什么（其实是碘-131刺激的）。他给我开了一些止疼药。吃过药后，我感觉好多了，终于可以稍微舒服一点儿地睡上一觉了。

风波过后，老公不敢让我自己单独待着，怕我的情绪再有什么波动。他说要好好照顾我，决定晚上在我隔离的另一个房间睡觉。这个房间没有床，他就打地铺。

没有电视，不能上网，老公就从单位下载了很多电影存到笔记本电脑里，然后找了一台投影机，连上笔记本，把电脑的影像打到墙上，我们隔着一段距离看电影。那感觉就像小时候看露天电影一样，好极了。我们一起看着那些有关爱情的电影，哭得乱七八糟，感动得一塌糊涂。

看着墙上光影的影影绰绰，看着远处沙发上的老公，突然无限感慨，如果这就是生活，那这是不是电影里的那些天荒地老?

一次长谈，人生解密

和老公的事情说清楚之后，我的心情大为放松，一切都尽在掌握的感觉非常好。心情好了，心事没了，加上有药了，能够睡觉，精神就好了很多。

我特别庆幸没有掉头发，这曾是我最担心的。第一次到核医学科去的时候，我看到一楼的放疗科里好多病人都戴着帽子，头发和眉毛都是秃的，看上去很惨。我当时想，如果我也要变成那个样子，该多难看哪。现在过了十天，仍然没有掉头发的迹象，我不禁万分高兴。因为这样一来，等结束了隔离，就没有人能看出来我是个病人了。除了脖子上的疤痕显示我刚做完手术，其他的，都不会仅从表面看出我是病人。我非常满意。

爸爸定期给我送饭，现在也没有最初那么多的恐惧了。我们在安全距离里聊天。有一天，我和爸爸有了一次长谈。

因为从爸爸确诊为肝癌后，我和爸爸就多了一层关系——病友。所以常常一起聊对肝癌和甲癌的看法、身体的反应，还有聊将来。这些都是只有我和爸爸能体会的感受。

这一次，我终于忍不住，问爸爸我病情的真实情况，起因又究竟是什么。因为我自己一直就没有弄明白，为什么我会那么小就得癌。

父亲说经过这么多年的思考，觉得是因为一次感冒。

当时我还小，大概三岁。到了上幼儿园的年纪，妈妈固执地不让我上幼儿园，而是把我送到姥姥家，让姥姥照顾。这样妈妈就可以名正言顺地给姥姥一个月二十元的生活费。那时，我妈妈一个月的工资只有三十元。

就这样我被送到了姥姥家。姥姥是地道的农村妇女，一天学都没上过，右手还有残疾。有一回我感冒了，烧到39℃，姥姥还说没事，捂一身汗就好了。她的办法就只是给我发发汗。三天过后，我仍然高烧，但还是只发汗。这时候，爸爸来看我，才知道我高烧不退，连忙去医院，可是那时已经发展成肺门肿了，输了好多天的液才好，但是落下了病根，后来只要一感冒，就容易往肺炎走。所以，每次我感冒去医院，肯定会拍X光片检查。因为一九八几年的时候，最先进的仪器就是X光透视。

频繁的X光照射诱发甲状腺癌。这是经过医学研究并且写进教科书的。所以现在除非必要，都禁止儿童做X射线的检查。可是，在那时候，谁知道这个呢。医生让干什么就干什么呗。

于是我的人生，从那次肺门肿开始就走上了岔路。五岁发病，但是那时候一直没有引起重视，总是当作农村的气火疙瘩治。我还记得，小时候爸爸给我贴一种偏方的黑色膏药。那个膏药要在火上烤化，然后趁热给我贴上。贴一个晚上，早晨再取下来，经常弄得枕头黑黑的一片。

然后就是十一岁的手术，然后就是术后漫长的二十三年。父亲说一直没有告诉我真相是有原因的："当时你还太小，什么都不懂，没必要跟你说。而且医生也总是说没事，做完手术就好了。那好了的病，你知不知道就都不重要了。再说，那时对癌不了解，谁听说'癌'这个字都会吓得够呛。能不让人知道，就不让人知道。人们都觉得癌会死人的，'十个癌症九个埋，还有一个不是癌'。你都好了，就应该不是癌，肯定是误诊。等你长大了，就又觉得没有机会和话题再说这件事情了。"

爸爸说到这儿，痛哭流涕，说如果早点儿告诉我，就不会让我发展到这么晚了。爸爸自责地说他对不起我，没有当好爸爸。

我真想扑过去，抱着爸爸说没关系，我不怪他们。但是我有辐射，必须和爸爸保持距离，只好远远地流着泪安慰爸爸。

我没有埋怨父母，埋怨没有任何意义。我的人生已然如此，无法改变，埋怨只能让更多的人难受。我安慰父亲，我还有碘-131。我劝爸爸不要再为此内疚，悲痛伤肝。他的身体不能总是沉浸在悲伤之中。

我们又谈到爸爸的手术，因为下一步就是他的开胸手术。

爸爸对马上要进行的手术做了思想准备。虽然知道会很疼，但是他说他一定坚持。

爸爸说，这些天经过了认真思考，现在是为全家人活着。"只要我还活着一天，你妈妈就不可怜。只要我还活着，林林和丁丁就有姥爷，你们就有爸爸，咱们就有这一个家。现在想着，只有活着才有意思。死了就是一把灰，没有任何感觉，没有任何思想。我不信有来生，不信有来世，就信有现在。"爸爸曾经历过生死，有过濒死的瞬间，所以对生死的看法很透彻。

我也是这样看的，也经历过这样的濒死瞬间。这么多次手术，哪一次不是从死亡的边边上迈一次再回来的。我也不信有来生来世，修好今生今世才是重要的。

这一次的长谈，我和父亲的关系更近了，对生活和生命的认知更深了。

父亲手术

终于不用隔离了!

十六天的隔离生活,快把我憋疯了!

隔离出来,看到学院里绽放的玉兰花,看到熙熙攘攘去打饭的学生,我开心不已。十六天,恍若隔世。

在这个信息化高度发达的今天,忽然让我闭关入定,进行与世隔绝般的修行,真是场身心的考验。

对精神的考验更加难熬。不能与家人相见,尤其是不能见孩子;不能与人拥抱,尤其不能抱孩子。这是多么痛苦!

孩子不知道所谓的"辐射"是什么,很奇怪我为什么不和他见面,还和他保持距离。他问我:"妈妈,是不是你喝了这个药就变成坏人了,警察就会来抓你呀?"

我哭笑不得,告诉他:"妈妈喝这个药是治病的,因为它是一种特殊的东西,有放射性辐射,这个辐射会伤害到别人。为了不伤害别人,我必须把自己隔离起来。等辐射没有了,才可以见到大家。"

但是,走出隔离后并不轻松,因为马上要安排爸爸手术。

又是一场艰难的战役。

幸运的是,爸爸遇到了自己的学生——肝胆外科的彭大夫。爸爸曾经教过他三年。彭大夫对我爸爸的病很上心,找了好几位医生会诊,研究手术方案。我们都暗自庆幸,爸爸真是好福气。

可是,再好的福气,该受的罪也得受,该闯的关也得闯。

爸爸被推进手术室，我们一家在外面等，妹夫也特意从深圳赶回来，一家人都为爸爸加油。

我在手术室外面等候，此时是焦急加担心，而且更多了一份体会，就像我在做手术时，家人的那份牵挂。短短一个月，两个人做手术，妈妈明显消瘦了许多。

我和妹妹在手术室外面等候，悄悄地聊天。当下最要紧的，就是手术后我们怎么排班，谁来守夜，谁来带孩子，谁来做饭、送饭。过了当下，还有将来。将来怎么办，如果病情发展不顺利，什么打算，怎么筹钱。这些都是需要提前思考的。我们都觉得身上的担子很重。

爸爸的手术很顺利，做了五个多小时，缝了三十四针。缝合处是从胸下到右腹部一个大大的弯弯的"微笑"。"微笑"上每一条横着的疤痕都有1寸多长，刀口恢复好以后，小丁丁常常拿着他的玩具车在姥爷的疤痕上跑，因为它像一条铁轨。

爸爸手术出来后，没有回病房，直接进了ICU监护室。

监护室里有很多手术后的病人，护士却很少，而且不让家人护理，这让我们很着急。看着父亲的疼痛，我们被隔在外面束手无策。我知道这时候，最需要好好地给爸爸搓搓脚，因为在手术室冻了这么久，苏醒后最难受的就是腿和脚。腿和脚暖和了，身体就能很快热起来。我手术的时候，老公和妹妹就是不停地给我搓，我觉得很舒服。可是这时候，我们都被挡在外面，只能眼睁睁地在屋子外面转圈，干着急。

果然，爸爸苏醒过后一会儿就说冷，护士不让我们进去，只让我们给送条毯子。护士说这里都是消过毒的，怕感染。到晚上，护士要下班了，值班护士管不过来了，才让各自的家属进去。我们才能给爸爸一点儿温暖的关心和照顾。

爸爸身上的管子比我的还多，心电图、血压监测仪、氧气管把身上缠得乱七八糟的，腰上缠着厚厚的纱布，另外还用着止疼泵。我问爸爸疼不疼，能不能忍受，爸爸小声地说："疼！疼也得忍着呀。"我握着爸爸的手，已经说不出话了。

这是我所见过的爸爸最坚强的时候了。以前，爸爸是我们家最娇气的人。小感冒、发烧，他都喊难受喊得厉害。爸爸的痛点特别低。妈妈不理解，也不能体会，所以每次爸爸生病，妈妈总是嫌爸爸不够坚强。这次，妈妈终于佩服爸爸了，说这么大的手术，爸爸都没喊，真是了不起了。我们开玩笑地说，可能是因为我们都被隔在外面，爸爸喊疼咱们也听不见，也不能进来照顾他，说了也没用，就不说了吧。但是不管怎么猜，反正爸爸这次的表现让我们很佩服，知道爸爸也有坚强的一面。

过了几天，爸爸恢复得很好，胜利出院了。

我们又闯过了一关！

第一次碘-131治疗总结

碘-131治疗后，我的脖子就一直水肿，就像是有什么东西把喉咙堵住了，呼吸、说话都困难。虽然吃了十天的泼尼松，丝毫没有好转。总觉得像有人把我的脖子掐住了，我总是想挣脱，就是挣脱不得。这种情况，持续了大概半年。这是碘-131作用后的反应之一。

碘-131治疗一个月后，我的肺就开始出现症状了。我后来才知道，碘的作用是慢热的。它在一点儿一点儿地发挥作用。碘-131治疗一个多月后，我突然发现肺部总是麻酥酥的，像有小蚂蚁在游走，痒痒地疼。而且这种感觉在加强，有时候还带有后背的疼痛。

这是一种无以言说的感觉，无法准确形容，说出来，别人也没办法感受。很难受，但是能忍受。总之感觉很怪异。

第一次碘–131治疗之后一个月，我去核医学科复查。甲状腺球蛋白TG为432.11mIU/L。和做碘之前的结果相比，没有什么变化。也许是因为我脖子处还有大量的组织残留。

化验了甲功全项，其中促甲状腺激素TSH为3.84μIU/ml。正常参考值是0.34—5.60μIU/ml。其他甲功指标都正常。

甲癌患者应该把TSH控制在0.1以下，高危患者最好是在0.01左右，才能有效抑制甲癌的发展。这是一个很重要的参数。

这样的结果应该增加优甲乐的服用量。可是核医学科的医生看完却说很好，就这么吃，每天100毫克。当时我对甲状腺的知识也是全然不知，医生说正常吃药我就正常吃药，其实，这是非常不正确的。我就这样按照核医学科的要求吃了两个月的优甲乐。直到我因为调整血钙水平找到内分泌科的大夫，才发现这里面的问题。长期的TSH处于高水平，脑垂体会分泌甲状腺素，刺激甲癌的生长。TSH长期高于0.1，难以控制甲癌的发展。原来所谓的核医学科在调药方面是外行。可是他们既然不懂，为什么还要我们找他们复查药量呢？于是，在后来的治疗中我都是找内分泌科的大夫去调整优甲乐的药量。内分泌科的大夫告诉了我很多关于甲癌的甲状腺功能方面的知识，我慢慢地就知道怎么看验血结果了。过了两年之后，我发现，不是核医学科不懂，是我们当地的核医学科医生水平有限。上海L医院、北京嘉禾等大医院的核医学科的医生还是很专业的，这是地方医院没办法比的。

在经历的两年多漫长的看病过程中，我找到了使自己的看病过程更加高效的途径。一开始我不知道找哪个医生去查甲功，核医学科潦草的几句话就把我打发了，我始终一头雾水。因为还有补钙的问题，我需要更加专业和全面的服药指导。我和老公就商量去找内分泌科的大夫。开始只是盲目地找，碰到哪个大夫，就找哪个大夫看，后来发现，这样太麻烦了。由于我的病情太复杂，给第一次接诊的大夫复述病情就花了很长时间，每次都要把漫长的病史和复杂的情况说清楚，甲状腺和甲状旁腺的情况、肺转的情况、血钙的情况、目前的治疗情况、出现的问题、身体的反应等一大堆，每次都一定能看到大夫惊讶的表情，都惊讶于我转移了这么长时间，这么严重。每个第一次看我病历的医生，头上都冒汗珠。我是个活标本。这样的情况出现几次之后，我决定筛选医生，固定下来，让这位大夫记住我，熟悉我，了解我的病情，知道我需要怎样的治疗。这样可以省去每次复述病情的麻烦，他会对我的情况一直了解，就能很容易地给我目前的状态做一个最优的治疗指导。

我先把周一和周五出诊的大夫排除掉。不是他们不好，是因为周一人太多，总是要排长队，效率太低了。周五是因为当天的结果不一定出得来，复诊就要隔个周六周日，不方便。所以就选在周二、周三、周四的几位大夫看。然后随着和他们熟悉，加上脾气性情的了解，我就固定了一位大夫做我的主要大夫，另外两位大夫随机看病。后来因为涉及服用中药月经紊乱，还要调整月经，这样的事情跟男大夫说总是觉得有点儿难为情，我就把男大夫给"淘汰"了。这个选定医生的过程，大概花了一年多的时间。最后我决定只在周二和周三找两位女大夫看病了。在后面漫长的治疗问诊期间，我和内分泌科的两位大夫成了朋友。她们对我的病情给予了特别多的指导，我对甲状腺的知识也有了更多的了解。再后来，我就定下让王大夫做我的医生，因为她的治疗思路更主动，头脑更清晰。时间证明我的眼光不错，三年以后，王大夫成为分院的主任。

这个时候我希望能对自己有更充分的认识，我发现需要了解的东西太多了。我需要更多地了解自己。还有什么是我不知道的，还有什么是我将要面对的，我不希望每次面对医生的时候，都要看他们惊讶的眼光。我的人生已经如此，我希望能把握将来的人生，哪怕只有几天。我希望我能在将来发生问题的时候，从容一些。于是我开始了漫长的"面对自我"的过程。

一直以来，我坚信，优秀的人要有两种能力：一个是自学能力，一个是自省能力。自学能力能让自己从外界学习更多的知识，丰富自己，给自己的人生做加法。自省能力，是反观内心，找到自己的不足，改正缺点，给自己的人生做减法。也就是佛家常说的"身是菩提树，心如明镜台。时时勤拂拭，莫使惹尘埃"。时常通过对自己做"加减法"才能使自己去芜存菁，一直进步，更加优秀。所以现在，是我要好好面对自己的时候了。

每到上网的时候，我都会搜搜关于甲状腺癌的相关知识。可惜，网上可查询的知识不多，找不到更加专业的科普知识和前沿治疗指导。幸好老公在学校可以通过高校教育网查阅很多核心期刊的学术文章。我和老公每查到一个相关的文件，就研究前沿医学思想和与我病情的关系。出去遛弯散步的时候，谈论的主要话题，也是关于这个病的医学观点和我的自身情况，以及对下一步治疗的计划。甲癌让我的生活多了一个关注的点，多了一个学习的方向。

每到空闲的时候，我都会拿出1987年和2010年的手术病历，仔细地看。我想把这些复杂的东西看个明白，我想了解自己身体里到底发生了些什么。我想面对它们。我希望能"内观"自己。但是，每次看到它们，我都不由得泪流满面，不能自已。这些是我的过去，这些造成了我现在的人生，这些还将影响我的未来……

那些回不去的过去啊……

那些无法言说的曾经啊……

未来的我会是什么样的呀……

输液补钙

我现在单独把我两百多天输液的经历写出来，因为它带给我的痛苦实在无法忘却。

在我手术的时候，因为甲状旁腺完全被剥离，医生告诉我，我需要终生补钙。于是，每天补钙就是除了手术和碘-131之外的另一个大问题。

突然的甲状旁腺缺失，使我的身体极其不适应。所以，我手术后第一天晚上，最疼的地方，不是脖子，而是腰疼得厉害。后来住院每天输液的时候，医生给我补充一支10毫克的葡萄糖酸钙，身体就没有那么大的反应了。医生说这种情况需要时间来适应，要靠打钙来弥补。我需要每天打一支钙来保证身体里电解质的正常，维持正常的生命体征。网上曾报道过一个女人，因为手术误伤甲状旁腺在医院住了三十二年。我看的头都大了，她住了三十二年医院哪！这是怎样的一种人生呀？那我呢？是不是也是这样的下场？医生跟我说也是要终生补钙。就是说我要每天打一支针！是终生！是生命里的每一天！

在医院住院的时候，每天输液时就把钙补了，可是出院以后，怎么补钙，就成了个大问题。也就是说，我虽然手术出院了，但是我还要每天去医院打钙针或者输液补钙。这个问题怎么解决？河北省S医院这样的大医院，没有床位和医护人员给你进行这么琐碎的治疗。而且离家太远，每天都跑过去，太不方便了。

还好，学院里有校医院。校医院的院长是我老公的朋友。我家院子里种的无花果，就是院长送的。院长很热心，帮我打理好所有要输液的程序，还特意安排了王大夫陪我。王大夫也很热心，嘱咐输液的护士，保护好我的血管，还特意嘱咐给我用儿童的输液针头，这样可以减少些痛苦。

开始我是不想输液的，想直接打钙针。这样医生直接给我往静脉血管里打葡萄糖酸钙就行了，只要十分钟就好，只用一个针管就行。费用还是可以接受的。一支钙只有0.45元，加上针管2元，注射费1元，每天3.45元。不得不计算，因为我需要终生补钙。这些费用，用在每一天，每一年，绝不是小数目。这个费用，终生输液是能承受的。

但是医生给我打了一次钙针，就不肯给我打了。因为他给我打钙的这十分钟，就要一直给我推液，巴巴的占了一个劳动力，不如给我输液，把针扎上就不用再管了，他们可以接着管别的病人。而且给我推钙风险太大。钙是不能被急着推进体内的，短时间突然的高血钙会有生命危险。所以，一支钙必须慢慢地匀速地注射进去。可是现在的针管都是塑料的，很涩，稍不注意，就推多了。钙一多，我马上就有反应，胳膊就是热的，心跳就马上加快。医生有些害怕。真要出事，他们是负不起责任的。

还是输液安全些。但是我不想输液，因为费用太高，而且太耗时。一次输液费就要10元，打钙针才3.45元呀，输液还要买葡萄糖液体，又是4元，加上输液器的费用，每天就是18.5元呀。这要是常年输液，我可输不起。而且时间还长啊，本来十分钟搞定的事情，要一个多小时才行。不好，我不喜欢。可也没办法，没有更好的解决方案，只能如此了。于是，漫长的输液生活开始了。我一共输了二百多天。

就是在这样不停输液的情况下，身体还是有严重缺钙的时候，最严重的那次，是4月份我生日的那天。从早上起来就开始手脚发麻。去输了10ml的葡萄糖酸钙，不但没有缓解反而越来越严重。麻的范围在不断扩大，越是到下午，麻得越厉害。到了晚上9点多，我的小臂、小腿和整个脸部都是麻的了，走蚁感非常严重。到了晚上12点，浑身麻木的我，根本无法睡觉，而且麻木的趋势越来越明显，在向全身蔓延。于是请朋友帮我们照看孩子，老公连夜开车带我去医院。

在急诊科，医生说内分泌科没有急诊，只能打电话到病房，病房医生让我先去验一个电解质。此时从脚部到大腿和脸部都是麻的，不知道自己的表情是什么样子，全身就像有千万只蚂蚁密密麻麻地在爬。从脚部到大腿完全没有反应，我不能判断自己走路的时候腿落在哪里，身体的重心在哪里，已经完全走不了路，那感觉真可怕。这是我最严重的一次低血钙，只好赶快去输液。医生嘱咐以后的钙要提高剂量，每天20毫升。半夜3点多，我输完液，身体的走蚁感就减轻了很多，我可以走路了。输液更变成了一天都不能耽误的大事情。

在接下来的六个月里，我每天最重要的一件事，就是去输液。每天到校医院的输液室，打发一个小时的时光。

开始的时候，很简单。每天扎一针，输一个小时，不觉得什么。到后来，问题越来越多了。因为我的小血管的方寸之地已经承受不了每天的这一针了。手上的小血管，都扎满了。密密麻麻的，整整齐齐的，排队一样的分布在两只手的两条两厘米长的静脉血管上。碘-131治疗后，伤口不好愈合。输液后按压的时间比一般的人长，如果时间短了，就会是一大片瘀青。有时候，护士会嘱咐我回家敷块土豆片，可是土豆片敷完了，却发现原来青色的一片变成更大的紫色的一片了。

到了5月份，手上已经完全不能输了，我的手背已经没有下针的地方了。伸出手去，很容易让人以为我是个有严重毒瘾的"瘾君子"。只好和医生商量往脚上输，让手上的静脉养一养。没想到，往脚上输液更是一场噩梦。

看上去粗糙厚实的脚，其实比手娇气多了。更不能承受针扎之苦。一针扎下去，我的冷汗都出来了。怎么是这样的呢？不是脚上的皮更厚实些吗，为什么疼痛更剧烈呢？真是没有亲身经历，就不了解事情的真相。

脚上其实没有几个输液能用的大血管。皮肤太薄了，血管虽然多，但是不直。右脚的血管还是比较粗壮的。虽然输液的时候很疼，但忍忍也就好了。可是输完液，更麻烦了，这么粗的血管，止不住血。按压了十分钟，好容易棉球上不出血了，等步行到家，整个脚面已经都是瘀血了。这下完了，连着好几天都不能在这只脚上输液了。

换个脚试试吧。左脚的烦恼又来了。第一次发现，我的左脚的血管细得连小孩儿针头都比较不过。原来左颈静脉的结扎让我的全身左半边的血管都流通不畅。血管发育也不好，左脚上的大血管也细得跟头发丝似的。

给我输液的护士妹妹已经跟我很相熟了。她看着我的手和脚发愁，食指摸着我脚上的静脉，心疼地说："这样一直输下去吗，每天都要输吗，已经没有能用的血管了。我舍不得给你扎了呀。"

这就是我的命，不输液就会抽筋。怎么能不输呢，只是，还能往哪里扎呢？

一共四颗甲状旁腺呢，只要医生给我留下一个，就比现在这样的结果好呀。但是一个也没能留下！一方面是旁腺已经和甲状腺融合得一塌糊涂，根本无法剥离。另一方面，就算是能剥离，医生也不敢给我重新种植回去，因为怕剥离不干净，又把癌细胞种回去了。我必须靠药物来完成这些腺体的功能。接下来的时光，该如何度过呢，漫漫人生的每一天，都要这样下去吗？我还有多少血管能禁得起这样的针扎呢？

已经和内分泌科的医生沟通过好几次，问能不能改成吃药，医生说没办法，就只能输液。尽管非常不甘心，但是当这样的日子进行了一百多天的时候，我已经开始认命。输液就像每天喝水吃饭一样，已经是我生活的一部分。每天安排事情的时候，第一件事就是要把输液的时间留出来。

老公心疼了，问我："下一步的目标是什么？"我说："活命呀。"老公说："短期目标呢？"我说："我已经没有短期目标了，现在什么目标对我都是空谈。"老公说："我的短期目标就是想办法让你不再输液了！这样输液绝对不是办法。一定会有帮助吸收钙的药物。我一定想办法不让你输液了！"

于是，老公开始了他的思考。不愧是学物理的，什么事情都要讲个来龙去脉，讲究根本原理，讲究发展规律。他对"补钙"进行了很长时间的思考，认为之所以我现在只能输液补钙是因为单纯吃钙片不能满足吸收，那么应该有帮助吸收钙的药，类似维生素D胶丸之类的。老公开始了在网上强大的搜索。他找到了好几种药物，然后带着这些药品名跟我一起去找医生。

开始的时候，医生还是说，没办法，就是输液，吃药不行。老公拿出从网上各种资料里搜罗到的药品名，说有这几种药是帮助钙吸收的，看看能不能试一试。医生开始从医院的药品库里搜索。一搜，果然有！骨化三醇赫然在目！医生恍然大悟，哦，这个药是补钙的，原来还有这个药，我从来没开过。（需要说明的是，这个医生不是我的主治大夫。这是我刚开始看病的时候瞎撞到的大夫。这件事之后，我就再也不找他看病了。）

原来不是不可以吃药补钙的呀！

于是我开始试着，一天输液，一天吃药，每过一周去查一次电解质，看看血钙是否达标。因为这个血钙值很微妙，低了不行，高了也不行，都有生命危险。

慢慢适应一天输液一天吃药后，再加药量，变成一天输液，两天吃药，再慢慢适应，变成一天输液，三天吃药。这样又过了几个月，输了两百多天液，初冬的时候，我才终于告别了输液补钙的日子。

吃药补钙确实不如输液来得直接。我不输液后，补钙的药就一直在加量。有段时间每天吃八粒0.25微克的骨化三醇，和八粒600毫克的钙尔奇D。但是还是会经常抽筋，经常劈指甲。医生告诉我，我的这些药已经吃到最大量了。如果还抽，还是要偶尔输一次液。

漫长的输液生活终于结束了。我把别人一辈子的针都扎了。我的朋友晶晶信佛，她说，也许我这一生就是要靠这样的方式来完成此生的修行。

感谢老公，让我解脱了输液之苦。

随着对钙的了解，我知道了，瞬间的高血钙是可以要命的。在输液的最后时段，我悄悄地给自己留了一支葡萄糖酸钙和一支针管。我想，如果有一天，我真的活不下去了，真的到了绝望的极端了，我就用这支钙结束生命，这是我想到的最有尊严的死亡方式。

幸好，时过三年，我的经历让我有足够的信心去战胜未来的困难。我不会轻易选择放弃生命的。这支钙，就仅仅是个纪念而已。

五年以后，我又一次发现，吃药并不安全，也会发生高血钙。因为我疏忽大意差点儿因为高血钙"挂"了，才知道骨化三醇胶丸有沉积，需要定期验血检查。这个补钙的问题，是比甲癌严重得多的大问题。手术的时候，保护甲状旁腺非常重要！

儿子噤声

2010年5月初。儿子的声音沙哑了很久，以前总是没在意，现在我有疑心病了，总是疑心孩子被我遗传了，坚持让父母带他去看病，验甲功，直到排除了甲状腺的疾病，我才放心。不过医生确诊他是声带小结，而且小结已经很严重了，要求噤声二十天。

让这么小的孩子噤声，有些困难。不过为了让他早点儿好，也只有这样了。怕他到学校就不能管住自己，我和老公商量，就让他休学二十天，我在家陪着他。

我把他叫过来，拉着他的手，跟他说："你现在是声带小结，医生要求你必须噤声。声带要养才行，所以你有二十天不能说话。你看家里最近发生了这么多事情，妈妈做手术，姥爷做手术，咱们家就像在打仗，你都表现得像个大孩子，帮了我们很多忙。现在你自己要噤声了，我想你一定能像一个大孩子一样坚持。咱们接着打这场仗。这也是考验你的一次机会，看你有没有毅力完成。爸爸妈妈一直在身边陪着你。妈妈相信你能做到的，对吗？"孩子听完，认真地用力点点头。最近的这几个月接二连三发生了这么多的事情，让孩子一下子懂事不少，我很欣慰。

孩子的噤声又让我一下子转换了角色。我从病人变成正常人了。孩子需要我照顾。这是我的责任，责无旁贷。这个心态的转变对我特别有帮助。要照顾孩子，我就必须让自己好起来。噤声对孩子是个挑战，为了让他顺利接受这个任务并好好完成，我必须给他做个好榜样。我必须让他看到，妈妈做了这么大的手术，还开开心心地、高高兴兴地输液吃药过生活，他的事情也没什么，只是不说话而已，肯定也能适应的。加上只有我和他在家，我也必须开动脑筋想出一些办法，既能让他安心地不说话，还不能耽误功课，还要变着花样玩得开心。精神上全部用来关注孩子了，我就没时间胡思乱想自己的病了。在这之前，一个人待着的时候，还是难免不由自主地有些自怨自艾，悲从中来，觉得自己怎么这么倒霉，负面情绪时常打扰我。

接下来的二十天，学校大院里，每天都有一大一小两个人，一起慢悠悠地散步到校医院。我去输液，他做雾吸。有时候是我步行，儿子踏着滑板。他的雾吸做得快，吸完了，就安静地坐我旁边，我给他念书、讲故事，或者他自己玩魔方、摔片片。有时候，液体输完了，让他去帮我叫护士拔针，他就比画着跟大夫表达，真是能坚持控制自己说话的欲望。我知道，这对一个七岁的孩子来说是多么艰难，对他真是个考验。

刚开始噤声，他总是把持不住自己，当他张嘴的时候，我都提醒他，然后让他用动作表现出来。他不会表现动作，我就让他在我手心写下来。可是好不容易写的第一个字是"妈"，第二个字还是"妈"，第三个字是"我"。我笑了，说下一个字是不是"想"，儿子点头。他是想把他平时用语言表达的内容，完整地写下来。我说这些字都不用写，只写你要做的事情，比如你要喝水，就写"水"字就行了。就这样我们重新开始磨合。有时候，写字还是觉得费劲，就让他做动作，就像哑谜表演。有时候，他的表达和我的会意离得十万八千里，常常弄得我们哈哈大笑。一次，他急急地叫我，连比画带飞的，用两只手做飞的动作。我没明白，然后他用力地拍冰箱门，我问他是不是想吃冰箱里的东西，他摇头，然后用头在我腿上做吸的动作，我以为他是想喝酸奶，他还是摇头。他就在冰箱门上狂拍然后转身做吮吸状，我更晕了。怎么猜都是跟冰箱里和吸有关的东西，可是他就是摇头，他那个表情，都快把他急死了。最后我表示实在猜不出来，他只好在我手心里写了"蚊子"两个字，我才知道，他是要告诉我，他发现了蚊子，让我赶快打蚊子。这个谜猜的，错到西天了。我们哈哈大笑。可是孩子又不能大声笑出来，只能把声音憋住，闭着嘴笑，那表情别提多难看了。我看到他那样子，更笑得前仰后合的，也顾不了刀口疼了。

几天以后，我们的非语言交流就很顺畅了。他举高右胳膊，手做握拳状，就是打羽毛球。他双脚并齐跳跃，就是要玩滑板。他双手在嘴前合抱，就是要做雾吸。他将手用力甩，就是摔片片。他双脚跳跳，然后张开嘴，把手在嘴前一放，我就知道，他想吃跳跳糖。默契极了！我觉得和孩子在家的这段日子，开心极了。而且因为有了这样的默契，后来我们经常对视一个眼神，我就知道他想干什么。这样的亲子关系，对我和他来说都特别重要。

在家我帮他补习功课。正好讲到学加减法的进位和借位。讲完以后让他练习。然后我发现了一个特别好的办法。我玩的QQ农场要升级红土地，要好多钱，每天我都看还差多少金币才能升级，于是就给了他一个工作：每天帮我"偷菜"，然后列算式，看我农场牧场一共有多少钱，这些钱加起来离升级红土地还差多少，开完一块红土地后还剩多少钱。宝贝觉得终于有的玩了，特开心地帮我"偷菜"，然后算一遍算数。老师现在只教的是两位数，他已经算几百万的大长数了。那些天，我的农场升级可快了，他一天给我"偷"好几遍。

那段时间他对打羽毛球非常感兴趣，每天下午，我都会陪他去。有一天下午，阳光非常好，就是有风。可是孩子还是想打羽毛球。我们找了好几个地方，都没找到背风的场地。他兴趣不减，就是有风也要打，风却不停地改变方向，我们总是接不着球。风越来越大，顺风的他轻轻一打，就飞老远；顶风的我，怎么打也过不了界。这怎么玩呀？看着孩子那么好的兴致，我想了一个好办法。

咱们打假球吧！

孩子愣了，打假球？

对，现在风大。暂时打不了真球。我们先打假球，就是假装我们在打球，可是，天上却没有球，怎么样？看我们演得像不像。

好！他跷起大拇指。

假球开始了，我假装给他发了一个球，但是他假装看到球眼睛却不反应，只是用手端着拍子横着回。我说："不对，你打真球的时候，是不是眼睛在一直盯着球看，脚步在跟着球在移动。现在我们打假球，你的眼睛也要像有真球一样地跟着视线走，这样才真。"

我给他发一个真球，让他感受，然后再给他一个假球。这样，我们两个人，就在大风天里一来一往地空挥球拍，假装打着一场激烈的羽毛球比赛。他发球，我扣杀，他补救，我拦网，辗转，腾挪，跳跃，打得不亦乐乎。如果此时有人恰巧走过来，一定会以为我们是两个神经病，而且病得不轻。但是我们却玩得非常投入，非常开心。

整整一个下午，我们在大风里打球，风小了打真球，风大了打假球。我想通过这样的游戏告诉他，面对特殊恶劣环境时的态度。在这样的大风天，我们都能想办法玩得开心，还有什么困难不能面对呢？只有想出办法对付困境，才是强者。

对这个下午，他印象深刻并且非常得意，后来噪声结束以后，又遇到大风天的时候郊游，他非常得意地对小朋友说："这点儿风算什么，我还在大风天打过羽毛球呢，你能吗？不能吧，我在大风天打假球！"

最近家里接连地出事，其实对孩子的影响很大。他的变化是不知不觉的，有时候，事情忙了，也对他顾不上关心。突然发现，孩子长大了。

一天早晨，我偏头痛得厉害，躺在床上不能动，挣扎了几次，都没办法起来。吃了止疼药，也不顶用。我只好跟孩子说："我头疼得厉害，不能给你做早饭了，你自己看有什么东西，饼干、牛奶的，自己弄点儿吃吧。"他走了。我接着在床上躺着。

过了一会儿，他连比画带写地问我，电磁炉怎么开。过一会儿问我电磁炉怎么关掉。我告诉他，按按钮，如果实在按不动，就拔掉电源。他就走了，以前教过他用电磁炉煮方便面。我心里高兴，他能自己照顾自己了。一会儿，他竟然给我端来一碗方便面。孩子给我煮的方便面，喷香喷香的。我一下子就感动得不得了，眼泪就奔了出来。我都没想到他会给我煮面。突然觉得他一下子长大了。孩子突然让我有了依靠，相依为命的感觉，真好！

十天以后，他就从开始总是想说话，慢慢地适应用动作表达，用纸写字了。可是我和老公却担心起来了，这样下去，孩子的性格都变了。因为常听人说，一个事情坚持二十天，就会成为习惯，他这噤声二十天，会不会从此以后变得内向了呢？我和老公有时候，就让他说一句话试试，看看声音好些了没有，他都是微笑着在那里乐，不肯说。我们都成了求他了，求他说句话，就说一句，他特别腼腆，犹豫半天，才说一句"妈妈"，然后就把头埋到我的怀里了。完了！这可怎么办呀，按下葫芦浮起瓢，声音好了，性格变了。我担心得好几天睡不着觉。睡不着的时候，我就到孩子的房间，看看安然睡觉的孩子，看着他平静的呼吸，摸摸他的头，给他盖盖被子，不知不觉地，眼泪就掉下来了。面对孩子的事情，我怎么那么脆弱呢？还好，过了噤声期一段时间后孩子就恢复过来了，我的心才踏实了。

第二次做绿光人

时间一晃而过，三个月眨眼就到。

2010年7月2日碘–131显像结果：两肺内见片状不均匀性异常放射性浓聚，考虑为肺转移。建议继续行碘–131治疗。

接着喝碘治疗。

这次的碘药量，医生给开了200毫居。因为TG指标没有控制住，又回到了治疗最初的仪器能检测到的最高值。所以这次加大了药量，增加了50毫居。随后他的一句话，让我仿佛在大冬天被兜头浇了一盆冰水，从头凉到脚，从里凉到外。

他说："你的肺的结节很多，这次开的200毫居碘，肺部一下有这些刺激，很有可能会造成窒息。在家一定要注意观察，如果有情况，马上急诊！"

带着他的这句话，我提心吊胆地回到了被隔离的七楼。

被医生这样说了之后，没人敢让我一个人真正独处。所以，我勇敢的老公，又一次不怕自己受伤害，坚决要在隔壁的房间打地铺陪我隔离。以确保我出现问题的时候，他能第一时间照顾我。

第一天是最纠结的，心里真的是提心吊胆，不知道将会有什么发生。此时最理解一个词叫"如履薄冰"，随时有掉进冰窖的感觉。因为真的不知道下一秒会怎样，会发生什么。我就像俎上的鱼肉，直挺挺的，静待碘–131这个屠夫来摆布我的肺。

还好，这一晚上是虚惊一场。直到睡前都是提心吊胆的，生怕睡觉的时候会因为窒息憋醒。但是庆幸的是，除了晚上不停地要去厕所，没有出现呼吸困难的情况。

但是我的消化系统却遭殃了。喝药三个小时以后，胃就剧烈地疼痛，火烧火燎的。可是鉴于上次胃疼的时候吃妈妈给的药过敏的情况，我什么都不敢吃了，只好忍着。紧接着，就是腹泻，频繁地腹泻。到最后，都已经把我弄得快虚脱了。好容易长上来的肉，都被泻下去了。浑身没劲儿，头还晕。感觉糟糕极了。

其实，比起身体的难受，更难受的是精神。做碘－131治疗之前，因为要保证碘的吸收，要求停掉优甲乐一个月左右。因为病情严重，医生没敢让我停药时间太长，只停了二十来天。一旦停掉优甲乐，没有了甲状腺激素的替代，人就严重甲减了。严重的甲减状态，非常容易使人抑郁，加上有隔离，哪儿都不许去，就更容易悲观。由于被困住了，活动量明显变小，所以到晚上很容易失眠。这下好了，半夜三更睡不着，就更会胡思乱想，本来身体就难受，再加上抑郁，越想事情越悲观，越来越钻牛角尖，眼泪就管不住地流。而且这牛角尖钻进去就不容易出来。好容易熬到天亮，头又昏昏沉沉的。所以隔离头几天的时候整个人的精神状态非常不好。我没事不哭的，可隔离起来就哭个没完了。这一点儿都不正常，说实话，没有心理压力是不可能的，但是我觉得我还完全没到要哭得稀里哗啦的份儿上。况且手术已经过去好久了，什么都可以接受了，输液的事情也已经认命了，还有什么要哭的呢。那时候我对甲癌还没有很多的认知。不知道甲减会导致抑郁，就完全认为是自己的心理状态太脆弱。

枯燥的隔离，使我浑身没劲儿，严重甲减的我经常站在阳台上，站在离阳光最近的地方，感受炙热的温暖。风儿吹过，觉得片刻的安逸就是幸福。但是总是这么懒洋洋的怎么行，这么待着，一会儿就开始瞎琢磨了。好在我能认识到自己的脆弱了，就想办法改变。

先是找老爸要了一个孩子的小篮球，在屋子里当足球踢。跑一身汗，累了，就睡得好了。光玩球太枯燥了，就听着音乐跳舞，也跳一身汗。玩会儿球，跳会儿舞，有事干了，也不觉得枯燥了。这样过了几天，睡眠问题解决了，抑郁也解决了。生命在于运动，完全正确。

隔离期间，我的同学晶晶送了一本书给我——《恩宠与勇气》，是美国后人本主义哲学心理学家肯·威尔伯与罹患乳癌的妻子崔雅·吉兰共同抗癌五年的经历和心得。我没有宗教信仰，对书中讲的神秘体验什么的不感兴趣，但是我对崔雅的表现却越来越欣赏。而且越读下去越发现，她的想法和我的想法惊人相似，于是我相信我将来也会变得像崔雅一样内心柔软而开放，可以自由地接纳所有的事物。当崔雅最终离开的时候，我觉得，她的离开是一种升华。这种升华，也是我想要的。这本书给我的鼓励和震撼让我充满了力量。让我从一个层次认知了自己，也让自己做好了面对癌症后续变化的充分思想准备。

这本书的翻译胡因梦女士在自序中说到，这不仅仅是癌症病患的经验谈，更是难得一见的身心灵整合治疗、临终关怀与终极解脱的坦直实录。我觉得非常精辟。书中的一句话，我非常赞同。"死亡不是失败，生病不是惩罚，而活着也并非奖赏。"我觉得这是一种非常高的境界和心态，这是正视人生和命运的一种健康心态。我由衷认同。

隔离的第二天阳光非常好，我把被子拿出来晒晒。刚好爸爸来送饭，就说起来，有没有什么仪器可以具象地测量这个辐射，知道它到底有多大的威力，到底隔多远的距离就可以安全了？比如这被子，我用过之后，多久就可以没有辐射了？爸爸提到一种仪器，叫盖革计数器。说以前就是实验室里进行辐射测量的东西，也许市面上有卖的，能够直观地判断辐射情况，省得弄得人心惶惶的。这是个非常好的主意，等老公来看我的时候，我就让他去打听。没想到他效率真高，马上就给我买回来了。他还不肯跟我说实话，说是借的，用完再还。过了很久我才知道，是他花了好几千块钱买的，怕我心疼。

仪器拿到手里，才发现辐射的强大呀。都第三天了，老公拿着它，离我十米开外，还能测着辐射呢。老公试着接近我，发现只有在离我两米以内，辐射强度才对他们有危害。离我越近，辐射越强，他还没走到跟前，仪器已经爆表了。

有了这个仪器，大家心里踏实多了。可以直观地知道，离我多远是安全的，还可以准确地了解我身体的辐射代谢情况。到十天以后，基本上辐射就只在我身体里有了。但是一直到一个月左右，辐射才彻底地从我身体里消失。而那些衣服，几天以后，就没有了。洗洗晒晒之后，完全可以再接着用的。

因为有了辐射探测仪器，能够准确测量辐射，隔离时间就缩短了几天。之前的十五天隔离，我是按照半衰期算的。现在看到我的身体辐射情况，到十天的时候，就只在我的身体里有了，身体之外几厘米都没有辐射，对别人没有伤害，我也可以安心了。唯一的情况就是，和孩子还是要保持相当的距离。因为孩子小，抵抗能力弱。

不能和孩子拥抱，其实是特别残忍的事情。本来已经隔离了好久，孩子特别想我，我也特别想孩子。可是出了隔离期，却只能远远地看着，心里的滋味，真是酸酸苦苦的。只好不停地告诉他，过些天，妈妈的身体没辐射了，你再靠近。可是有时候，孩子就忘了，说着话就跑到跟前来。我只好躲开，有点儿像猫和耗子。这样的克制真是很难。因为辐射这个东西，肉眼根本看不出来，不保持高度注意，一会儿就忘。真是令人煎熬。

你看，甲癌患者和其他癌症病人比起来，要经历的东西有多么不同啊，其他的病人可没有这么多琐碎的事情要去注意。

碘治疗十几天以后，开始咳嗽，我想是碘刺激的肺部吧。后来有一天早上，咳嗽得非常厉害，而且还咳嗽出来一个米粒大小的组织。我想，这应该是把肺里面的东西给清理出来了吧。拿着到医院，我想让医生给我做个病理，看看咳嗽出来的是什么东西，医生不给做，说这个完全没意义。我也不知道有意义没意义，反正这就是喝完碘之后才有的现象。之前我的肺很好，没有咳嗽这种爱好，而且也是第一次咳嗽出这个奇怪的东西，可惜不知道是什么。

甲癌，还有多少奇怪的东西在等着我呢？

喝中药抑郁

第二次碘治疗结束，差不多是手术后四个月了。可是喉咙还是发紧，像是有人掐着我的脖子不让我呼吸说话一样，总是肿胀得难受。

术后一个月左右，刀口那里没有血供的那块皮肤还始终不能愈合，而且总是往外渗组织液。后来老公想了个土办法，找了点儿诺氟沙星的药面和着什么乱七八糟的药面，往刀口上撒了一些，临睡前给我撒上，几天以后那块皮竟然愈合了。我直夸老公可以当神医了。可是虽然愈合了，但是颈部那块皮肤明显比别的地方薄，几个月之后，仍然总是莫名其妙地流下一层水样液体。这个现象持续了大概两年的时间才慢慢好转。

由于我的颈部颌下及耳后都做了清扫，所以左半拉头皮都是发麻的。左侧耳朵完全没有知觉，好像是动画片《黑猫警长》里的老鼠一只耳。虽然听觉不受影响，但就是觉得耳朵不是自己的，像是假的，后来安装上去的一样。蚊子咬个大包都没感觉。左侧颈部皮肤也一样麻木。手指划过，像划在不相干的东西上面。我不得不经常用手按摩，但是一点儿都没有好转。现在已经术后五年了，头皮和耳朵以及颈部的神经都还没有恢复，还是觉得这块头皮、这只耳朵和这块皮肤不是自己的。

左侧手臂也因为手术把左侧的胸锁乳突肌和斜拉三角肌断掉了，手臂活动就很无力，不能提重物，不能手臂上举。到夏天的时候，去买衣服，试了几件，因为都是套头衫，需要穿脱的时候把两侧手臂抬高才能穿上或者脱下来，就因为左侧手臂疼得厉害而不得不放弃。至今这个胳膊的活动也不能自如。

碘-131治疗后，就开始莫名其妙地咳嗽，胸部总是觉得有麻麻的走蚁感，这个感觉很奇怪，不很疼，但是很不舒服。这种感觉，也能持续相当长的时间。

甲癌患者的术后恢复是一个漫长的过程，时间之长，是其他癌种的患者不能想象的。我在这个漫长的恢复过程中，也开始寻找其他的治疗方法。

每个癌症病人都会经历手术治疗后转而求助中药治疗的过程。这个让国人都信奉的神奇的中药，成为每个癌症病人最后的救命稻草。

不管是不是管用，都会试一试，我也不例外。于是2010年8月份，我开始中药治疗的计划。

于是托朋友找熟人介绍传说的治肿瘤专家。

医生给我开了一个药方，然后告诉我，一周后复查。她嘱咐我大量喝蛤蜊冬瓜汤，化结散瘀。我当时就很犹豫，蛤蜊可是高碘哪，我禁用的食品。这该如何是好？

现在来看，这个药方有问题，我就不能喝。甲癌细胞，是嗜碘细胞，也才是为什么要用碘-131来治疗。这是甲癌的特性。因此甲癌患者需要终生低碘饮食。而中药里有几味化结散瘀的药，就是高碘的，是甲癌患者不能吃的，比如海藻、昆布、夏枯草和牡蛎。这样的药，我吃下去不会有好处。可是当时我对此一无所知，拿了药，就乖乖地吃了。

谁知，两服药下去，我的月经就乱了。原来二十六天的周期，喝完药就来了，和上次相隔仅十五天。坚持把一周的药喝完，找医生调药，告诉他我月经乱了。她淡定地说，这药就是对卵巢有影响。坚持吃了一个月。我抑郁了，而且严重抑郁！

每天10点左右，把厚厚的一包药泡上满满一砂锅。然后就去校医院输液补钙。午睡后，开始熬药。站在砂锅前，闻着重重的药香，看着氤氲的药的蒸汽，过一个枯燥的下午。熬成满满的两大碗药汤。晚上睡觉前吃一剂，第二天早晨起床后空腹再喝一剂。苦苦的，喝完胃里满满的。每天都是这样的一个生活程序，枯燥乏味。对熬中药我技术不佳，连着用坏了两个砂锅。

我的精神状态随着中药的服用开始萎靡。越吃药，越萎靡。奇怪的状态发生了。我开始每天晚上哭。雷打不动的，每天一到要睡觉，就开始哭。而且开场白常常是"这不是我想要的生活，这不是我想要的人生"，每天哭一顿，都快成了入睡的仪式了。老公最后都没脾气了，一见到我掉眼泪，就说："又来了。"

我都不知道怎么了，为什么这样，就是每天哭。我自己也觉得奇怪，我什么都经历过了，大事的时候，我都没这么哭过。现在这是怎么了？现在一切都在按部就班地过着，没有重大事件，为什么要哭呢？可是，情绪就是不能控制，就是想哭。

中药吃了一个月，我哭了一个月。

TG指标也没见任何变化。我和老公决定停了这该死的中药。但是我的月经却被这中药吃乱了，后面的两年，都没有恢复正常。

奇怪的是，停药一周后，我就不哭了，跟以前一样了。

过了很久，我才知道，是这个中药把我吃抑郁了。

其实，我从来不反对用中药。我曾经就有把特别缠人的盆腔炎用中药治好的经历。

我觉得中医还是有效的，但是一定要看对了大夫。有朋友告诉我，西医如果把内脏弄坏了，可以用中医调理。可是如果中药把内脏吃坏了，西医可调不过来。所以，找个好大夫，非常重要。

让我觉得特别温暖的，是有个体贴的好老公。有一天，老公正帮我熬药的时候，我和老公聊天："你看我的脖子，像不像上辈子是抹脖子死的，有点儿像虞姬那样的一剑封喉，这辈子还是没过了这个坎，还是要让我留个记号，你说我上辈子是不是做了特别多的坏事，所以老天爷就惩罚我，让我这辈子受这种苦哇。"老公却说："不是，不是，一定是我做了太多的坏事，所以惩罚我，让我来照顾你！"他的一句话说得我热泪盈眶。不管上辈子是不是恶人，反正我这辈子遇到了好老公，就是最好的运气了。

第三次做绿光人

从第一次手术到现在几个月的时间里，单位的同事和朋友们，一茬又一茬，时常过来探望我，陪我聊天，还常问我有什么需要帮助的。在我要进行第三次碘–131治疗隔离之前，单位领导和主任还特意给我送来大家的捐款，一万多块钱。当时正赶上玉树赈灾，我还以为是要我给玉树捐款呢，我立刻答应了。我捐，要捐多少，我都给。我怎么样都没想到是大家给我捐钱，也觉得自己没到需要大家捐钱的地步，推让了半天，也没推掉，领导说这是大家自发的，都希望我能早日康复。我感动得不得了。

带着这样的温暖和感动的心情，我开始了第三次碘治疗的历程。

2010年10月15日，第三次碘-131治疗。

150毫居。做之前TG为266mIU/L，比之前降了40%。不过这个指标的零头都比别人多。TSH只有0.64μIU/ml。我当时对这些数值的意义完全不懂，只关注TG的数值了。一年以后才知道，TSH应该至少大于30μIU/ml，才能保证吸收。这一次的治疗仍然是浪费了大好的治疗时机和大量的金钱。可惜我当时一无所知。

这次碘-131治疗，更像一次度假。

已经熟悉了流程，已经知道了反应的程度，已经知道了将要进行的隔离是种什么样的生活，就可以提前做很多的准备。知道除了之前的几天很难受之外，后面的日子，我就打算当它是度假——除了不能随意地出去走。

从容，很从容……

我找了很多可以消遣的东西。找了很多好听的音乐和舞曲，这样可以听听音乐，跳跳肚皮舞。从图书馆借了十来本书，拿了一只乒乓球拍和几个乒乓球，一本钢笔字帖，一盒彩色铅笔，还有几贴面膜。我的同事胡老师还特意送了我一个特别消磨时间的益智玩具。另外把网络调试好，还可以看看新闻，聊聊QQ，看看电影，偷偷菜。这么多内容，足够我排遣寂寞。

这次的反应很小，没有腹泻，也不便秘。就是口腔溃疡得厉害。因为碘除了伤害甲状腺，还伤害可怜的唾液腺。含着VC还是溃疡。溃疡的地方，被VC一蜇，更疼了，疼得吃不了饭。越是吃不了饭吧，就越有食欲，看到什么都想吃。难得有见东西流口水的感觉呀，这感觉真好。几个好姐妹都说，好好熬着，熬出隔离了请我吃饭，想吃啥吃啥！说得我这个馋呀，没出息呀，发现自己原来还是很有做个吃货的潜质！

计划得很不错，执行得也还可以。过了前两天的适应期，就真的开始度假了。看了几本言情小说，笑得傻傻的，哭得一塌糊涂。听着音乐，对着墙面打乒乓球，打到出了一身汗再去洗澡，洗完澡做面膜。睡醒了就看看电影，上网逛逛，看看新闻，"偷偷菜"，聊聊天。实在没意思了，就画画，写写字帖。好多朋友给我打电话，都说："你到底有病没病啊，这哪是隔离呀，就是打着隔离的旗号度假呢吧？"

我倒真希望这是度假，要是真的没病该多好！

可是自己刚调整好一点儿，生活的麻烦又来了。隔离的时候，老公出差了，可是孩子病了，感冒发烧，姥姥姥爷都弄不了。我偏偏又在隔离，有劲儿使不上，干着急。我急得团团转，每天打好几个电话也无能为力，焦虑的心情好不容易刚走又回来了。唉！

家里的事情也一大堆，叔叔病了，发现是结肠癌。然后因为家事有了一大堆的矛盾，我也挺担心的。我发现，这三次隔离，每次都会发生些事情弄得我好像必须要出去，却又不得不在这里隔离似的。这种被关着的感觉就更让我觉得隔离煎熬，难熬，恨不得赶快摆脱监牢一样。刚开始隔离时有意识培养的好心情，又一扫而光了。

《追梦》创作

因为这次治疗的反应很小，之前的指标也有所下降，我觉得希望还是大大的。所以第二天晚上睡不着觉，开始胡思乱想的时候，就觉得该给自己做个总结了，这半年来经历生死的总结。然后就觉得我该搞搞创作了，把我自己的心情写下来。

半年来，我的学业和工作都荒废了。原来坚持的每天背首古诗，也放弃了，乐理也不学了。什么都不想干，也干不成了。每天琢磨最多的事情就是我的甲癌和父亲的病，还有孩子的教育，然后就是每天安排输液，真的成了一个两耳不闻窗外事的家庭妇女加病号一枚，每天关注的就是身体的现状和前沿的治疗是什么。如果生命都没有了，学的那些东西又有什么用呢？可是时光荏苒，眼看着半年的时光就这样荒废了，除了活着，其他的什么收获都没有，我又不甘心。

于是在这个特别适合胡思乱想的隔离期间，特别适合胡思乱想的隔离的深夜，闲得睡不着觉的时候，我总结了一下自己这半年来，从知道患病到手术，再到这三次的碘-131，期间发生的林林总总。这些经历让我感慨万分，又斗志昂扬。我觉得自己就像是一个战士，一个充满斗志的战士，到目前为止在生命的这场博弈中充满力量，由衷感慨。于是诗兴大发，在半夜3点，写下了《追梦》这首歌词：

微笑是名片
铁骨是戎装
风餐露宿只为那
追逐的梦想

沧桑酿醇酒
苦痛当药汤
霜华满鬓终不改
痴狂的模样

英雄泪 两三行
化作铠甲闪银光

对你许下的誓言
一刻都不曾忘

天大地大任我闯
真情真爱做行囊
只为到那山之巅
与你携手
看江河日月长

　　等我出了隔离期，我把这首词交给我忘年交的好友同事习梅老师。习梅老师夸我在隔离的时候都想着创作。我真是心虚呀，已经好久都没有作品了，受这份表扬真是有愧。但是习梅老师一力地想帮我把这首歌立起来，她说特别希望看到我的进步。她给我介绍了她的好友，河北省的著名作曲家，远在沧州的常连祥老师。常老师一下子就给我谱曲了，而且还帮我做好了伴奏和编曲。这都是要花好多钱去做的事情呢。我的歌词之前虽然拿了不少奖，曲作者谱曲的也不少，但一直没有做成小样，就是因为没有钱请人编曲、请歌手演唱制作。这是一笔非常大的开支，对于每月只有两千来块钱工资的我来说，是一种不可能完成的任务。我真是没想到事情可以这样顺利，每每跟常老师和习梅老师说我的感激之情的时候，他们都婉言谢绝。

　　伴奏有了之后，我请我的歌手朋友小柏帮忙。本来我不敢请他呀，他唱得非常棒，拿过全国青歌赛专业组的优秀歌手奖和河北省青歌赛的冠军，可是河北省的大名人哪。他太厉害了，我可请不起。没想到，他听完特痛快地说："不用找别人了，我给你唱吧！"还要找录音棚，我找不到，小柏同学说："你别管了，我全包了，唱了录了合成了给你。"天哪，我惊喜得不得了啊。哈哈，后来的合成呀，改音调呀，调整节奏呀，我就当个传话筒，帮常老师和小柏联系，完全没有我的事情了。小样很快就出来了，非常棒，很大气的一首歌。我开心得好几天都合不上嘴。我咋这么幸福呢，有习梅老师帮忙，我才请得动这么大的作曲家给我谱曲，也万万没想到小柏同学这么仗义，什么都帮我弄好了，还帮我录了像。一首歌曲，完完整整地呈现出来，直接就报到省里参加比赛了。

现在看来我的这首歌词，其实还是很稚嫩的，算不得上品。常老师他们真的都是出于朋友之情帮我，才有这样一首歌。后来这首歌，获得了河北省"党旗飘飘"迎接十八大歌曲展的二等奖。我非常开心，非常感谢习梅老师、常老师和小柏对我梦想的帮助和支持。

常熟领奖

2010年11月份，好事接二连三而来。我的《追梦》一切进展顺利的时候，又有边寨传喜讯！

主管业务的石馆长给我打电话，问我身体怎么样，能不能出门。我说身体可以呀，什么事情呀。石馆长说，如果能出门，就跟她领奖去！

哇！天上掉馅饼啊，哈哈！

什么时候的事情呢，我咋不知道参加比赛了呢？问了半天同事，才知道，今年5月份的时候，有个全省的儿歌征集，我刚好有作品，就报了。先在省里获得了一等奖，后来省里就直接给我报送全国了。听说还有奖金，这是什么样的好事儿呀！

石馆长带队，一行五人，坐火车去常熟。我那时候是一问三不知，就知道我要去领奖。啥奖？不知道！几等奖？不知道！哪里给颁发的奖？不知道！反正就剩下高兴了。可以出差，可以领个奖，还可以顺便去玩。而且重要的是，常熟是个服装城，可以买又便宜又漂亮的衣服。嘿嘿，真是充满期待呀。

至于自己能得几等奖，不去想。三等奖，就知足，二等奖，就是意外，一等奖，不去想，那跟我没关系，嘿嘿。

石馆长、佳佳和我都是一个单位的；还有一个刘馆长，是省里的；还有一个李老师，是县里的，我们一行唯一的男性同胞。一路上闲聊，才知道刘馆长的老公是食道癌，也做了手术，在做化疗。所以路上，我们分享的都是患癌后的感受、经验和心路历程。

到了常熟，签完到才发现，原来这次比赛的主办方是当时的文化部社会文化司，也就是现在的公共文化司。这么高级别的颁奖会呀！活动全称是"全国少儿歌词创作征集评选"活动，是由中国少儿歌曲创作推广计划领导小组办公室（设在当时的文化部社会文化司）支持、指导下，由中国群众文化学会承办的。

我们住的是五星级宾馆哪。到了房间，发现竟然有冰箱和保险柜。我和佳佳都欢呼起来。我兴奋地给老公打电话："老公，我们住的是五星级的酒店，里面还有冰箱和保险柜呢！"然后我就被老公鄙视："没见过世面，住个酒店就这么兴奋。有保险柜你也没钱往里面放呀。"也对，我灰溜溜地放下电话。人家这不是第一次出这么远的差嘛，不是第一次住五星级酒店嘛，我容易吗？

坐在床上翻看签到时发的材料——《全国少儿歌词创作获奖作品集》，翻开一看，嘴都合不上啦！一等奖啊，是一等奖。天哪！这么大的馅饼砸到俺的头上了，哈哈。

这次征歌活动共从一千五百首歌词中精选了一百首歌词，其中一等奖十首，二等奖三十首，三等奖六十首，并将一百首歌词辑印成册。乔羽任评委会主任，评委有金波、石祥、王玉民、晨枫等。还有奖金呢，一等奖五百元，二等奖三百元，三等奖一百元。这是我第一次参加比赛获得奖金。我的歌词《都说咱的祖国大》是这一百首的第八首，是一等奖里的第一首低幼歌曲。佳佳二等奖，李老师三等奖。哈哈，都有收获。石馆长和刘馆长都为我们高兴呢！

开心得不得了啊不得了！

不过，身体出了点儿状况。开心之余，我的身体悄悄地抗议了，腿脚、手指、嘴唇都开始发麻。这个症状就跟我过生日那天半夜去医院输液补钙的情况是一样的。我没有累着，也没有失眠，突然就开始发麻了。我猜想可能是缺钙引起的，但是为什么缺钙，原因找不到。

发麻的情况在继续，一点儿一点儿地蔓延。从脚趾到脚腕，从手指到手臂，从嘴唇到鼻子尖儿。

我可不想在这时候出状况，让大家都跟着着急，本来出来，石馆长他们都为我担着心呢，我绝对不能让他们跟着受累！

我悄悄地给前台打电话，问最近的医院或者诊所在哪里，以便我在必要的时候，去输钙。打听好了医院和诊所，都不算近，我决定再等半个小时。

想想明明知道是缺钙，先吃点儿药补充上吧，免得发展到走不了路，就要惊动别人了。于是，加了一顿钙和骨化三醇的药量。其实这是冒风险的，如果不是低血钙，这样盲目加钙会有生命危险的，不过我已经输过六个月的钙了，知道自己现在是严重缺钙的状态。加这点儿钙，不会高血钙，吃了是安全的。

还好，过了半个小时，麻木的情况缓解了不少。也到了晚上10点多了，想想这样能过去，不用折腾了。否则我一出去，大家都知道了。幸好一夜无事，安然到天亮。

开完颁奖大会，会后的庆功宴，我们几个八婆女人都决定不去吃了，去花钱，因为会务组安排的行程太满了，没时间逛街就该走了。到了服装城不买服装，对不起俺们的钱包啊。一群臭美的女人，疯狂地出发了。只留下李老师作为代表吃庆功宴。回来以后他告诉我们有非常好吃的螃蟹，俺们这群八婆竟然无动于衷，哈哈。

我刚到手的五百大元的奖金，还没捂热乎呢，就让我支援常熟的经济建设了，顺便还搭了七百，买了件波司登时尚版羽绒服做纪念。真败家！

下午会务组带大家去沙家浜游览。

沙家浜真是个疗养的圣地。到处是芦苇荡，藏上几个伤兵，日本鬼子还真是找不着。在这么美的地方，我们坐在渡船上，穿行水间。夕阳下的紫霞照着沙家浜的水面，现出了斑斓的色彩，有点儿像莫奈的画风，光与影的交错编织，晃得眼睛都凌乱了，分不清天空和水面谁更绚烂。此时，汽笛声响，水岸和水岛上高高的芦苇荡忽然剧烈地晃动了起来，再一看，原来是成群的野鸭被汽笛惊到，扑啦啦地都飞了起来。整个天空，都是野鸭飞翔的线条，我看着它们在天空盘旋，觉得心好像也跟着飞上天空去了。当这群野鸭再次飞落到芦苇荡里，隐藏起来的时候，我们笨重的大渡轮也渐渐远去了。水域重又恢复了刚开始的静谧和祥和，配上远处的白墙黛瓦，又是一幅美丽的江南画卷。有炊烟升起，香气飘来，又乱了心神。日暮了，我们也该吃饭了。

会务组告诉我们，请我们吃正宗的沙家浜大闸蟹！

八十元一只呀！带防伪标签的呀！地道正宗的呀！

大闸蟹呀，大闸蟹！低碘饮食呀，低碘饮食！

哦，俺的心，这下不能淡定了！

大闸蟹啊，俺的最爱呀。唯一让俺心动不已的美食啊！为了这个破甲癌，要低碘饮食，俺都好久没碰这个美味的东西啦。

其实俺的定力不是一般的好啊！

举个例子：

5月份，正是吃螃蟹和皮皮虾的时候。俺老公的一群狐朋狗友，照例买了二十斤皮皮虾和十多只螃蟹，大家一起打牙祭饱口福。跟往年一样，邀请俺们全家去。老公本想谢绝，无奈，这帮朋友非要拉着去，名号还是，大家都非常想念俺，要俺去玩，顺便散散心。关于俺不能吃海鲜的问题，他们说给俺单独点菜。

于是，盛情难却，只好去了。

一桌子的皮皮虾和螃蟹已经"盛装上阵"，等待大家的品尝。俺看着这些美味，骂道："唉，遇人不淑啊遇人不淑，这是群什么样的朋友哇，这样的美味，你们吃着，叫俺看着，是何居心！不可交哇不可交！"

然后俺就淡定地无视这些美食，专心吃着他们给俺单独点的蒜蓉莜麦和香菇菜心。整整一个晚上啊，俺看着这群吃货，撮着牙花，面容狰狞，外加啧啧赞叹，竟然熟视无睹，充耳不闻！还依然能跟他们推杯换盏，谈笑风生。连俺都开始佩服自己啦。俺神奇的鼻子，功能强大，竟然自动过滤掉了满屋子的螃蟹味道，只剩莜麦味、菜心味。俺专心地吃着绿菜叶子，仿佛俺吃的也是满汉全席一般！这样的定力，不是盖的哟！

可是这次，俺就不想这么淡定啦。俺算了算，一辈子也许就来这么一次常熟，就吃这么一次正宗的沙家浜螃蟹，而且俺还是领奖来的，这多有纪念意义呀，如果不吃，对不起自己呀。八十元一只啊，多难得，豁出去啦！大不了多花八千元，多喝一次碘水啦！

不管了，吃了再说！

不过俺还是有原则的，给自己约定了，只吃这一只螃蟹，其他的一切海鲜，一口都不沾。那天晚上的晚宴标准相当高，除了螃蟹，还有好多海鲜，都是平时吃不到的，但是俺真的是一口都没吃。可是因为都是海鲜菜，其他的菜很少，基本没有俺能吃的菜。

所以那晚，尽管是山珍海味满席，也不能大快朵颐，俺还是饿着肚子，只好回去吃饼干充饥。不过那只带着标签正宗的沙家浜大闸蟹，味道还真是好！

过了很久，我从网上搜到，河蟹的含碘量，其实并不高，比起海带紫菜，差远了，偶尔吃一次，还是完全可以的。于是，再一次证明自己判断正确，这只大闸蟹，吃了就对啦！

满载着收获和喜悦，我们离开了常熟！

叔叔患癌引起的风波

在我第三次隔离的时候，叔叔住院了，确诊是结肠癌。这个消息太让人震惊了。而且他生病一下子让整个大家庭陷入了重重矛盾之中。

爸爸一共兄弟姐妹五个。爸爸是老四，上面还有一个哥哥和两个姐姐。大姑排行老大。叔叔是排行老五，终生未娶。

叔叔是一个多才多艺的人，会好几种乐器。笛子吹得好听，小提琴也拉得好。叔叔学的是中文专业，文采好极了。曾经是某个中学的高中语文教师，但是后来因为身体原因，不到四十岁就吃劳保了，一直没有再去工作。有段时间炒股，据说也特棒。后来股市行情不好，也就不了了之了。后来又写了厚厚的一本书，但是一直没联系到他满意的出版社出版。

叔叔总是独居，年纪越来越大，爸妈曾经很为他担心。有一次叔叔来家过节，说他的一个学生在这里打工，没地方住，就和他搭伴。大家也就没多过问。

叔叔手术之前，大姑二姑和爸爸妈妈一起去探望叔叔的时候，叔叔就指着身边的一个二十七八的小伙子说，这是小怀，我收他做干儿子了。我的生活，由他打理，遗产也都留给他。这个情况太突然了，二姑和叔叔吵了起来，大家不欢而散。

叔叔的手术结果很不好。医生打开以后发现癌已经转移到了肝脏。转移到肝脏就意味着生命无多了。

叔叔术后，爸妈给他送饭，他不吃。妈妈说："你应该吃些有营养的，我给你炖点儿肉吧。"他不让，说只听医生的。中医院的护士根本没有外科护理经验，只告诉他吃流食，也没说流食吃几天。加上小怀不会做饭，就会煮方便面和熬粥，结果叔叔吃了十五天流食，人一下子就垮了。出院后因为家里没有暖气，又感冒了，病情更严重了。我父母在家附近找房子照顾他，叔叔却嫌房子太远不肯去。他执意要小怀照顾他。小怀是个小伙子，又不会做饭，根本不会照顾人。可是，叔叔怎么也听不进去别人的劝告。

大年三十儿，大家都在过年，叔叔还在医院住院。下午妈妈包了些饺子，我和老公给他送过去。老公还给叔叔拿了点儿钱，算是我们的一点儿心意。叔叔握着我的手哭了，说他现在不愿意看到我们对他这么好，他心里难受。

大年初五，大姑二姑不请自来，到我家商量叔叔的后事。可是叨叨了一天，主意没拿出来，是非念了不少。只记得二姑说叔叔说了，他的丧葬费是她的，她要定了。我当时听了心里很不舒服，觉得特别奇怪，为什么人还没走，就开始惦记丧葬费呢？为什么都不想想怎么照顾叔叔呢？认定了他马上就死了吗？亲弟弟要死了，一点儿都不心疼不难过吗？

我爸妈早就打定主意，一分钱也不会要叔叔的，怎么能让他最后的时候不受罪就怎么来。也许是我们家这一年来经历的生死太多了，更知道在这些时候，只有生命本身才是最珍贵的。

意想不到的事情发生了。

叔叔立了遗嘱，原本许诺给小怀的东西改变了。曾经答应给小怀的钱变成给股票，而是把存款给乐乐和娇娇（乐乐是二姑的外孙女，娇娇是大姑的小外孙女，两个表姐都离婚了）。房子是爷爷的遗产，他的兄弟姐妹几个人分。

这份遗嘱，被小怀偷偷拿走去看。回来后，他指着叔叔大骂，说叔叔骗了他，然后就失踪了，把叔叔一个人丢在医院。

当时叔叔已经全身水肿，不能下地了。他已经几度昏迷了。

我的表哥、表姐悄悄地把小怀叫过去，拿了叔叔的户口本和身份证，银行卡也拿了一部分，把股票变现，都分掉了。小怀要取叔叔的钱，但是因为密码不对，银行的工作人员看到叔叔在医院的情况，把银行账户锁定了。

再后来，听说大姑二姑竟然当着叔叔的面，因为叔叔的遗嘱破口大骂，大打出手。不知道是一种什么样的情况，让两个风烛残年的老人能当着自己弟弟的面，为弟弟的遗产争到互相谩骂，大打出手。等我爸爸知道消息赶过去的时候，叔叔已经万念俱灰。

几天以后，叔叔去世了。

他的后事由爸爸张罗。不管其他钱物，先让叔叔入土为安。

叔叔的遗体告别仪式，只有九个人参加。我父母，我和老公孩子，大姑家只有大表姐和姐夫，还有表哥。二姑家只有表姐。我的两个姑姑，都没来。遗产的受益人，娇娇和乐乐，都没来。小怀，也没有来。

孤零零的一个人，冷清清的告别仪式。几个小时后，叔叔的骨灰被火化了。表哥表姐打算随便找个山坡埋了算了，我爸爸坚决反对。最后我们找了灵泉寺后面山上一个风景秀丽的地方撒掉骨灰。

叔叔就这样结束了他的一生。

叔叔的遗嘱，早就被表哥表姐、大姑二姑，改得面目全非，没有一个是按照叔叔的遗嘱做的。远在北京的大伯对这些家事的态度是不闻不问。大姑二姑，也是老死不相往来了。爸爸每次想起这件事情，就常常叹气，但是因为爸爸的身体情况，不能有更多的精力再去处理这一团乱麻，只好就这样搁置。兄弟姐妹近七十年的情分，就这样断了。

其实，叔叔所有的遗产加起来不超过十万元。仅有的一套房子是爷爷留下的，但是没有产权。曾经有买下它的机会，但是叔叔不肯买。这套小房子，现在还能不能买下来，说不好。只是最近那个地段正在拆迁改造。房子的位置是市里最繁华的地段，寸土寸金。所以如果拆迁的话，会补偿一笔钱。但是这个前提是要对房子有产权。叔叔没有产权，所以能不能得到这笔钱，都是未知数。而且房子的面积也就五十多平方米，就算补偿，也不会是大数目。

但是就是这么不能确定得到的钱，就让我两个七十多岁的姑姑反目。几十年的骨肉亲情，都赶不上这几万块钱吗？这个大家庭几十年的交情，难道都赶不上这点儿钱吗？活着，就是为了这点儿钱吗？叔叔生病和去世，短短四个月的时间，我目睹了发生的一切，在我看来，就是一场笑话，一场闹剧！这就是当今社会人们的追求，为了一套不一定到手的所谓房子拆迁款和一点儿丧葬费，血脉亲情都可以不顾，大打出手，甚至连最后一面都不肯见。一世的骨肉同胞，到终了，竟然如此的冷血！我没办法接受！我宁可什么都不要，也要一份沉甸甸的亲情。

叔叔的一生是可怜的一生！

他在世的时候，没有爱情，没有婚姻，没有家庭，没有子女，没有工作，没有事业，仅有的亲情也让他在离世之前亲手打碎撕成碎片了。他去世后，没有骨灰，没有墓碑，没有一个栖身之所，更重要的是没有人怀念。他的骨肉亲人在他去世之后不是对他怀念，而是对他怨恨。我觉得这样的人生，真的是枉在世间走一遭。

叔叔去世后，每每提起叔叔，爸爸都叹气，我都觉得心痛。我经常这样问自己，叔叔的人生有价值吗？用什么来评价他呢？用什么来证明他曾经存在过呢？在那段时间里，只要有时间，我就会想，什么样的人生，才是有价值的。我应该怎样过我的人生呢？名、利、权、钱真的比感情更重要吗？活着到底应该看重什么？

我唯一确定以及肯定知道的，是我要努力让我的人生过得有价值和有意义。

关于人生的反思和感悟

2010年最后几天，同事兼好友鸭梨请我们全家和梁乐乐、鲁西西等好友去她家小聚。一群人玩得不亦乐乎。饭后聊天，我和大家分享我生病一年来的感受和感悟。那天我们玩到了第二天凌晨1点多。到了家，我和老公还是意犹未尽，感慨这一年来的经历和对人生的感悟。老公说："我们的心应该像水一样柔软、清澈、透明。经得起风吹雨淋，必要时还要变得像冰一样坚硬，待一切风雨过去之后，又能恢复原来的平静。美好的事物总能漂浮在水面，悲伤难过的东西总能沉入水底。"我突然发现，他真是个哲学家。我们就应该这样面对困难和挫折。

从检查出癌症复发，到手术到开始碘-131治疗、爸爸手术、后面的几次碘-131治疗、获奖，到叔叔去世，这一年里发生的事情真是太多了，天翻地覆，应接不暇，措手不及。恐惧、担心、痛苦、开心、喜悦、失望、失落……差不多各种情绪，我们家人都经历过了。这些密集而至的事情，给我带来了特别多的变化。我发现我整个人都变了。

从小到大，我都是特别自卑特别敏感的人，非常在意别人的看法，也非常在意得失。因为我特别需要得到肯定，所以非常努力。努力之后呢，就希望别人的认可。如果得不到认可，就特别失落。别人一句夸赞，我高兴半天，也不管人家是不是敷衍；别人的一句批评，心里就难受好久，也分不清人家是否仅仅是个玩笑。我就是一个特别敏感，又特别较真的人。因为太计较得失和好坏，常常自己不开心。工作上虽然努力，但是太耿直，对一些社会现状和潜规则不认同，又过于看重自己的付出该得到的回报，所以曾经一度非常压抑和郁闷，很有壮志未酬的不甘。生病以后，接连发生了那么多的事情，让我渐渐感觉，以前那么重视的事情，在生死面前都太渺小了。而且有些东西，也许你追求一辈子，都不会得到。手术以后，我觉得能活着就很好了，身体都这样了，怎么有前途呢，不得已也必须放弃很多想法，放下名利。所以听到单位的人事变动啊，工资调整啊，入党啊，职称评定啊，虽然还是有点儿小失落，但是已经勇于接受现状，发现那些曾经让自己特别烦恼的东西，现在根本就无所谓了，心态反而轻松了很多。

世人都重名利。我突然发现名利就是一转眼的事情，根本把握不住。努力那么多年，得到的东西，如果身体不好，一下都没了。曾经的社会职务，我都交接了。得了那么多奖，也都是废纸一张，哪个也不能换来健康。没有身体，钱都挣不到，还得大把地花钱，想想可真没劲啊。有一天，我在康姐的办公室聊天，康姐说推荐我参加电视台的抗肿瘤明星评比。康姐是我最要好的朋友，虽然是上下级关系，但是打心眼儿里就是姐妹。我心里的想法都愿意和她聊聊。康姐说："你去参加吧，肯定行，绝对的大奖，还能有奖金。"我说我不参加这样的评比。这个奖得不得都不重要。这是一个给健康人消遣的节目，没有站在病人的立场上。评比和录制节目太耗体力，癌症病人消耗不起。而且就算是我赢了，又能怎么样呢？今天得了奖，明天就"挂"了，有什么用啊？能让我多活几年，什么奖都没有我也高兴。康姐说我变化特别大，变得豁达了。

而我面对生死的表现，让我身边的人都对我有了新的认识，他们都给我特别大的肯定，让我也可以重新好好评价自己。这种前所未有的肯定真是一剂良药，让我的心也大了不少，加上又得了一个全国的奖项，对我自己的能力也是一个很大的肯定，我就觉得真是身心愉悦啊。

来自爸爸、妈妈、老公、妹妹、孩子的关爱就不用说了，都是妥妥的幸福啊。身边的亲人朋友同事们的关心也让我感动。那份浓浓的情真像是寒冬里一个大大的暖阳，特别温暖。单位的同事朋友都特别心疼我，总是想帮我做些什么。鲁西西和康姐经常开导我。康姐特别关注我的动态，一发现我情绪不好，就打电话陪我聊天。习梅老师和小梅老师来我家看我，帮我洗衣服、打扫卫生。还有我的至交好友听雨、Able、Boss、小燕……那么多的朋友关心我、爱我，那感觉真是暖暖的，所以虽然身体在忍受手术后和碘-131治疗的各种痛苦，但是心里却是被爱填得满满的。此时的我，感觉除了身体不好，其他都是满满的幸福，人也变得大方了、开朗了、豁达了。这个感觉好极了。

叔叔身上发生的事情，让我陷入思考，很长时间，我都觉得特别憋得慌，为老爸，为叔叔。所以一直在想，人活着到底什么最重要？后来体会到，是爱，是感情。

这些体会，让我明白，世上最重要的，就是感情。就是那些看不见摸不着，但是就是心里跟明镜一样清清楚楚的感情。谁对你好，谁惦记你，谁关心你，谁记恨你，谁算计你，人和人之间的关系，都能清清楚楚地感受到。你在谁的心上，你在谁的心里，谁愿意为你做汤，谁愿意为你熬药，谁愿意为你奔波，你肯为谁辛苦，你肯受谁的委屈，都明明白白地写在你自己的心里。而这些人和人之间暖暖的爱，才是在这世上走过一遭的最好证明。

我觉得我最想成为的人，就是在这个世界上有价值、有意义、值得被大家爱的人。

浪迹"天涯"（第四次做绿光人）

2011年1月17日，做第四次碘–131治疗。第四次治疗，是在我当时住的家隔离的，没有去我的"康城"别院，因为是冬天，那里没有暖气。好在孩子放假了，我们把孩子送走了。我和老公一人一个屋，分开住着。老公始终不放心我独居。因为我的碘治疗一次比一次症状明显，咳嗽得越来越厉害。有时候咳得上气不接下气，需要有人给我拍拍后背，这时候，就只有老公冒着辐射危险来管我了。

治疗之前，TG指标是124mIU/L，第三次停药时的TG是263mIU/L。看来治疗结果还是不错的，比第一次治疗之前的TG数值降了将近一半。这次是服药150毫居。

这次和之前的隔离一样，只是换了个地方而已。所以，心理上就接受了，我的人生，将来就是每隔三个月做一次碘–131治疗，然后隔离十天这样的生活节奏，就像之前，接受了自己每天要输液的生活节奏是一样淡定的。

只是不知道这样的治疗，什么时候是个尽头。

从手术到准备第四次碘治疗的时间，有一年多了。在这一年多的时间里，我一有时间就是学习甲状腺的相关知识，了解甲状腺的前沿治疗，琢磨自己的身体状态。同时也在不停地思考，什么样的人生是有意义的人生。

过去的一年里，当我独处的时候，我非常想做的一件事就是面对自己，面对甲癌。可是过去的一年，每每我想这样做的时候，一拿起病历想好好研究一下的时候，一想到第一次手术后我生活的种种改变的时候，都禁不住痛哭流涕，禁不住泪流满面。我不是个爱哭的人，但是，面对甲癌，面对我的人生，我觉得万般委屈、万般无奈。每次当我想将自己认认真真地看个明白的时候，都禁不住感叹，这不是我想要的人生。这样的一路行走，情非所愿，可是我又毫无办法。人生没有回头路，没有后悔药。我不愿再去找任何人追究责任，因为无论怎样，都改变不了我现在的人生。

我也时常难过郁闷，觉得自己特别倒霉，这样没完没了地输液吃药，没有尽头的日子到底过得有什么意思，活着就是来这世上受罪的吗？是大家的爱帮我渡过了难关。那么多人对我的关爱，让我觉得人生还是幸福快乐的时候居多。

叔叔去世之后的那段时间里，在思考人生价值的时候，我时常在想，从小就得甲癌，这就是我的命。那么我活了这么多年，和甲癌相伴，也许甲癌，就是我的宿命。也许征服甲癌就是我的使命。也许我的存在也是有意义的。也许我应该找到这个意义。有一天我突然有一个念头，就是，我曾经经历过的这些苦痛，有很多都是不应该有的，虽然很倒霉，但也是一种经历，如果其他的病人知道了，也许就能避免，或者能够明白和坦然对待，他们就能少走很多弯路，少了很多恐惧。我受过的罪，别人不用再受。让别的人少走弯路，不就是意义吗？我从第一次手术以后二十多年还活着。二十多年，这个时间够有说服力的了，别人看到了，也许就能坚定抗癌的信心了。第一次手术，虽然有很多失败，但是我活了二十多年，如果别人没有这些不幸，不是能活更长的时间吗？既然老天爷给了我这样一个与生俱来相伴终生的宿命，也许我应该好好地对待。这个念头一旦兴起，就挥之不去，反反复复地在我脑海里萦绕，一遍又一遍地被我提起又放下。越是反复，这个念头就越强烈。我应该为甲癌患者做些事情，才不枉我受过的那些罪，流过的那么多血、那么多泪。我深信，经历生活里的每个磨难和挫折时，我们流过的每一滴血、每一滴泪，都是有价值、有意义的。我能做的，只有面对命运，面对甲癌，面对我二十多年的过去，面对过去的种种。我能做的，就是在看清过去的同时，把握现在和将来，让我在未来的人生中，有更多的主动性和能动性。我需要在我所剩不多的时间里操控自己的人生，善待甲癌对我的意义。

于是隔离的第二天，我决定写点儿东西。写写碘-131，写写甲癌，写写我的感受。因为我发现，网上关于做碘-131治疗的相关内容太少太少了，而我相信一定有一大堆像我一样，面对碘-131既觉得恐惧又觉得神秘的甲癌病友。我已经做了四次碘治疗了，算是对流程比较熟悉，而且我的病情应该有代表性，二十三年的病史一定应该有某种意义，可以有一些经验和体会能帮助其他病友。我的存在至少可以给很多人当作一个活例子，可以告诉大家，有个人患甲癌还活了好多年，死亡没那么容易到来。我愿意把这些体会和大家分享，至少他们就不会像我当时那样无助。每个人在面临生死的时候，都可能如临深渊，眼前漆黑一片。我希望我的一点儿点儿经验，能够为那些像我一样获知自己患癌、面临"生死"的病友，点一支蜡烛。尽管烛光如豆，也可以照亮脚下的几步路，而不至于茫然惶恐。我愿用我的生死阅历，告诉其他病友，别怕，慢慢来，你可以不惧生死。

当我终于决定写一写关于碘-131和甲癌的文章的时候，我知道，我终于可以面对自己了。我终于可以以一个旁观者的姿态，来看待自己了。这时的我，开始变得从容了。我知道我战胜了自己。

因为之前相当长的一段时间，我都在天涯里看帖子。有好几篇特别有文采的魔幻小说，我追着看了很长时间。然后我发现，天涯的帖子最大的特点，就是可以和大家互动。于是当我决定写帖子的时候，决定也发在天涯社区。

因为我已经花了一年的时间去思考，去比较，去感受，所以等我开始写的时候，已经变得很轻松了，第一个帖子《万蚁噬心的感觉——甲状腺癌肺转移碘–131治疗的感受》有七千多字，用了一个上午就写完了。我把我这四次碘治疗的经验和注意事项以及服药之后的感受，都详细地记录下来和大家分享。我希望能对其他服碘–131的甲癌患者有所帮助。写的时候我的思路很清楚，因为去年一年光琢磨它了，就是打字打得很辛苦。文章写完，手酸疼。不过写完一篇文章，感觉相当充实。第二天，再接再厉，把关于甲癌后遗症的文章《当魔鬼住进你的身体——甲状腺癌患者术后后遗症总揽》也写好了，也是七千多字。这篇文章更是对自己的一个全面剖析和梳理，是过去一年我与遇到的病友探讨病情后了解的情况，加上对甲癌知识的相关了解，应该是对甲癌手术的一个比较全面的阐述。这里面涉及术后所有对身体的影响及症状，这样其他甲癌患者手术以后，如果发现哪里不舒服，就可以比较容易找到答案，不用像我在黑暗中摸索那么多年，那么无助和痛苦。

这两篇文章发完，我倍感轻松。完成了对自己的重新认知和全面总结，我就像给自己的人生交了一份答卷。我是谁，我怎么变成了现在的我，这些都有答案之后，是一种释怀。虽然这样的明了和释怀很有些无奈，但是我仍然觉得有意义。我如释重负，把曾经很重的心理重担放下了，仿佛我放下了那些曾经就可以开始轻装上路，更加坦然地面对接下来的人生了。

等我出了隔离期，看望爸妈的时候，我告诉他们，我隔离的时候写了两个帖子。我父母认真地在网上看完文章之后，很久没有说话。妈妈的眼睛里闪着泪光，父亲的神情也戚戚然。父亲沉默了很久之后，说："你知道你做了什么吗？你做了一件大善事！"我当时心里一紧，从来没听我父母对我有过这样肯定的评价，有点儿不敢相信。我开玩笑说："没有这么厉害吧，我只是'予人玫瑰，手有余香'。"但是从父母的反应里我知道，这件事，我做对了！

当时做出写帖子的决定，就是想给自己一份交代，尽自己的能力给病友一些微薄的帮助。但是没想到，两个帖子的反响超出我的意料。短短的十几天，《当魔鬼住进你的身体》点击率就达到了3500次，被编辑推荐上了天涯社区女人版块的"热帖推荐"。那天正好是兔年的除夕。这样的成绩让我喜出望外。很多人会笑，3500的点击率，随便一个帖子就能达到，这有什么值得炫耀的。是呀，和那些人气帖子比，这个点击率实在是小儿科，但是这个帖子面对受众是非常小的，只有得甲癌的人才会关注，一般人是不会看这个内容的。就是说，在短短十多天里，就有很多甲癌患者在关注它，而且从大家的回帖看，我的帖子确实对他们有帮助。这是让我非常欣慰的一件事。点击率不重要，有意义才重要。而能刚好凑巧地在除夕夜上了热帖推荐，在我看来就是大大的好兆头。能不开心吗？这可是我第一次发帖子呀！

随后的一个月，《万蚁噬心的感觉》也上了天涯社区健康医药板块。这又是一个肯定。我坚信，我做了一件特别对的事情。我觉得我的人生开始有意义了。

此后，我觉得我的人生开始出现了转折点。就像我文章开头儿说的那样，我的人生，从这两篇文章开始，又出现了一个新的节点。而这个节点，让我一路向上，更上层楼。

当我的文章在天涯社区的论坛发表后，我的病友就越来越多，除了在帖子里交流以外，越来越多的病友要求我建QQ群方便交流。帖子一直在发挥着它的作用，我的病友越来越多，我在电脑前停留的时间就越来越长了。经常一上线，就"海棠"声此起彼伏，我都应接不暇，经常忙得不可开交。老公说我是"誓把椅子坐穿"。

朋友越来越多，我从中获得的信息也越来越多。各种情况和信息都汇聚过来，有我知道的，也有我不知道的。这样，我对自己的病情，对全国各医院好医生的了解更多了，对关于甲癌的前沿治疗科技也丰富了很多。我发现，原来，我写帖子的时候，真的像一只井底之蛙。当时的眼界太窄了。还好，后来可以及时地在帖子里向病友们汇报和修正一些观点，不至于把大家引入歧途，我深感安慰。

到了4月份，一次偶然的机会搜索"甲癌""碘-131治疗"，我发现我的帖子在百度搜索里排名都是第一。这真是对我最大的肯定，让我开心了好久好久。

终于确定以及肯定，这件事，我做对了。

我的甲癌江湖

通过一年多的自学，我已经能够看与甲癌相关的基本的B超、CT和甲功验血结果，会调整优甲乐药量，也能根据病情推断碘-131治疗的剂量。当我的文章在天涯社区的论坛发表后，我的病友就越来越多，从那时起，我的生活里多了一件事，就是和病友们探讨病情。大部分病友的病情都比较轻，很多都可以治愈。他们主要的问题是因为刚刚患癌而特别惶恐，对病情感觉无从下手。我就给他们一些指导。大家对我都很信任。一方面，我的判断基本上都得到了医生的印证，和他们自己去医院问到的结果大体一致。另一方面，我能给大家比较详细地解释病情发展的程度，需要注意什么，哪些是需要进一步找医生确诊的，哪些是自己的疑心病不需要太在意的，哪些是需要静静等待时间慢慢恢复的。这些问题平时医生是没有时间解释的，一般医生看病就说个结果，"恶性，要手术""没事，观察"等几句话就打发了。因为病人太多，医生没时间说得太仔细；有些专业术语，病人一时半会儿也理解不了；另外专业文章又很有难度，很多人做不到自学。病人们常常带着不解和疑惑，又不知道向谁说，向谁问。尤其是需要病友继续观察的那种说重不重、说轻不轻的情况，那种有个腰酸背痛就觉得自己肺转移、骨转移的焦虑，那种不知道自己能活多久，又无处诉说的苦闷和顾虑，该不该治，治又要怎么治，反反复复地嘀咕，是非常痛苦的。我的解释能够让大家在一定程度上明白到底需要怎么看待当下的病情，什么情况需要积极治疗，什么情况需要把心放下，给大家一些基本的参考。哪些后遗症需要时间，需要静心等待，哪些问题需要认真关注，等等，我曾经受过的罪，真的变成了有价值的经验，帮助到了他们。至少他们能踏踏实实睡几个好觉。而且因为我患癌生活时间久，很多生活里的事情，也都能给大家参考。能不能结婚，能不能生孩子，该不该隐瞒病情？看到我的生活状态，了解了我的生活经历，他们的很多顾虑也都打消了。能够给更多人鼓励和帮助，让我很开心。我终于觉得自己活着有价值了。我的生活也变得更有意义了。

　　几乎每天都有病友留言。随着留言的增多，单纯的回复已经不能满足大家沟通交流的愿望。我开了一个一百人的QQ群"甲状腺癌病友群"。没想到，没多久，群就满了。由于我的QQ权限不够开那么多的，就和其他的病友商量，由他们开群，我做管理。然后就接着开了第二个、第三个群，每天忙得不亦乐乎。

　　我建的QQ群满了一个又一个。到现在为止，我一共有七个QQ群。不断有人邀请我加入他们的群，但是我的精力实在有限，就维持在这七个了。QQ群容量不断升级，到2013年年初，大群一千人，小群五百人的容量。我的病友一下子增加到了三四千人，真正地成为一个"甲癌"的江湖。

　　每天打开QQ，我的入群信息都应接不暇。QQ特有的申请咳嗽声常常连成片，儿子开玩笑地说："妈妈，你的QQ得'肺炎'了。"最多的时候，我每天都有一百多个入群的请求。小窗留言交流病情的就更多了。处理各种留言信息，已经成为我生活里重要的一个部分了。老公常开玩笑说我比国家总理还忙，还说我可以挂牌坐堂开门诊了。看着越来越多的病友，心里真是说不出的难过。我宁愿这些群都冷冷清清的，也不愿意有越来越多的人患甲癌。我就更有了帮助他们的愿望，但愿我走过的路，他们不用再走，我受过的罪，他们不用再受。看到他们由最初的惶恐到后来的踏实，我真是开心极了。

　　我在帮助他们的同时，自己也得到了帮助。我结交了很多老病友、好朋友。大量的病例也让我增长了见识，对自己病情有了更加深刻的了解和认识。有这么多朋友一起抗癌，动力更足了。大家看病信息的交流也让我的治疗出现了巨大的转机。网络虽然是虚拟的，可是病友之间的爱和情却是真实的、温暖的、令人感动的。我的生活从这里又打开了一扇五彩缤纷的窗户，增加了一道美丽的风景。我的世界变大了。

　　每天和大家交流，看到别的人也跟我一样迷茫的时候，真的希望能帮助他。看到别人比我还严重的时候，我更揪心。不知不觉地，我们就像是乘着同一条挪亚方舟的战友，需要同心协力地共同战胜甲癌这个洪水猛兽。这种为所有人着急的情绪其实对我自己并不好。这种对病情更加多的了解和反思，有时候真的很影响情绪，会让我自己想得更多，压力更大。

　　也有一些不愉快和想不到。我从来没有想到，我会在生活里遇到那么多各种各样的人。有的病人，把我当成了他的情绪垃圾筒，而这些情绪垃圾，严重影响我对自己病情的判断和对自己生活情绪的调整。有时候还会遇到素质特别低的人，认为要求我答复问题理所当然，甚至完全忽略我是一个比他严重得多的病人。他既想从我这里获得信息，又说话特难听。有的甚至根本不顾及我是否也需要休息，经常半夜凌晨发消息。我常常被这些极品病人弄得自己生闷气。我也终于理解"好人难做"这句话了。这些烦恼，在我开始发帖子的时候，是无论如何都没有想到的。这些飞来的烦恼一度让我很疲惫。为此老公经常劝我，别太在意，你不是医生，你也没有义务去给别人做什么，写帖子已经完成自己的使命了，自己还自身难保呢，爱谁谁吧。但我仍然坚持下来了，因为我相信，还是好人多。不过这些经历也让我的心胸变大了。我可以理解和从容看待更多不同的人了。对我来说，这也是一种成长。

　　病友群的建立和管理也是循序渐进的规范过程，也非常不容易。病友不停地增加，群里管理的情况也逐渐复杂起来。由于病友来自五湖四海，四面八方，各个层次的人都有，各种脾气的人都有，各类性情的人也都有，所以群里也经常有为一些事情争执的，有为一些事情纠结的。有的病友成为朋友，有的病友也会因为几句话不和而吵架。此外还有开网店兜售产品的，有推荐信仰的，还有的甚至在群里讨论私密话题……为了净化群里的讨论环境，不得已增加了一些群规，大家也都非常支持和配合。群里的环境更加亲和融洽，病友们的关系也更和谐了。不经意地，我的管理能力也得到了锻炼和提高。

　　在这些病友群里，来自全国各地的甲癌患者和患者家属都聚集在一起。除了这些国内的病友，还有好多国外的病友，不过都是从国内出去的，英国的、美国的、德国的、荷兰的、新加坡的、新西兰的、西班牙的、日本的……好多国家都有我们的病友。大家相互帮助，相互关心，相互支持，相互取暖。慰藉刚刚患病的病友，让新病友不那么惶恐；探讨复查的注意事项、日常生活的饮食起居注意、各种保健品的用处；帮助解决情感问题，解开能不能相爱、能不能生孩子的心结。每个群都是一个温暖的大家庭。大家因为甲癌走到一起，因为甲癌相识相知。我的心和他们连在了一起，我的生活和他们连在一起。这条漫漫的抗癌之路，我不再感到孤独。

此时回看我发帖子的决定，真的就是一个人生转折点，就像蝴蝶的翅膀，轻轻地震动，改变了我的生活走向。

第五次做绿光人

在第四次碘治疗之后，刚好是网上对上海复旦大学患癌的教师于娟的报道最多的时候。我也很关注，没事就在网上看她的博客。看得我是感慨万分，每次都要哭个稀里哗啦。

我非常欣赏她的社会责任感。病入膏肓，还希望找到患癌的原因以帮助其他人不生病。她说癌症患者都是黑夜里走钢索的人，看不到方向，没有尽头，她能做的，只有证伪，证明自己的经历是错误的，请大家引以为戒。这是一个多么善良的人啊，这才是真正的大智慧、大境界，我特别佩服！

看到她有那么浓厚强烈的求生欲望，我真是自愧不如。总是在和她比差距，我为什么没有她那么强烈的生存欲望呢？手术的时候，我都觉得，就这样死了挺好的。为什么是这样的呢？反复看她的文章和经历，我才找到原因。因为她的生活太顺了。从小一路到长大，求学顺利，万事如意，什么都顺风顺水。让她对生活的留恋特别多，每一份回忆都是幸福的。相比之下，我就惨多了。我觉得受的苦够多了，每一分每一秒都特别让我煎熬。我是吃了多少苦，流了多少泪才长成今天这样的啊。生活于我，并没有什么馈赠。所以，我留恋人生，更多的是责任，是没有办法卸掉的责任。我走了，父母怎么办，孩子怎么办，他们都需要我。不管怎样，我现在还活着，就要尽自己的责任。是责任让我必须坚强勇敢，是责任让我必须坚持下去。

第四次碘治疗没有效果，TG值从做之前的124mIU/L变成了259mIU/L，反弹了近一倍。治疗完了比治疗之前还高，这是什么个情况？

我万分郁闷地去医院。治疗之前，我从网上群里了解到大剂量服碘的碘抑制问题，想和医生沟通一下。可是，医生根本就不给我和他说话的机会。而且我突然发现他们收费有问题，让我心里很气愤。

事情是这样的，我问医生能不能直接给200毫居，他说不行，因为没有给药依据，必须先喝药显像。我问先喝25毫居会不会影响后面大剂量的吸收。他说，不是喝25毫居，是喝2至5毫居。我很惊讶，因为每次交的都是25毫居的钱，1毫居40块钱，25毫居是1000元。可2至5毫居顶多200块钱。这中间的差别大家都知道。我以为听错了，又确定了一遍，他说："是这样的。喝2至5毫居，收钱就是按25毫居来收的，我们就是这样下账的。"

只喝2至5毫居，却要交25毫居的钱，中间的800元被医生无任何道理地拿去下账。这让我很不爽，凭什么他们收钱的时候，这么霸气，我沟通病情的时候，却一句话都不肯多说。这让我很气愤。我想，对医生有看法不是我一个人的问题，回来后在网上一聊，引起了大家的共鸣，纷纷说出自己看病时遇到的遭遇，几乎都是多花钱白受罪。看病的费用真的太高了，和医生的沟通真的太少了。

一年以后，我在天涯的帖子里有位专业的核医学科医生鹤玉，帮我解答了我的质疑和郁闷，我觉得他说得还是有一定道理的。

他的部分留言如下：

2012-07-08

海棠，你好，我是一名核医学医生，刚才用手机查资料偶然发现你的帖子，我认真读完，首先让我觉得很感动，你在与疾病抗争中这种态度，以及这种乐于助人的精神，不仅值得其他患者学习，也值得我们这些医务工作者学习。但是在你的帖子里我也看到了现在的医患关系有多紧张，医生和患者之间的互不信任在你的帖子中都有反映，这让我觉得很沮丧，也很无奈。在帖子中你及其他患者反映的有些问题其实并不是什么医德问题，在我看来就是沟通问题，比如你说的做检查吃2至5毫居，收25毫居的钱，这是医生没给你认真解释，因为核医学的所有检查都是要用到药物的，所以核医学的检查一般是药费与检查费分开收，你那个检查我们这儿总共收七百（地市级医院），北京上海收一千，所以你交的一千是包含了检查费的，而有的医院图上账方便，或为了避免医保超标（中国医生的另一个悲哀），没有分开收费，再加上有些医生疏于解释，就会造成很多误解……手机打字太慢，只能写到这儿，祝楼主心情愉快，身体越来越好。

我觉得我当时的想法还是有些偏激了。可能有很多我不了解，而医生必须要用的东西必须用一种特殊的方式走账吧。当时给我解释一下就好了。不管怎么样，都必须要耐下性子接着治呀。

2011年5月6日第五次碘-131治疗并进行隔离。

第五次喝药，有种《大话西游》里吴孟达高叫"老婆，跟牛魔王出来看上帝"的淡定。看过《大话西游》的人都会对这个桥段耳熟能详。至尊宝用月光宝盒让时光倒流的时候，一共重复了五次。第一次，吴孟达看到的时候，惊讶得要死，以为遇到了神仙。第二次，第三次，渐渐地适应，到第四次的时候，就习以为常，淡定地敲敲石门，说："老婆，跟牛魔王出来看上帝。"我此时的感觉，跟这个桥段无异。第一次心里没底，不知道碘到底是什么东西，还是放射性的，提心吊胆地过来的。第二次，第三次，第四次，渐渐地适应，习惯了这样的生活。到第五次，已经没有任何情绪了。真的只剩下淡定了。唯一让我不淡定的，是这个破指标又这么高，什么时候该是个头哇。

隔离第三天夜半，雷雨大作，车鸣四起，起来关窗后睡意全无。独坐在黑漆漆空旷旷的房间里，倍感孤寂……

我昼眠听风，夜坐听雨，守得月如何缺，天如何老……

反　弹

2011年4月29日检查结果：咽部及膀胱可见隐约显影。全身其他部位未见异常放射性分布。碘全身显像目前未见明显异常碘–131摄取灶。CT示两肺内可见多个大小不一小结节，考虑为两肺内转移。建议继续碘–131治疗。

碘–131治疗一个月后，我的验血指标非常高。竟然比喝碘–131之前还高。我希望找核医学科的大夫沟通一下。每次和他的沟通都特别困难，隔着个大玻璃，说话也费劲。这次我决定找他好好谈谈，看看能不能给我一些建议。我想我已经在这里喝过五次碘了，花了这么多钱在这里，治疗一点儿效果都没有，总要给我一个建议吧。我怎么说也是他的老病号了，我的问题出在哪里，是什么原因让我的治疗效果这么差，应该怎么改进？他应该给我一个答复呀。就算他治不了了，也应该给我指条道呀。

我请那个冷面美女把医生请出来，告诉她我想和医生交流一下病情，麻烦她把医生请出来。

过了一会儿，医生来了。隔着个大玻璃，表情冷漠。

我说："大夫，我想和你交流一下病情。"

他说："你那个没事，是药洒到衣服上了，回头再做个CT就行啦，可以排除是骨转移了。怎么喝的药？就能洒到衣服上！"

他的话说得我一头雾水。我没做碘扫，哪来的洒到衣服上的事情呢？我确定他是认错人了，我告诉他我没做扫描，我是之前一个月做碘-131治疗的，现在想和他交流一下。

他的表情极其复杂，然后老大不情愿地说："交流什么？"

我把我的验血单给他看，我说我做了碘-131治疗后一个月了，为什么指标没降反升了呢，看下一步该怎么办呢？

他不等我说完，就拿过我的验血单子看，瞄了一眼。等我这句话说完了，就把单子扔出来了。

他一脸的怒气，估计是我把他叫出来，他就不乐意，然后又把我认错了，他更有点儿下不来台，现在可逮着教训我的机会了，说："刚一个月你来看什么看，没到时候，你看有什么用。跟你说了三个月以后再来，到三个月才能知道效果呢。就跟蒸馒头似的，没到时候，你揭开锅看它也不熟。等到三个月再说！"

好吧，等三个月再说。

我不甘心，又问了一句："网上说喝过600就容易出现肺纤维化，我都喝了那么多碘了，已经五次碘了，850毫居了，还能再喝吗？"

他老人家就直接来了一句："你是听我的还是听网上的，听网上的就别在我这儿治，喝600的，喝10000的都有！"

天哪！我在网上泡了好几个月了，病友近千人，结交了大量的好朋友，相互之间共享信息，互通有无，相互鼓舞，全国的信息都有所了解了，也没听人说有谁喝10000毫居呀。我问问我的情况没有什么不可以吧？

看他这样，怎么交流呀，其他的问题我也只好憋回去，压了一肚子的火灰溜溜地回了。我把我的小命交给你，你就是这么对待的？

我从群里大家共享的文献里知道碘-131的服用量超过600毫居后，就有很多放射病等后遗症的发生了。而此时，我已经服用800多了。可是TG值仍然是一个强势反弹。

我开始思考到外地就医。内分泌科的两个大夫已经没有办法了，他们都建议我去外地找专家看看。

我不得已又一次去找核医学科的大夫，问他怎么办。谁知道他竟然问我："你还喝碘吗？"

这话问的，我还能不能喝碘，该不该喝碘，好像不该是我来决定的吧？下一步，该怎么办，应该不是我说了算的吧？你心里应该有数吧。如果不能再治疗了，下一步我该去做什么，你该给我指条道吧，你是专业的医生，总比我知道得多吧，比我应该更清楚前沿医学的治疗方向吧，你老人家问我还喝不喝，算咋回事？

看来这里是真的指望不上了。

我跟老公商量，下一次治疗，坚决不在这里了。网上宣传的最好的两个医生，一个是上海L院的核医学科的陈大夫，一个是北京嘉禾的核医学科的林大夫。他们的口碑都相当好。而且上海L院的费用还相对便宜一些。其他的好医院，还有成都的HX医院，但是那里的费用最贵。

我不太想找林大夫，因为还是有嘉禾的阴影，而且大家都说林大夫脾气超级不好。虽然网友LQ极力地跟我推荐林大夫。LQ的妈妈因为病情严重，曾经想入组林大夫的索拉非尼实验组。我的病情，我认为也可以入组索拉非尼。他就帮我一起打问。LQ和林交谈以后，觉得她非常认真负责，建议我去找她看看。但是我不太信嘉禾了，因为手术的原因和找戴教授看特需啥也没问着的原因，我觉得嘉禾就是名气大，未必就好。而且人多，看病历程长。说实话，有段时间，提起"嘉禾"俩字我就头疼。我决定先到上海了解一下。当时网上关于核医学科的资料，上海L院的算是最多的、最全的。网上评价陈大夫的口碑最好。不过上海的病友海私下跟我说，还是去找余大夫吧，陈还是个毛头小伙，太浮躁了。不过我当时还是倾向陈，毕竟他是留德博士，应该前沿信息知道得更多些，更先进些。而余大夫，年纪大了，我担心他治疗思路保守。

反正离第六次治疗还早，平时就是先在网上搜集信息。不过，随着我喝碘的次数增加，碘总量的增多，心里开始越来越没底了。这指标根本控制不住，而碘已经喝了这么多了，以后咋办？这时候，哪怕谁告诉我，就这样也没事，一直喝，我都认了。可是，不能一直喝呀，喝到头儿了，而且喝这多，一点儿作用都不顶。是不是真的要"挂"了？

心里乱极了，家里的气氛也慢慢开始凝重起来。

每天在网上泡着，越泡心里越烦躁。而且总是有好多明明病情特轻微的人在那里恐惧不已地说活不了了，是不是复发啦，是不是要死了，我就越心烦。后来干脆就不上网了。我发现现在群里传递给我的都是负面信息，我没能力把这些情绪垃圾及时清理出去。

其实，我心里特别清楚，持久战最难打。一次手术，熬一熬，就过去了，几个月以后就好了，只有这没完没了的持久战，最消磨人的意志，最挑战人的神经。这个弦，总是要绷起来，没有放松的时候，而且看不到尽头，看不到希望。所以好多病人，不是因为病痛去世的，是因为绝望而离开的。同样没有信心的，还有自己的家属。这时候，家属也跟得很辛苦。总是不能回归正常的生活节奏，对生活的影响是很大的。很多人，都是这时候不愿意再坚持而选择离开的。

我发现，如果我总是这样消沉，对每个人都没好处。我必须尽快调整。

老公的同事绿叶建议我们暑假去她的家乡东北去玩，那里的夏天可美了，而且可以顺路去趟俄罗斯的海参崴（现名为符拉迪沃斯托克）。这个提议太好了，我立刻响应。还有她办公室的刘老师也说同去。想想离下次治疗还早着呢，反正等死也是等，不如先玩个痛快，俺还没出过国呢，这次去玩一趟，"挂"了也不亏。好像我一到觉得活不过去的时候，就想到了去玩。不过这也应该算是一个缓解压力的好办法吧。所以后来的几个月，我都沉浸在为了出国而办护照，和大家商量怎么玩，路线怎么走这些事情里，对夏天充满了期待。那些乱七八糟的消极情绪，也悄悄地溜走了。

当暑假终于来临的时候，我也该到了安排是先去上海看病还是先到东北玩的时候了。想了想，还是先去玩。如果到了上海，医生说情况不好了，估计我连玩的心情都没有啦。

先玩了再说！

东北疗养行

2011年7月，美丽的东北行，开始了！

绿叶、刘老师、我和孩子，俺们仨女人和一小屁孩儿，乐呵呵地上路了。老公留下来看家。

刘老师，不到五十，女儿已经在美国读大学了。绿叶比我小几岁，女儿才两岁，宝贝已经先回东北了。她们都是我老公的同事。

先去哈尔滨。买的车票是悲催的普快，站站停，还外送"甩脂服务"，甩得肝颤。可是坐在这比蜗牛还慢的火车上，儿子连着吃了四顿方便面，快美死了。我都想问，世界上怎么有这么傻的小孩儿，把方便面当美食！连吃四顿都不腻！孩子的快乐，永远是简单的、单纯的。

在去的路上他说了一句话，让我到现在想起来都是美美的。他说："谢谢妈妈，我才八岁就有护照了，现在就可以出国看看了。"我说："恭喜你呀，到了俄罗斯，你也是大老外了。你也和妈妈在一个水平线上了，都是文盲，一个俄罗斯字儿也不认得，一句话也不会说，一对儿哑巴，哈哈。"孩子对这趟行程也充满期待。

到了哈尔滨简单遛了遛，看了看俄罗斯来的漂亮姑娘，吃了点儿东北的小吃，就奔到下一个目的地牡丹江了。我们此行最想去的景点，就是地下森林。

做上了原始的绿皮火车，真是怀旧啊。这个就是能用"况且"造句的火车，况且况且况且况且，磨磨唧唧地开着。这就是小时候的记忆里，能开着大窗户的火车。沿途的风景好美，可是我却总是高兴不起来。有时候，看着看着风景，眼泪就不由自主地流下来，又怕被别人看见，赶快偷偷地擦掉。我总是不能自已地胡思乱想。看到这些美景，就觉得好像自己以后再也看不到了，心怀不安。又暗暗庆幸，幸亏先出来玩了，如果现在去了上海，我肯定没心情来这里看这些风景了。

地下森林，从冰山时期就已存在，是火山爆发遗留下来的原始森林，果然名不虚传！景色非常美，还有很多据说已存在上千年的水潭，里面的水，冰凉凉的。密密丛丛的树木，都已经长了六百多年了。六百多年了，它都看到过什么风景了？可惜它不会说话，不能把自己的经历告诉世人；可惜它不能动，看不到远处的变化。这样的六百多年，又有多少的意义呢？每天长大一点儿点儿，多长几片叶子，多长一圈树皮。它的沧桑谁知道呢？它的心事跟谁说呢？但是它仍然顽强地活着，冷眼看世事变迁。

在这个大大的原始森林里，我反思自己的渺小和脆弱。

地下森林的地形像个大大的漏斗，要先下去很深很深的一段路，再爬上来。就是这一段不算太高，也不算太陡的行程，岁数大些的刘老师，步履轻盈，一路领先，脸不红，心不跳，气息均匀，神情淡定。我略有些喘，但还可以边走边聊，跟得上刘老师，也还算得上气定神闲。最年轻的绿叶妹妹，最壮、最胖，也最惨，三分之一的行程还没下来，她都已经快"挂"了，必须走一步，歇三歇。她连我儿子都追不上。呵呵，这可是超乎我们的想象啦。胖的未必就一定壮，看上去很好的，未必就健康。所以我们后来的路程上，都在讨论如何提高身体素质。我才知道刘老师坚持跑步快二十年了，现在的身体，那是超级棒！刘老师二十年前是个超级病秧子，二十年的锻炼让她的身体完全改观了！所以，只要肯改变，坚持下去就一定行！刘老师给我做了一个特别棒的榜样！我也要坚持锻炼！虽然我也在坚持去爬山，但是锻炼的强度显然还是不够的。当时我就暗下决心，回去以后，要好好重视锻炼身体。

从地下森林回来，到了东京城，离开车还有两个多小时。这两个多小时，真是超级漫长，因为没有任何消遣。光秃秃的小候车广场、小候车厅，啥都没有。我们只好找个角落，百无聊赖地坐着数秒。来的时候，我们担心回程票不好买，花了高价预定了回程票。三元的车票，订票费却要五元，我们也预定了。等车的时候万般无聊的刘老师跑到买票口去问，还有没有车票？回答是车票充足，有的是！当时刘老师就后悔白白多花了二十元去订票，这种郁闷，一直持续到上火车。

开车后我们突然就不郁闷了……

哈哈，原来整个车厢，只有我们四个人！包厢啊！专列呀！太爽啦！孩子高兴得都快在车厢里打滚啦！这二十元，买来的是特殊待遇呀！大家感觉就像中了大奖一样！为生活中的小惊喜而喝彩，哈哈。

到了绥芬河，报了一个小旅行社，出境，去俄罗斯，到海参崴玩两天。一天出境，安检、安置、安排旅店；一天入境，安检、过关。俄罗斯人的工作效率极低，大把的时间，都在排队等候上了。说是四日游，满打满算，就玩了两个半天。用孩子的话说就是，我怎么还没觉出我是个大老外呢就回来啦。

海参崴，是俄罗斯在远东地区重要的海港和军事基地，巴掌大的小地方，如果开车，小半天也就看完了。

这里景色很美。我们的待遇却很糟，吃的是猪食，住的是狗窝。团餐质量太差了，我们只好自己到外面买。好在这里的超市里没有假货，蛋糕里没有反式脂肪酸，面包、蛋糕、饼干、冰糕都可以放心地吃。孩子直夸这里的冰糕和饼干超级好吃。我不由得觉得悲哀，在中国，到底还有多少食品可以真正让孩子放心吃呢？中国的癌症患者这么多，跟食品不安全有很大的关系。什么时候，在自己的国家，可以踏踏实实地吃这些不带有添加剂、化学制剂、乱七八糟的化学名的安全的食品呢？什么时候，地沟油、苏丹红、毒奶粉……这些不可思议的东西，能远离大家的餐桌呢？

海参崴归来，我们一行到了鸡西，和绿叶的家人会和。然后又去了鸡东，绿叶的舅舅家。

绿叶的家是名副其实的大家庭，她妈妈有姐妹四个，还有两个兄弟。这么多的兄弟姐妹，亲如一家。我和刘老师看到他们这么大的一个和谐的大家庭，都羡慕不已，啧啧称赞。想想我父亲他们的兄弟姐妹的情分，不由得心酸，更觉得像绿叶一家这样的和睦融洽难能可贵。

苍天眷顾每一个人。绿叶的老公是孤儿，特别缺乏家庭温暖，上天就安排了绿叶和他一起生活，用这样一个超级温暖的大家庭来弥补他童年爱的缺失。姻缘，有时候真是早有注定，冥冥中，老天都安排好了的呀！

绿叶的大舅提前两个月就给我们买了一头大肥羊在家养着，听说我们到了，就专门请大厨给我们做了一顿丰盛的全羊宴。然后我们又和绿叶的亲人一起，到兴凯湖玩。光是他们一家，就有大大小小十九口人，算上我们，都够单独组个团了。

我们浩浩荡荡的队伍在兴凯湖湿地玩了一天。晚上大家在兴凯湖吃的全鱼宴。后来，绿叶一家，意犹未尽，一起接着喝酒烧烤，最后都喝醉啦。真是幸福和睦的一家人！

我和刘老师在兴凯湖边上看星星，聊了一晚上的心事。

兴凯湖宽阔得一眼望不到边，像大海一样辽阔，是我国最大的内陆淡水湖。夜色下的兴凯湖上，没有一条船，湖面波澜不惊，湖天一色。视野被无限放大，看到的也只有一条线，分割天和湖。在这样一个辽阔的所在，心也被悄悄地拉大了，宽阔了。湖水的涛声，节奏单调、平和。波涛也真的像海浪，一层一层有序地拍到沙滩上。听着涛声，心也不知不觉变得柔软了，安静了。我和刘老师，坐在沙滩上，看着远处天空中的星星。月儿朦胧，繁星点点，照着平静的湖面。整个湖天之下，只有我们两个人。世界是我们的了。

特别感谢这个夜晚，和刘老师在沙滩上的长谈。

我才知道，坐在我身边的人，是一个多么坚强的女人。她给了我榜样的力量。

刘老师曾经有个非常非常幸福的家庭。不幸的是，当她的孩子才二岁的时候，出色能干的老公罹患白血病，三年之后，虽然用尽了各种办法，都不能阻止病魔将他带走。只留下柔弱的刘老师和六岁的女儿。那一年，刘老师三十三岁。

在后来的将近二十年里，刘老师就一直坚定了一个信念，就是要把女儿照顾好，不负老公所托。她坚持跑步，改善了原来柔弱的体质，也培养了孩子健康的生活习惯。她学习炒股，愣是在这个谁炒股谁赔得底儿掉的年代，用十万块钱的本金，赚了近一百万，攒够了孩子出国的学费，送孩子出国了。女儿的功课非常优秀，聪明能干，出落得亭亭玉立，刘老师很是自豪。我们大家也非常钦佩。

刘老师跟我说，其实，人活着，就是平凡中的伟大。我们不是伟人，做不了惊天动地的事情，但是在生活里，一样可以做到伟大。平凡中的伟大，看似不起眼，但是做起来却一样艰难。只要有信念，坚持下去，每个人都可以是伟大的。每一个可以把一件事情坚持十年二十年的人，都是伟大的。时间可以改变一切，时间可以证明一切！

在这个静谧安详的夜晚，听着刘老师讲她的故事，讲她的经历，讲她的人生感悟，让我受益匪浅。至今，我都觉得这是一个我人生里最难忘的夜晚，景色美，身边的人更美。她给了我很多很多的感悟和力量。

从鸡东回来，我们终于杀到此行的最终目的地——碱厂，绿叶美女的家乡。碱厂是个矿区，她住的那一片地有个用煤渣堆的山，非常非常高大。她说从她小时候记事起，这个煤渣山就在这里了。每天上学，都要绕过这个"大山"。这个矿区的家属区依山而建，绿叶的家出去二十米就是红松林，非常漂亮的红松林。

我们都非常喜欢这片大大的红松林，每天早晨都到林子里散步。可是绿叶美女却说，她早就把这片林子看得够够的了，她当年下定决心好好学习，就是为了从这个煤渣山里走出去，再也不回来啦！所谓的旅游，就是从自己住腻的地方，到别人住腻的地方去。

清晨，我和刘老师带着孩子在美丽的红松林里散步，闻着松林特有的松香，踩着松软的厚厚的松针土，采着树下野生或种植的樱桃果，看着林子里翻飞起舞的蝴蝶，真是享受。突然，我们发现宝贝啦，树底下隐隐约约有个东西，含羞带娇，让我们眼前一亮。蘑菇！发现蘑菇啦！然后抬眼一看，还有好多的蘑菇！我们兴奋极了，就像是发现了财宝一样。也不散步了，也不看蝴蝶了，也不吃樱桃了，专心致志地找蘑菇。蘑菇的种类可真多呀，白的、黄的、红的、平片片的、伞状的、带花的、不带花的……跟孩子小时候看的画画书里的一样。我们知道有的蘑菇有毒，所以告诉孩子别乱吃。可是我们也分不清哪种有毒哪种没毒，管他呢，先摘了再说，带回去，请绿叶他们看看，他们都知道能不能吃。我们只管尽情地采！采了满满一兜子蘑菇，乐得合不拢嘴就跑回去啦。

绿叶妈妈一看，就给我们往外拣，差不多都拣出来扔掉了，就剩了三五个。她告诉我们，只有两种能吃，一种是牛肝菌，也叫老牛干，黄色的，厚厚的，这种非常好吃。另一种叫雷窝子，白色的，伞状的，头顶上有花花，这样的炒肉非常香。好吧，这么一大兜子的蘑菇原来都不能吃呀，不过还是不能抵消我们的喜悦。商量好了，第二天早上，专门采这两种。第二天，我们果然不负辛苦，采到了好多好多的牛肝菌和雷窝子。孩子还采到了一个大大的牛肝菌王，可开心了。绿叶妈妈就给我们做了特别美味的蘑菇汤，超赞的。

发现此行最好玩的地方，不是海参崴，不是地下森林，而是这片红松林。这里有最自然的风景，毫无装饰，没有人工的雕琢，没有功利的气息，淳朴，天然，干净，纯粹。

这次东北之行，收获颇丰，不虚此行！

上海求医

从东北回来，就该例行检查了。想想好久没有做颈部B超了。就做了一个，做完B超，又郁闷了。左侧颈总动脉中段与气管之间可探及一大小约0.7cm×0.5cm×0.5cm实性低回声结节。怎么还有一个结节呢？这是手术没做干净呢，还是新长出来的呢？这么多回碘-131治疗都没把它杀死吗？

我着急火燎地去找做手术的赵大夫。赵大夫非常负责，和我沟通了好久。他说这个大小的结节，B超上是能报出来，但是肉眼根本看不见，而且我的脖子当时打开以后都粘连得乱七八糟的，什么都分不出来。而且赵大夫对碘的治疗很有微词，认为目前国外碘都用烂了。他是外科医生，更倾向于用手术刀说话。但是现在我的这个结节目前没有手术指征，做不了手术，慢慢观察就行了。我的心里更沉重了。难道将来还要有一次手术等着我吗？

紧接着准备上海之行。慕名前往上海L院，去找传说中的陈帅哥，核医学科的陈大夫。我想请他给我指条明路。既然群里大部分人都在说他看得好，就找他试试吧。

我提前在好大夫网给陈大夫留言，但是他的回复是让我亲自去上海挂特需号面谈。我就决定去趟上海。不过因为之前在北京看嘉禾的特需什么都没问出来，我决定就只挂一个普通号。于是提前在网上约了一个普通号。

此时，我在群里已经结交了很多好友，老胡、海螺、虞鹏等一大堆老病友、新朋友，我们互相关心，相互交流，相互安慰，共享资源，整个群就像是一个大家庭，温暖而和睦。在现今功利又虚荣、浮华又冷漠的世界，我们有这样一个小小的角落，没有功利，没有冷漠，有的是人与人之间最真挚、最朴实的温暖和关爱。大家都是同病相怜，因病而聚，因病而苦，也就有了同样纯朴的因病而乐。他们每个人都是英雄，每个人都有故事。他们也都是在甲癌里挣扎过，迷茫过，坚强着并继续坚强下去的英雄。此时的我，就被大家的关爱包围着，温暖着。

所以当我在群里和大家说了我要去上海看病的事，询问上海的病友关于上海L院的一些情况、地理位置还有周边情况时，上海的病友和去过上海L院的病友都给了我热情的帮助。上海L院在什么位置，坐火车怎么倒地铁，要坐几号线，出了地铁怎么走，还有L院附近的旅店情况，在去之前，大家都给了我详尽的指导。月亮弯弯还给我留下电话，说如果我订汉庭快捷，用他的电话就可以打八折。虞鹏特意给了我一份从上海各个火车站出来怎么到上海L院的乘车攻略。金华的阳光大哥告诉我，他刚好要到上海L院做碘-131治疗，正好可以见个面。还有苏州的无双，她也特意给我留下电话，说如果有需要她帮助的地方，她一定会赶过去。

我的心呀，暖暖的，看着这么多朋友的关心和问候、关怀和帮助，真是无比的感动。我觉得还没出发，上海之行就已经充满期待了。因为这一路，有温暖陪伴。

2011年8月，我和老公提前一天到上海，住在上海L院南门的7日酒店。下午到上海L院转了转，就去徐家汇逛街了。可惜，徐家汇的东西太贵了，我买不起，空手而归。

晚上，和金华的阳光大哥见面。这是我第一次见病友。阳光大哥和阳光大嫂气质非常好，我们在他的公寓里聊了好多。病友见面，第一件事就是互问病情，然后互相看看对方脖子上的手术疤痕。这个就好像是特工之间接头需要暗号一样，有疤痕才是一拨的，呵呵。聊天期间，我发现阳光嫂子更是伟大，她妈妈是乳腺癌，一直由阳光嫂子照顾。现在阳光也是癌，也是嫂子照顾，所以聊天时我发现，嫂子比起阳光大哥，更专业。我们还交流了好多关于保健方面的知识，最后我和老公跟阳光大哥、大嫂合影留念。见病友的感觉真好。

阳光大哥隔天就要隔离做碘治疗了，而我也要进行诊断了。

预约的时间是下午，我和老公从中午就到门诊处等着。8月23日，一直等到了下午5点。

不知道怎么回事，我只要在医院里一坐，就开始紧张。随着诊号越来越近，我竟然开始频繁上厕所。刚开始是十分钟一趟，后来就越来越勤，其实根本没有什么可排泄的，就是想去厕所。其实是下意识的紧张。后来，连老公都看出来，对我不满了，说我不就是看看陈大夫吗，至于紧张成这样子吗？我还嘴硬，说我不紧张，就是想去上厕所。

其实我真的是很紧张。因为我知道自己的情况，已经做过五次碘治疗了，眼看着就接近1000毫居的摄碘量，在很多文献里都到极限了。可是服药TG值为155.8mIU/L，还是这么高，下一步该怎么办？陈会给我一个什么样的建议，我心里一点儿底都没有。未来，还有多久，我一点儿都不知道。

终于排到我了，已经是下午5点20分了。陈帅哥听完我的病情叙述，一看我带来的厚厚的CT和碘扫的片子，说："你的吸碘情况很不好，不能再用碘治疗了，我们还有其他的方案。"然后给我开了大堆的化验单。他说外地的化验不作数，CT也不够清晰。然后他说："你是外地的，要等到我的特需看病，就要待好几天，住宿费都很贵。这样吧，如果你的结果在周一都能出来的话，就周一一早到我办公室找我。我要看完结果再跟你说。"

我和老公当时真是感激涕零，觉得他真是名不虚传的好大夫，这样替病人着想，不用巴巴地等到他的特需挂号时间。

但是他的化验单，也确实是厚厚的一摞，花了我一千多块钱，早知道，我就不提前在河北做检查了。

等回到旅店，我们突然发现了一个大问题！陈大夫的理解有一个地方是错的。因为上海L院的碘治疗是先喝碘，三天后再测吸碘率，然后根据吸碘率，决定能否进行下一次治疗。有的吸碘差的就直接告诉不能再做碘治疗了。可是河北的治疗是先小剂量喝碘，然后做个吸碘的扫描。喝大剂量碘之后，没有测过吸碘率。陈大夫是把我的碘显像的片子当成是大剂量服碘后的吸碘率测试片，那肯定会认为我不吸碘的呀。

突然弄清楚这件事，让我一个晚上都没睡着觉。我心里急呀，这直接影响陈大夫对我的病情判断呀。和老公商量，下次见到陈大夫，一定先跟他说这个事情。

周一，所有的结果都出来了。我们从一早等到11点钟，出急诊的陈帅哥风尘仆仆地回来了。

看到我的检查结果，他说我之前的碘-131治疗非常不规范。因为没有一次TSH达到30mIU/L的，TSH都只有零点几。陈的原话是这样说的："你的治疗非常不规范，浪费了大量的金钱和宝贵的时间。你需要一次正规的碘-131治疗，但是不是在我这里。我的病人已经排到了半年以后。"

他要求我做碘治疗之前必须停药一个月，把TSH升到30mIU/L以上。要保证碘-131的吸收，TSH最少要达到30mIU/L。一般TSH在30到100之间最好。河北的医生不敢让我长时间停药，怕我病情失控。我没有一次停药够一个月的。我问陈大夫如果这样长时间停药，TG会大幅度上涨，很容易失控，如何抑制TG，又保证有效地提高TSH，达到30以上的水平。

陈大夫说："有一种药，可以替代优甲乐，叫T3，它的代谢时间短。可以用T3来控制TG，停药十五天就可以进行碘-131治疗了。但是这个药国内没有。"

我告诉他，我能找到T3，请他告诉我怎么用。他说要我先买到药，然后给他打电话，他再指导我怎么吃。他担心我找不到药。

我还想问其他的问题，他已经起身送客了。好吧，我只好先找药了。

去上海之前，我已经开始停药了，因为按照河北医生的要求我已经到了该做第六次碘的时候了。所以去找陈大夫看病的时候，我已经停药十天了。他这么一说，我只好赶紧回家找药，以保证这次的治疗效果。

我之所以告诉他我可以找到T3，是因为我去上海之前，已经了解了一些药品知识。西安的嘟嘟乐大姐之前一直在给我鼓励和安慰，经常给我一些医学信息和养生偏方。是她告诉我，在国外有一种针，可以在喝碘之前打，这样不用停药，但是费用很高，要好几万。也是她跟我说过，国外的病人都是T3和T4（优甲乐）同时吃的。她托朋友从香港买了五盒T3，回来后，拿给成都HX医院的核医学科的大夫，请教怎么吃，大夫们竟然说没见过这个药，让她自己看着吃。嘟嘟乐也不知道该怎么吃，就在家里放着了，因为药品不是英文说明，也没有中文说明，不知道是哪国文字。T3非常昂贵，一盒25微克30粒，就要近千元。五盒药，五千元钱买来没法吃，放着真是心疼。我曾帮她找到了关于这个药品的说明书。但她还是不敢自己试着吃。所以，当陈大夫说起T3的时候，我是有一定了解的，我知道我能找到这个药。

带着深深的遗憾和失落，我结束了这次见面。陈大夫见我的时间总共只有五分钟。他要求我到上海L院接受一次正规专业的治疗，又不让我找他，说他的病人已经排到了半年以后。这让我如何是好？上海L院的治疗确实是便宜，所有住院的费用，包括住院费，下来就是六千到八千。而同样的治疗，在成都HX医院要一万五千多甚至两万多元，在河北省要一万二，在北京也要一万多，都是自费。但是如果在上海住院，肯定不会是我一个人来，那老公如果陪我，他的住宿费加起来也会不少的，和在河北的治疗费用差不多。而我河北有医保，可以给我报销一部分，我的经济压力就小很多。所以，和老公商量了半天，还是决定在河北做第六次碘治疗，不过参照L院的治疗程序来治疗。

坐在回石家庄的飞机上，我靠着窗子，看着窗外连成片的云海，眼泪就再也止不住地流淌了。窗外，蓝天像一块纯净的美玉，蓝得没有一点儿瑕疵，蓝得一望无际。白云连成了一片云海，真的是云海。云朵的形状，看起来就像是大海的层层波浪，翻翻滚滚，变幻莫测。阳光照着这片云海，在远远的地方反射出了金黄色的光芒，使眼前的景色突然多了一种神秘和神圣。我在想，传说中的极乐世界是不是这样的一个所在，神秘、威严、安静、平和。我死后会不会化成这里的一个微粒或者一片小小的云朵？能在这样的一个地方往生，也值了。

我不知道还有什么等我，这么多次的治疗都是失败的，还能做多少次，会有一个怎样的结果，我自己一点儿底都没有了。我觉得死神的脚步又回来了。我的眼泪毫无遮拦地流下来，静静地，悄悄地。坐在身边的老公也没有看出来。

上海求医之行，带着失落结束了。唯一知道的是，我需要一次正规的治疗。而正规的治疗的前提，就是把TSH升到30mIU/L以上。

苏州小憩会知己

在上海求医等待结果的间隙，我去了一趟苏州。

周四结果都差不多了，我就想，好容易来趟上海，好好地玩玩。不过因为前天去了一趟徐家汇，发现我根本消费不起。眼看着还有周六周日两天，既然不想在上海购物，我就想去找个景点玩玩。可是外滩什么的也都去过，没什么意思。老公更极品，他非要在酒店看四海钓鱼。我说在石家庄也能看四海钓鱼，为什么非要窝在上海看电视呢？周六早上做了半天思想工作做不通，我下了最后通牒，要他半个小时内想清楚，要么我自己去玩，要么陪我去玩。最后老公妥协了，陪我立即动身去苏州。

之所以选择去苏州，是因为苏州离得最近。本来考虑去周庄，发现要坐车四个小时。想想还是去个近的地方，多几个小时玩的时间。另外一个原因，是因为这里有朋友，我想会会我的病友无双。

没想到，我们刚到上海的长途客运站，买票的工夫，老公的手机就被小偷偷走了。这下，他老人家更没心情了。

还好，在苏州下车以后，发现这里真是个风景秀美的地方，看到湖边有好多人垂钓，老公失落的情绪一扫而空。

我们没急着找地方住，沿着一条小街边走边逛。

爱死了这个地方，随处都是景色。沿途都是白墙黛顶的小围墙，围墙前面都种植着植物，看似随意，实则精心。或者是疏疏落落的绿竹，或者是婀娜娇嫩的花朵，或者是蜿蜿蜒蜒的爬山虎，每一处都是一个小小的画面。城市中穿过的小河，静静地流淌，一只乌篷船停在河边。真是个绝美的城市！

更喜爱的，是这座城市的闲情逸致。每个人的脸上都洋溢着一种满足和温和。

我喜欢苏州，这里处处都有文化的气息。桃花坞、状元桥、乌衣巷、迎驾路……几乎每个路名里面都有故事，都有典故。行走在路上，一首首古诗词就浮现在脑海里，我由衷地感慨，文人墨客一定是在这样的地方才有写作的激情呀。

中午时分，我们随意走进一家馄饨馆吃午饭，一进门，就被墙上挂着的四幅书法吸引了。原来上面是用草书、隶书等写的《枫桥夜泊》《早发白帝城》《回乡偶书》《江畔独步寻花》，那浓重的文化气息扑面而来，让馄饨也吃出了文化的味道。

下午，在酒店小憩以后，我给美女无双打电话，告诉她，我到苏州了。

无双是我重生之群的病友。这次上海之行之前，她特意给我留言，留下了她的电话，告诉我如果有任何需要的帮助，她都可以赶过去。她在群里聊天的时候，我就发现她是一个率性又温婉的女子，她的言行在群里让我一见动心，我知道这是个懂我的人。有一段时间，只要我一上线，海棠的叫声就此起彼伏。每个人都问我问题，每个人都想让我帮他解决疑问和困惑，有时候我都应接不暇。这时候，无双说了一句话，非常打动我。她说："大家不要总是问海棠问题了，她已经很不容易，把她知道的都写在帖子上告诉大家了。她也是病人，不能让她这么辛苦。而且病在我们自己身上，我们每个人都应该完成对自己的救赎，而不是靠海棠。"她的这句话让我一下觉得找到了知己。我真有抱抱她的冲动。我们在群里聊天不多，但我觉得她可以是一个知己。所以，当我决定来苏州的时候，就想见一下这个让我欣赏的江南女子。

无双住在七都镇。我们通完电话后，她就从七都镇赶来，到苏州要一个多小时的车程。她到苏州的时候，我和老公正在城隍庙闲逛。

没想到我们见面还挺费周折的。我告诉无双我们在观前街的城隍庙，无双以为我们是在观前街的玄妙观。我们说的不是一个地方。无双分不清东南西北，我说不清街名和路名，最后我只好告诉她，我在城隍庙。无双一路问过来，才在城隍庙门口见面了。

病友见面，格外亲切，因为大家都有过共同的经历，无一例外，我们都会见证一下对方的脖子，参观一下脖子上的真皮项链，然后各自叙述病史。

无双请我们去吃饭，我发现，无双的饮食生活真的像个尼姑了。一切中医里讲的发物，不吃；西医里的高碘，不吃，连疑似高碘的鸡蛋都不吃；主要就是吃素。和她比起来，我的饮食就算得上毫无节制了。我只是拒绝吃碘排行表的前十位，其他的都正常饮食。无双手术以来唯一大量吃的东西，就是甲鱼，她说她都吃了近百只甲鱼了，现在提起甲鱼，她都恶心，已经吃顶了。可是，她仍然不停地复发，所以她做了三次手术，三次碘–13治疗。

晚上，无双带我们参观了玄妙观，开车带我们到了苏州的新城，参观金鸡湖。这是一个现代化的苏州，高楼林立，人声鼎沸，霓虹闪烁，灯光摇曳。我们在会展中心停下车，来到月光码头。在湖边，看着远处的摩天轮和水边明亮皎白的月亮，看着倒映在这个湖面上的彩色的荡漾的波纹，特别有一种情怀在心头。对着眼前仿佛一伸手就能摘下来的月亮，我想起了张九龄的"海上生明月，天涯共此时"。我的话音刚落，老公也有所感，他念起了张若虚的《春江花月夜》的前四句："春江潮水连海平，海上明月共潮生。滟滟随波千万里，何处春江无月明。"无双看着我们这么诗兴大发，笑了。大概他们每天都能见到这样的美景，早就无感了吧。

第二天早晨大雨，无双带我们冒雨去了太湖。路上行到一个高架桥的下面，雨水顺着高架桥边往下淌，走在下面一层车道的汽车纷纷躲避，而无双却直直地开了过去，水打到车顶，咣咣作响。可我和无双都大喊"痛快"。然后我们相视一笑，哈哈，原来我们是这么投脾气。

太湖的景色，徒有虚名。美丽的太湖湿地，因为过度开发，已经没有什么魅力可言了。和东北的兴凯湖湿地比起来，太湖索然无味。耳目所及，除了杂乱的电线和聒噪的游船，就是此起彼伏的"船游太湖"的兜售。游船不停地在湖面上嗡嗡响着，野鸭也没有落脚的地方。处处叫卖声，扰得湿地已经没有了它的韵味。既看不到闲散悠哉的野鸭，也觅不到恣意游玩的小鱼。如果没有这些商业气息，太湖，是多美的一个祥和静谧的所在，是百鸟自由的天堂。现在这些鸟，都跑得无影无踪了。

离开太湖，午饭后无双送我们从吴中上车返回上海。在车站，我们相拥道别。无双还送了我一柄折扇，上面有她书写的小字。真是个温婉的女子呀，也只有这样深有底蕴的女子，才能有这样优雅的礼物相赠。我一时感慨万千，可惜我却没有能拿得出手的礼物回赠。

我们的道别语是："早日康复！"是呀，早日康复，这是我们每个癌症病人的心声，也是发自肺腑的祝愿。但愿我们大家都早日康复，不被病魔纠缠，回到正常的生活中去。

一次和时间的赛跑

回到石家庄，我已经停药十五天了。甲减的症状已经开始出现了。还要半个月的时间，我需要用半个月的时间找到T3，开始第六次碘-131治疗。真后悔去上海之前就把优甲乐给停了，现在弄得自己特别被动。

立刻给在西安的嘟嘟乐大姐去了电邮，说明了情况，希望能从她那里先拆借一盒T3回来。同时给群里发英雄帖，看其他人有没有在国内买到T3的路子。可惜群里人都一无所知。嘟嘟乐大姐特别痛快地答应帮我，还不让我谈钱，在我的坚持下才给了我银行账号。她火速用快递给我寄了过来。

T3拿到手了，老公给陈帅哥打电话，可是帅哥早就把我忘到九霄云外去了。他说没有我的记录。怎么可能有的，他根本就没打算接收我这个病人，他的病人都排到半年以后了，就压根没打算给我登记。而且，我知道，到我这个程度，没人愿意接手一个烂摊子。好容易把情况跟他说明了，他的答复是让我停优甲乐的同时吃T3，吃半个月后停T3，停T3半个月后，等TSH升到30以后，做碘-131治疗。

T4的代谢时间是一个月，T3的代谢时间是十五天。T3的半衰期短，代谢得快。

可是我已经停掉优甲乐二十天了呀！现在再吃T3已经没有用了。这个药白买了。

没办法，那就等着自然停药一个月吧。只能任由TG翻着跟头往上涨了。只能束手待毙！

不甘心！如果停药一个月，TSH还是没有升上去，怎么办？

我必须要做一个备案，我没有退路，我必须要让TSH升到30mIU/L以上。怎么办？

之前的几次治疗，我发现就算是停药二十天，我的TSH也没有一次达到过30，第一次碘之前，TSH是3.84，第二次是21.53，第三次是0.64，第四次是0.17，第5次是0.6。按照陈大夫的说法，我没有一次治疗是达标的。而且河北的大夫担心我停药后TG发展得快，也不同意我长时间停药。我后来的治疗停药都没有停够一个月，所以这样的停药时间和TSH指标，等于碘–131根本就没有很好地被吸收。等于我大量的碘都是一过性的，白白辐射了我身体的其他器官，而没有很好地作用到癌细胞上。这就是我之前五次碘–131治疗，累积850毫居的碘–131喝下去，TG始终在260左右徘徊居高不下的原因。还好停药前最后的一次TG是155.82mIU/L。

那么既然知道了怎么样让碘–131很好地被吸收，我就必须拼尽全力！

给陈大夫打完电话，知道T3不能用之后，我和老公的压力是巨大的。不能束手待毙呀，还有什么办法？

还是要感谢嘟嘟乐杨大姐，她之前告诉过我，有一种针，不知道叫什么，国外的人都在打，可以不停药就能做碘–131治疗。但是价格非常昂贵，一支针要一万多元，要打两针。可是其他的，杨姐也不知道了。所有的这些信息，都是模糊的，都是不确切的。叫什么名字？不知道。具体起什么作用？不知道。大概多少钱？不知道。在哪里能买到？不知道。什么都不知道！

但我就知道，有这样一种东西在，它也许对我有用！

而且只要有用，几万块钱，我也花！

我快疯了！我迫切地需要这东西的具体信息。

查！利用强大的互联网。

可是查什么？两眼一抹黑呀！

幸好，老公是学物理的，有个像超级计算机一样的分析头脑。幸好，我也还有一定的分析推断能力。我们面对这些纷繁复杂的信息，可以从中找到线索。好几天，我们就是对着我的化验单、各种检查报告各种资料文献、上海陈大夫的碘治疗标准，讨论、分析，讨论、分析。一会儿一个想法，再否定，一会儿一个主意，再否定。反反复复，乱七八糟。

既然是可以不用停药就喝碘-131的东西，那它的作用应该就是提高TSH。那么应该就是一种类似人的TSH的激素类药。照着这个路子找，应该就对了。

于是，我和老公在接下来的几天时间都泡在网上。虽然我们什么都没有说，但是，我们俩的心理压力是巨大的。家里的氛围分外凝重。我几乎不说话了。我都没有时间去哭了，觉得是前所未有地不知所措。我只知道，让我就这样去死，千百个不甘心，我绝对不会举手投降的！

我们此时只知道，这个药的简称叫TSH，国内没生产，国家药监局不批准应用在临床。国外有！

于是，百度谷歌全球搜索，整个欧美地区的药典大全。就是掘地三尺，也要把它挖出来。

老公强大的搜索分析能力让我折服。终于找到了这个药品的说明书，终于找到这个东西的正确名称——Thyrogen（α-促甲状腺素）。

然而看完说明书，心都凉了。

全球只是欧洲有售，严格的处方药，目前的生产只满足40%欧洲的需求。美国有严格的处方控制，不是停优甲乐有生命危险的不准用。而且高昂的关税，怎么带进来？

再查，反过来重新查国内的。既然知道名字了，应该能查到。

网上大量的信息是关于TSH检验试剂的，要从海量的试剂信息里找这支针，跟大海捞针没什么区别。

找到了！台湾有，香港有！老公超级强大！

台湾有！台湾新北市的YD医院有这个药。就是从这里知道它的中文名字叫适谪进的。可是，去台湾谈何容易呀，河北地区还没有放开去台湾的自助游呢。可以办个旅行签证跟团到台湾，但是我到了台湾，人生地不熟的，也不能离开导游自己去住院呀，而且我能不能就住进这样的医院里呢？如果只是买药，他们同意不同意呢？买了药，能不能带入境呢？去台湾太难操作了！

香港的GL医院有！

我妹妹妹夫在深圳，他们特意找会说白话的人，给香港打电话问。香港GL医院有，但是没有香港居民身份证的不能住院。香港药店有，但是要处方，要提前一个月预订。

我已经停药快一个月了，办港澳台签证的手续都需要一个月的时间呢，不管是去台湾，还是去香港，都需要等。到了香港，没有当地的居民身份证，不能住院，在哪里喝碘？在药店等一个月买这个药，我能不能带入关呢？一个月呀，我可真等不及啦，我的TG已经开始翻跟头了，再拖下去，后果不堪设想。

TSH要求时间上和碘的配合非常苛刻，必须在打了这支针的二十四小时之内就喝碘，过了时间，药就失效了。而且保存和运输都要求是低温冷藏状态。这给运输带来了很大的困难。

如果我不能把它带入关，只能在当地打了针回来。可是如果我打了这个药，不能在二十四小时之内喝碘，这针就白打了。可是香港如果不能住院，我上哪里保证二十四小时喝碘呢？深圳的医院也不是我自己家开的呀，也不可能从香港打完针，扭头回去就能喝碘呀。我认为到香港找药，完全没有操作性。

还有什么比这些更让人绝望的呢？

又是几天时间，我都觉得时间过得飞快，拼命想抓住这个时间的尾巴，不让它流逝……

我严重甲减了，浑身没劲儿，头蒙蒙的，肌肉酸痛无力，就像一摊泥一样，总想躺下。便秘，没有食欲，我就像一只半死不活的猫，像懒洋洋的懒羊羊。轻度感冒了，轻微的感冒我就根本没有力量抵抗，昏睡了整整一天，极其郁闷。

再找！老公没放弃，知道了中文名字叫适谪进，再回国内找，这个药，肯定不会完全没有人用过。

也是功夫不负，也是苍天垂怜，也许命不该绝，老公找到了两个相关信息。一个在廊坊，某地区级的部队医院用过。我们一致认为这个信息可以被淘汰了。这个地区级的医院，有没有核医学科都难说，不敢保证他们能用这个针。也许他们用的只是那个试剂而已。

另一个是某部队医院，曾经用过。这个靠谱。我们决定找这家医院联系。

找到了这家医院，可是我不知道他们的电话，这个信息是一两年以前的了，现在还有没有也不知道。辗转打电话问过去，说明了情况，这个可爱的大夫说他确实用过，而且效果不错。他还帮我联系了药店，确认了还有现货。我可以过去找他！

喜极而泣！总算是有出路啦！

一万四的价格！比我一次碘-131治疗都贵呀，还是完全自费！如果以后每次都用这支针，就这针也能把我弄得倾家荡产！

买去，三万也得买呀！

火速联系去某城，我已经不能等了。

在此之前，还要和省S院的核医学科沟通，要保证他们在我打针的第二天能有碘-131。这个碘-131也不是随时都有的，也都是医院提前算好了量预约的。我要保证各个方面都万无一失。

上午到了目的地，我们从城西的火车站，一路穿到城东，找到了这家药店。这是一个如此偏僻的藏在写字楼里的药店，根本没有招牌，如果不是那个大夫告诉我们去找，偌大的城市，就像是在沙漠里找一粒沙子一样难呀。

拿到了药。而药店的小伙子说："本来就剩两支了，另一支，已经有人预定了，你的是最后一支。下一次要涨价了，药厂要换包装，下次的价格是一万七，你如果需要的话，提前一个月预订。"
天哪，所有的地方都是提前一个月预订呀！

把药用冰块包着，从城东赶到城西南。我们就是来坐车看风景的，不把这城市风景看遍绝不下车！好几个小时呀，坐得屁股都疼了，才找到这个在地图上也搜不到的医院。

医生已经下班了，先找到护士帮忙把药冷藏起来。

下午顺利找到了那位救命恩人。他很爽快地给我安排了打针。我其实还带着全套的检查结果和碘显像的片子，想让这个大夫也给我看看，大不了，碘就在他这里喝了，因为在核医学科的圈子里他也算是一个有名的很有办法的大夫。

可惜，他跟上海的陈帅哥一样，根本就不想接我这个烂摊子。

我求他，说你给我看看吧，都这么多回碘了，给我指条道吧。

他的原话是："你都治成这样了，我说什么你都不会爱听，你也别找我治了，你就在我这里打支针算了，谁能给你治，你就找谁吧。"他坚决地连一眼片子都不肯看！

我的心真的是冰凉冰凉的！

他说的是实话，我知道没人肯给我治了，谁都不愿意接半路的病人，前面治得乱七八糟，现在怎么下手呢？治不好了，白落得自己的名声不好。这个心态，跟赵大夫不愿意给我接嘉禾的手术烂摊子一样一样的。我能理解。

可是，谁理解我呢，谁能帮我呢？

下午打一针，第二天还要再打一针，然后要赶快返回石家庄，第三天要喝碘。一切都要把时间算得刚刚好。

时值盛夏，我已经停药三十五天了。我已经觉得甲减得非常非常严重了。在室外32℃的高温，老公他们穿一个短袖T恤还热得直流汗，要找扇子来扇；而我，穿着长袖衬衣，外面加一件带衬里的厚外套，还冷得直打哆嗦，真想找件棉衣穿上啊。浑身没劲儿，走路都觉得像踩棉花，深一脚浅一脚，随时要瘫倒一样。抵抗力超差，已经明显有感冒的迹象了。我告诉自己，可千万不能让感冒加重，后面还有硬仗要打呢，感冒了，谁能管我呀，我还要隔离呢。

说实话，碘-131治疗做到现在这个份儿上，我已经做得够够的了，一次都不想再做了。它所有的反应，一次比一次强烈，我一次比一次觉得煎熬。

不管怎么样，我还是找到了这支针，停药三十七天后，我开始了第六次碘-131治疗。

艰难的一场与时间的赛跑，我赢了！

这一次与时间赛跑的同时，全国的病友还和我进行了一次爱的接力，没有他们，我的第六次碘治疗就不会顺利！

当我决定去上海看病的时候，群里二百多位病友就为我牵挂着。前面已经和大家说了，还没动身去上海，爱已经把我包围得满满的了。当我极端绝望地从上海回来的时候，我的情况也牵动着大家的心。我的这些同病相怜的病友，都希望能够助我一臂之力，让我感动得无以复加。

因为陈大夫说我的治疗不规范，我需要正规的治疗。可是我又不能在上海L院住院，只好回到河北，接着到S院做我的碘-131治疗，因为这里是我的定点医保医院，这样在经济上我还可以省下一大笔钱。这笔钱，让我又花在了买TSH上了。

可是正规的治疗不仅仅是TSH要提高到30，还有好多其他的要求呢。河北的治疗太简陋了，喝碘-131之后，除让自己买一瓶泼尼松、一瓶VC之外，什么辅助手段都没有。

我从第四次碘治疗发了帖子之后，在群里和大家聊天沟通的时候才知道，原来其他地方的医院，都是那么注意保护大家的其他脏器。碘-131会引起放射性的白血病，虽然是一过性的，也容易让白细胞降得极低。这是不行的，所以很多医院都给患者打升白针或者吃升白片。碘-131对肝肾的损伤很大，所以要输保肝肾的药。碘-131严重伤胃，所以要有保护胃黏膜的药。因此北京嘉禾、北京SLQ医院、上海L院、青岛HZ，武汉XH、广州和深圳的几家医院，这些比较有名的医院的核医学科，都会在病人喝碘之后，有一系列的防护身体肝肾胃的输液液体和升白细胞的药品。可惜省S院这里什么都没有。

那既然省S院没有，我就自己参照上海L院的来不就完了吗，需要输什么液我自己补充呗。现在想想，我的胆子也真够大的，连这些输液的事情都敢自己做主。

这样定了主意，就好办了。一场爱的接力开始了！

在嘟嘟乐大姐帮我快递T3的时候，金华的阳光大哥给我开列了他在上海L院住院的时候所有用药的时间表和用药清单。升白的、保肝的、护胃的，一大堆，都给我发过来了。我就打算参照这些药品来执行了。

不过我的身体素质还是不错的，曾经在嘉禾验过全血，除了TG这项高得离谱之外，其他所有的血液项目都正常。我每次碘-131治疗之后的一个星期，都去化验血常规，白细胞都正常，所以我不用补充升白的药。我的肝肾功能也都正常，所以这些药就都免了。

只有胃需要保护，每次碘治疗都让我的胃受尽折磨。我需要保护一下胃。上海L院的护胃的药是他们自制的庆大维B。我在石家庄跑了几家医院和大药店，都买不到类似的药。

咋办呢？有办法，请在上海L院治病的朋友帮我开一盒吧。我到群里一问，最近没有人在上海L院治病。这怎么办呀，想胡乱找个在上海的病友，看他们能不能帮忙。

找到了海。海特别热情，说你别买了，我上次治疗的还没用完，送给你就是了。海特别细心，特意看了药品的有效期，遗憾地告诉我，他的药过期了不能用了。我刚说没关系，那我再找别人吧，海就说："这样吧，我周六再帮你开一回药去吧。"我真是不想麻烦他，就想找个在上海L院治病的，顺便帮我开盒药就行了。让他特意地跑，真是不好意思呢。因为我知道上海特别大，专程去一趟上海L院不容易。可是海执意说："没关系，我帮你开就是了。"然后用快递给我把庆大维B寄了过来。

有个在美国的病友Flygirl，也给我发来了消息，说美国这边的T3，25毫克规格的大概十五元一粒，比起嘟嘟乐大姐在香港买得便宜多了，她可以帮我带回来。她刚从上海治疗回美，陈大夫手里的T3，就是她给带过去的。多好的人哪，在大洋彼岸还惦记着我。

当遇到困难的时候，有人能帮助你，困难就不叫困难了！

当我在苦苦寻找T3、TSH的时候，群里还有好多朋友都想帮我，他们给我安慰，给我力量，给我支持，给我鼓励，给我加油，给我打气。这些都是我发帖子之前，根本没有机会体会到的。在我遍寻不到TSH的时候，这些爱包围着我，温暖着我，给我很多精神慰藉。没有这些病友，我赢不了这场战役！

谢谢这些热心的同病相怜的病友，谢谢大家！

第六次做绿光人

2011年9月7日，服用第六次碘-131，200毫居。

终于喝了第六次的碘，开始隔离了。

经过前面差不多一个月的奔波，半个多月的焦虑，加上严重的甲减，现在喝完药躺在床上，我觉得心力交瘁，身心俱损。克服困难，千辛万苦找到了这支TSH，终于石头落地似的安心，接着再喝

200毫居的碘，累积1050毫居的超高用量带给我的未知损伤，我的肺部马上将像过去一样咳嗽不停，隐隐作痛，加上对不能阻挡的肺纤维化恐惧，却又不得不冒险尝试的不安，种种复杂的情绪纠结在一起，我独自一人在静悄悄的屋子里承受着病痛和精神的折磨。这种感受，至今我都不愿意再回忆，每每想起，都不禁唏嘘。

这段回忆，我写了很久，每次提笔写到这里，我都进行不下去，都不愿意再去回想当时那些不眠的夜晚，那些以泪洗面的日子。

我严重抑郁了。

严重的甲减容易导致精神抑郁。我当时停药三十七天，加上又打了一针TSH，导致身体的甲减程度是无以复加的。这些都导致了我精神上的严重抑郁。

差不多半年以后，我才认识到我犯下了一个严重的错误。这是后来身体状态极差的时候，我重读了一遍TSH的中文说明书之后才恍然大悟的。α-促甲状腺素，也叫人体重组促甲状腺素，注射之后，就是会让人严重甲减反应的，因此说明书上面明确说明了，甲减的人是不能注射的。就是说这支针，注射的前提是不停药。而我注射的时候，已经停药三十五天了。这是严重违背治疗规范的。所以我当时的情况就是在严重甲减的基础上再严重甲减！这是冒着生命危险的！在后来差不多半年的时间里，我的身体状态苦不堪言。而正是这无以复加的甲减，让我的精神严重抑郁，离崩溃只有一步之遥。

我已经到了崩溃的边缘，只剩下没有意义、没有意识地无声哭泣。除了哭泣，就是腹泻，就是胡思乱想。整个隔离期间的晚上，我都无法入睡。耳边还有轰轰的车马声，嘈杂的在市场上买卖的声音。我隔离的这个屋子总是很静，但是这次却觉得喧闹无比。

几个月之后，我的病友LQ跟我沟通的时候，告诉我，我当时觉得如此嘈杂是因为耳朵出现了幻听。而这个幻听的现象，是因为我服用了上海L院的庆大VB。庆大类药物的副作用就是对耳朵有伤害。幸好我就吃了七天，如果长期服用，庆大可能会导致耳聋的。我的妈呀，后怕死了。我是过敏性体质，磺胺过敏，青霉素、红霉素、链霉素、橡皮膏都过敏，但我不知道对这个庆大霉素也这么敏感。我说怎么之前那么多次碘治疗都没有出现这种情况呢。这次的嘈杂，让我根本没办法好好休息，总觉得自己是睡在菜市场，总是刚睡下就被人吵醒，还总是觉得有人在跟我说话。我总是被迫要让自己的意识清醒到能回答他的问题，可是意识一清醒了，他就消失得无影无踪了。

还好，我只是抑郁，还幸存了一点儿理智。这点儿理智帮我度过了那些难熬的日子。

陈大夫当时跟我说，目前，只要还能吸碘，就是最好的治疗办法，虽然已经超出了600毫居，但是还是可以接着治疗的，目前没有出现纤维化的迹象，还是不错的，碘的用量可以增加到1000或者1500，所以还是可以再接着一两次碘治疗的。

鉴于这种情况，我可能还会有下一次碘治疗。而下一次碘治疗的前提，是需要找到这支助我一臂之力的TSH。

这只TSH太贵了，下一支是一万七千元。我不想花那么多钱。我想看看有没有其他的路子，比如从美国带进来。我相信这个药如果找对了路子，就不会花这么多钱的。或者从香港的药店买，反正现在有时间，可以提前预订一个月的药。不过这个操作还是挺费劲的。

管他呢，先找找看。

于是在这次隔离期间，我最重要的一件事情，一件可以让我不那么胡思乱想抑郁得要死的事情，就是给我远在美国的一个好友Betty，也是我在国外唯一的朋友，写了一封长信，请她帮我寻找这种针。在患癌一年多的时间里，尽管我们仍然保持电邮通信，但是我患癌的事情，一个字都没跟她提过。现在我思考了好久，决定请她帮我找找。另外请她帮忙的，还有一件其他的事情，一个过去的心结。

于是在这个极度抑郁的日子里，我每天几乎所有的时间都用来码字。这个感觉真好，这是一个让我能静下心来，思考、回忆和整理，同时让我不胡思乱想的事情。和她写信的过程，就像在和她对话，好像她一直在身边陪我聊天，我觉得不那么孤独了。

我没心情去上网聊天，尽管群里的病友们都很惦记我，但是我的状态，真是不想让大家担心。说我难受，大家跟着焦急，我不安心；说我很好，又很违心，所以干脆就不上了。

隔离期间经过中秋节，大家都忙着在合家团圆的日子和家人团聚。而我，只能孤单地望着远处同样孤独的月亮。一种落寞悄然而起，这样的日子，何时是个尽头呢？

深夜睡不着觉的时候，看着遥远孤独的月亮，作了一首小诗《我的中秋》：

孤月照孤人，冷风抚闲琴。
半壶花清酒，一缕断肠魂。

这是我过得最落寞的节日。

让我欣慰的是，Betty收到了我的信，立刻给我打来了国际长途，电话里详细询问了病情，答应一定帮我找这种药，同时还向我介绍了美国的医疗程序和与国内的区别。这通电话，我们打了一个多小时，哭得一塌糊涂，也开心得一塌糊涂。我的心结打开了。这是整个隔离期间，最让我感动和怀念的一件事。

隔离期间我感觉非常落寞，也跟抑郁有关；而且抑郁期间的我，非常敏感。

9月7日早上喝碘-131之前，老公说了一句话，让我很心酸。他说他很久都没有笑过了。我知道，是因为我才让他很久都没有笑过了。他的压力太大了，我不知道我还能为他做些什么，或者，我怎样做，才能让我和他都开心地笑。我知道我拖累他了，而且这些天，他和我一样忙碌和焦虑。其实，他承受的一点儿都不比我少。现在，他也有些倦了。

我的反应，很焦虑，也很心疼。我不知道，他还愿意陪我坚持多久，这么无休止地折腾，谁都受不了的。我的心里也是充满了愧疚。而他对我的关怀，也开始倦怠了。这个微妙的变化，我感觉到了，此时的我，极度敏感。敏感，还是跟抑郁有关。

因为这次的碘吸收得非常好，用辐射仪看到辐射在身体里停留的时间变长了，原来七天时间就可以解除隔离的，现在我决定多隔离几天，做满十天的清修。

到了喝完碘五六天的时候，我开始咳嗽，疯狂地咳嗽，而且开始吐痰，都是大块大块的带核的黄绿色的浓痰。咳嗽在加剧，到了17号晚上，隔离的第十个晚上，我的咳嗽差点儿要了我的命！长时间剧烈地咳嗽让我都没办法呼吸，脸憋得通红，再来两下就会窒息而亡。我心里害怕极了。当终于可以呼吸的时候，我哭了。

我害怕，害怕会因为咳嗽窒息而死，我不知道这样的咳嗽会不会是我将来的常态。这种没完没了的咳嗽是不是肺纤维化的表现，我已经被这个有可能出现的肺纤维化吓到了。

我哭着敲老公的房门，想告诉他我害怕。在凌晨2点，我把他从睡梦里叫醒告诉他我害怕。我还没有说完，咳嗽又来了，我又跑到卫生间去吐。卫生间和老公的房间隔着长长的走廊。我在那里疯狂地咳嗽吐痰，重复刚才的那些过程。而老公，也许是没睡醒吧，站在走廊的尽头，一动不动。当我的咳嗽终于可以平息的时候，老公已经回房间了。瞬间，我觉得无比的空洞。我在咳嗽的时候，只想让他给我拍拍后背，顺顺气息。可是，他走了。

我追到他的房间里，告诉他我难受，我害怕。我坐在床头哭了至少五分钟，我觉得长得都像一个世纪，而老公，坐在床尾一动不动。当我终于停下哭的时候，老公说："来，你过来。"我再也控制不住情绪，开始冲他歇斯底里地大喊："我再也不需要你啦！"

其实，我只是需要他在我咳嗽的时候给我拍拍后背，在我恐惧的时候给我一个拥抱，告诉我："别怕，有我呢。"

这个要求高吗？

我绝望极了！这比找不到TSH更让人心寒！

我和他大吵一架。我再也控制不了自己的情绪，之前那在崩溃边缘徘徊的糟糕情绪，终于像火山一样迸发了。有什么比亲人对自己的伤害更深的呢？

遍寻一生，却找不到一个可以依靠的肩膀。如此的悲哀，生命的意义何在？不如归去，我都有死的想法了。

这时候，觉得自己特别特别脆弱。我都不知道要抓住什么了，生命的无力感非常强。我气愤地让老公消失，我再也不想见到他了！

老公后来跟我解释，他当时是在思考是什么原因导致我的咳嗽。天哪！这个问题是三分钟五分钟能思考清楚的吗？我都哭成那样了，你还顾得上自己冷静地思考问题？反正我听不进去他的任何解释。

后来冷静下来，我觉得可能是男人和女人思考问题的方式不一样。也许他们遇到事情的时候，不会感情用事，不去用情绪解决问题吧。

反正，第六次碘治疗隔离，就这么磕磕绊绊地，浑浑噩噩地，哭哭啼啼地，肝肠寸断地，结束了。

魔鬼疯狂的折磨

TG降了，真是个天大的好消息！

一个半月以后的2011年10月18日，当我拿到化验单时，喜极而泣。TG从远远大于470（仪器已经测不出来了）一下降到了76.55（其实，当时TGAb甲状腺球蛋白抗体略高，TG甲状腺球蛋白数值不完全准确）。当下就给老公打电话，哭着告诉他这个好消息。两年来从来没有奢望过这个低于100的结果。我每次都自己安慰自己，只要能控制，不发展就是胜利。现在竟然一下子就降到了前所未有的低数值，太高兴了。适谪进，我爱死你了，你让我看到了希望。还有一个半月，现在TSH还是高，如果再把TSH压下来，TG还可以降一些。好迹象，充满希望。

我把电话打给父母和远在深圳的妹妹。每个人都是喜极而泣。小丁丁看到他妈妈打电话哭了，问妈妈为什么哭，当他知道妈妈不是难过而是高兴的时候，丁丁雀跃地高喊："大姨的病好了，大姨的病好了！"

老公说，我的电话打过去，他的眼也湿润了。他说，这个消息，比让他升职还高兴。老公单位的同事和朋友们也都为我开心，纷纷打电话来给我祝贺。

明天，充满希望……

但是这个希望，是建立在身体难以名状的痛苦之上的。

这是一场旷日持久的战役，魔鬼住在我的身体里，我却没有指挥权。

这场严重的甲减，导致我的身体状态全乱套了。皮肤越来越粗糙，毫无光泽和弹性，我跟我妈妈在一起比皮肤，发现她的都比我的有光泽有弹性。头发也掉了好多，当时没感觉，三个月以后，发现发顶上新长起了整齐的一层毛茸茸的新发。胳膊上，背上，起了好多的红疙瘩，算是疖子，也好像是青春痘一样的东西。大臂和小腿的皮肤，都可以看到鳞状的花纹，不管我怎么涂润肤乳，都是干巴巴的，而且特别扎手，仿佛这不是皮肤，是树皮。肌肉也松弛了，皮肤好像就是挂在骨头上，晃来晃去的，没有力量。浑身没劲儿，这个没劲儿已经好久了，我总是觉得好像睡不够，总是觉得身上软绵绵的，干什么都好像没有精气神一样，好像被哪吒抽了筋扒了皮的龙王三太子一样。总是打哈欠，总是流眼泪，那症状，就跟吸了鸦片，犯了大烟瘾一样，电视里犯烟瘾的人都是这么演的。

漫长的调整药量的过程啊。

这漫长的过程中，我差不多是每周都需要验血调药量的。这里面到底有多混乱，只有我自己知道。还是一一道来吧。

2011年10月18日。

第六次碘-131治疗一个半月后的验血结果：

T3 三碘甲状腺原氨酸0.01，参考范围：0.69—2.15mIU/L。

T4 甲状腺素 10.49，参考范围：52—127 mIU/L。

TSH 促甲状腺素 2.59，参考范围：0.4—4.5μIU/ml。

TGAb 甲状腺球蛋白抗体 37.64，参考范围：0.21—30IU/ml。

TMAb 甲状腺微粒体抗体 19.28，参考范围：0.16—10IU/ml。

TG 甲状腺球蛋白 76.55，体积正常1.15—35，一叶切除0.00—10.00，全切或近全切0.00—2.00mIU/L。

TGAb抗体略高，TG也不是完全可信。TSH太高，要加药量。

10月18日的时候，王大夫说："TG降了这么多，看来这个TSH针还是非常有效的，这次的碘治疗应该是有效果的，可是TGAb又这么高，也不能确定是不是真的降了，还要观察观察。可是这个T3、T4和TSH就不好办了，怎么这么乱套呢。这个T3是怎么回事呢？明明吃优甲乐（T4）就可以在身体里转化T3的，现在T4都已经很正常了，怎么T3就是0.01呢？这可怎么给药呢，优甲乐都吃了三片半175微克了。再加半粒优甲乐试试。"

接着调药。

2011年11月8日。

第六次碘-131治疗后两个月验血结果：

T3 三碘甲状腺原氨酸 0.01，参考范围：0.69—2.15 mIU/L。

T4 甲状腺素 77.58，参考范围：52—127 mIU/L。

TSH 促甲状腺素 1.48，参考范围：0.4—4.5μIU/ml。

TGAb 甲状腺球蛋白抗体 110.93，参考范围：0.21—30IU/ml。

TMAb 甲状腺微粒体抗体10.55，参考范围：0.16—10IU/ml。

TG 甲状腺球蛋白 14.66，体积正常1.15—35，一叶切除0.00—10.00，全切或近全切0.00—2.00mIU/L。

又加了优甲乐的药量，吃四片，200微克。但是T3仍然是0.01，就是说即使吃了优甲乐，身体里还是不能合成T3。王大夫发愁了，这可怎么弄啊？

我悄悄地说："我有T3。"王大夫非常高兴："太好了，把T3吃上，有T3就好办了！你怎么会有T3呢？这药国内没有的。"

哈哈，心里真是高兴呢！TSH我找到了，疗效还不错。T3，我也有。上次买的这药现在该派上用场啦。国内没有的东西，咱全能搞到手，这是多大的满足感！王大夫对我刮目相看，觉得我神通广大。

我开始单独补充T3，调整为每天吃一片（25微克）和四片优甲乐。

从11月8日之后先是吃了十二天的T3，严重甲亢，心脏快跳出来了，停了T3，吃优甲乐四片，心脏仍然很难受。而且月经不调，严重推迟。情绪极糟，有严重的抑郁倾向。好像严重甲亢和严重甲减都引起情绪的低落。皮肤很差，很粗糙，没有光泽。王大夫让我考虑再验FT3、FT4，通过游离的指标看看情况。

12月7日。

FT3 游离三碘甲状腺原氨酸 27.80，参考值 1.21—4.18pg/ml。

FT4 游离甲状腺素 5.96，参考值 7.2—17.2 pg/ml。

TSH 促甲状腺素 0.01，参考值 0.4—4.5 μIU/ml。

TG 甲状腺球蛋白 15.2，参考值体积正常1.15—35，一叶切除0.00—10.00，全切或近全切 0.00—2.00mIU/L。

T3吃得太多了，又变成严重的甲亢了，再减药，停掉T3，只吃三片优甲乐。

12月20日，复查验血。

FT3 游离三碘甲状腺原氨酸 0.01，参考值 1.21—4.18pg/ml。

FT4 游离甲状腺素 6.31，参考值 7.2—17.2 pg/ml。

TSH 促甲状腺素 1.65，参考值 0.4—4.5 μIU/ml。

TGAb 甲状腺球蛋白抗体169.60，参考值 0.21—30 IU/ml。

TG 甲状腺球蛋白 6.66，参考值体积正常1.15—35，一叶切除0.00—10.00，全切或近全切 0.00—2.00mIU/L。

不吃T3，游离T3又变成0.01了，完全不能通过T4自身转化。我需要终身服用T3了。

TG又降了，抗体又升了。那时候我不知道抗体的作用，看到TG降了还是很开心。但是其他指标还是不对。结果出来后，医生说还是没有达到TSH降为0.1的要求，就是说药量还是不够，理论上还是要加量的，但是，鉴于我身体耐受不了，还是不敢再多加调整了。医生建议吃两片T3，两片优甲乐，试试，一周后复查；同时如果出现任何严重甲亢的不适，及时就医。

漫长的调整啊！这个过程又持续了很久。

在吃T3之前，我的身体已经乱套了，明明优甲乐已经吃到200毫克了，身体里T4的指标是偏甲亢的，T3指标是严重甲减的，反应在身体上，就是甲亢和甲减的混合体了。这个状态，难以名状。浑身好像一个充了气的气球，哪里都憋得慌，可是又找不着泄气的出口。我既爱出汗，怕热，又浑身没劲；既起满了青春痘一样的疙瘩脓包，又皮肤粗糙；总是犯困，哈欠连天，又天天失眠，总是半夜两三点像幽灵一样地转悠；既没完没了地觉得饿，想不停地吃，又代谢缓慢好几天才一次大便；情绪也乱套，干什么都没精神吧，还特别容易激动，一点儿小事情就能让我发怒。疯了，跟疯了没什么区别。我的身体里有两个魔鬼，他们开始打仗了，各自为营，想怎么样就怎么样。这么混乱，我却不能支配，也不能主宰。这会儿身体不是我的，是甲状腺激素的，它想发疯就发疯，想跳高就跳高，想打滑梯就打滑梯，仿佛一个打了鸡血的混蛋孩子，无法无天地胡闹，而我只能眼睁睁干巴巴地受着！可是这个状态，别人却看不出来。我在单位说我现在感觉特别难受，同事姐妹们都说，你可一点儿都不显呀，你要不说你难受，我们看你精神好得很呢。天呀，真不知道她们是真的没看出来，还是就是安慰我。这种难受的感觉，说了别人也体会不了。

这样的状态，开始加T3。麻烦大了！

是我犯错误了。我明明手里有中文的T3说明书，因为甲减，反应迟钝，明显地变笨了，缺心眼儿了，傻掉了。根本就没看说明书，王大夫说加25微克，我直接就来，25微克。

完蛋了！心跳极快，心慌得厉害！我差点叫120抢救。T3的说明书上说了，必须一点儿一点儿地加药，我最少应该从1/4片6.25微克开始吃，身体耐受才可以加量的。T3的药劲可是比优甲乐大多了。给了这么大药量，我就差请人抢救了。我那倒霉的受连累的小心脏呀。

我也是脑子注水了，根本没想到是T3的缘故，只当是心脏的突发事件，接着按25微克的药量，适应了一个星期，找医生复查。

还是T3低，接着加药，50微克T3，优甲乐三片。医生还给我开了治心脏的药。

心跳得更厉害了，心慌得都开始抽抽了，这次真打算叫120了。幸亏想起重新看一遍T3的说明书，看完吓一跳，赶紧减药。

接着调，还是严重甲亢。再停药。

我就在严重甲亢和严重甲减中摇摆着。这周甲减，下周甲亢，再下周，接着甲减，就像荡秋千，高高低低地荡着。

月经已经六十天没来了，可是妇科医生说就是这样的，甲功乱了，势必影响雌激素。没办法，只能等。等甲功正常了，再解决雌激素的问题。只好这样等着，我的神呀！

血钙又低了，身体的走蚁感又开始了。我想是因为甲亢的原因，代谢加快了，钙流失得就多了。查血钙2.1，低于下限2.2。

医生说我这样也不行呀，可是又没有办法，我的药量已经加得很大了，每天四粒骨化三醇、四粒钙尔奇D。骨化三醇和钙尔奇D的量还在增加。医生说还是吸收的问题，吃得再多，吸收不了，也不顶用。没有旁腺，这个事情，就办不到。输液也不能解决根本问题，只能保证当天的血钙值，不能长期有效果。而且我也输过两百多天液体了，不起作用。医生说没有办法。我开始考虑甲状旁腺移植的事情。

于是又是遍发英雄帖，请在医院的病友和在国外的病友帮忙了解。听说台湾有甲状旁腺移植的，移植到胳膊上，但是在大陆还没有成功的个例。去找我的手术赵大夫了解，他竟然说："移植干啥呀，你就输液打钙针就行啦，这样最方便了。"当我告诉他，我输了两百多天的液体，血管都扎烂了，没地方扎了。他恍然大悟，原来他从来没想过血管能不能承受终生挨针扎的情况。呵呵，不是谁身上的事情，谁就体会不了，也不会考虑周到。算了，只好放弃移植的想法。唯一能做的，就是增加钙片和骨化三醇的药量。最后加到了每天八粒骨化三醇、六粒钙尔奇D。别人每次拿一盒两盒的骨化三醇，我每次要拿二十盒。每次收费的和药房的医生都会认为是医生给写错了，每次都给我算成两盒。我每次都要告诉他们，我一颗甲状旁腺都没有了，每天都需要一盒的骨化三醇维持生命体征，每次都有一群等着交钱或拿药的人用惊讶的、好奇的、惊悚的眼神看着我，而我必须装作无视。

肺部的问题也开始不容忽视了。我每天都咳嗽，从早到晚，咳嗽不停，虽然后来没有隔离期时那么严重，但也没有多大好转。正逢入冬，只要有一点儿凉气，就会咳个不停。挂了个呼吸内科的专家号，查了个胸部CT。医生说暂时还没有肺纤维化的迹象，不过这么多弥散性的结节，咳个不停，肯定是有炎症。于是又开了一大堆金水宝之类的药物。

这么多药，吃药就成了一个工程。T3和T4早上空腹吃，还好办，然后是金水宝饭后吃，一天三顿，什么泡腾片，一天两次，钙片一天两次。所有的药物，都要间隔开来。我必须定上闹钟，到点提醒。T3和T4必须空腹，必须和钙片间隔够4个小时。所以连懒觉都不能睡，必须按时吃药。如果睡了懒觉，T3、T4吃晚了，所有的药，都打乱程序了。而钙不能长时间延误，吃晚了会发麻的。

随着这些药的增加，我活着的成本在迅速增长。手术之后，我需要每天五十元的成本来维持生命体征。现在，迅速增加到了每天七百六十元（我把打的TSH针折合进去了）。当我的生命成本涨到每天一百五十元的时候，我告诉自己，我每天至少应当创造相当于一百五十元的价值或者快乐。我说的是价值，不是价格，我指的不是金钱的衡量，而且提醒自己多做一些更加有意义、有价值、能体现自己人生意义的事情。我在群里的时间增加了。我希望通过我的经验，帮助其他病友渡过难关，减轻恐惧，增强信心。那些天，我过得至少是充实的，大家也都因为我的第六次治疗比较成功而对自己的治疗充满了信心。可是当我的生命成本迅速增加到七百六十元的时候，我知道不管我怎么努力，我都不能创造出同等价值了。我感觉活着的意义，更多的是浪费金钱和物资。我为自己快变成一个寄生虫而难堪，因为我每个月的工资才两千多元，根本就不够自己维持生命体征。我变成了一个大大的包袱和累赘。

身体的感觉像过山车，一会儿甲亢，一会儿甲减，心里的感觉也像过山车，一会儿充满信心，一会儿满是沮丧。这样的日子，调整了半年多，到第七次碘-131治疗能都没有调整好。

所有的这一切，都是这支TSH带给我的，我现在都不知道该爱它，还是该恨它。这半年的日子，真是苦不堪言，难以回首。

脆弱的生命和伟大的友谊

当我第六次隔离出来没几天，父亲又要做手术了。我又必须马上像个正常人一样来照顾父亲。两年多来，我和父亲的治疗总是轮流进行。我隔离的时候，父亲照顾我，父亲手术的时候，我照顾父亲。而且时间总是衔接得刚刚好，一点儿都没有喘息的时间。父亲该做第六次介入手术了。他的手术很顺利，可是我的状态却很糟糕。

给住院的父亲买饭的时候，甲减傻掉的我思维混乱，反应迟钝，包被偷了。里面有好多证件和爸爸住院的钱，以及我所有医保报销的证件和单据。损失了这么多东西，我心疼得寝食难安。周六早上5点来钟，我就睡不着了，本来打支TSH就花了那么多钱，现在平白无故又丢了这么多钱，真是难受得要命。

老公说："别难受啦，只要钱能解决的问题，就不是问题。有些事情，拿钱都解决不了，才是大问题。"我说："是呀，可是这么多钱，对我来说就是问题。"

老公突然正襟危坐，说："我跟你说件事吧，比这个严重多了！我觉得你够坚强，是吧？"我说是。"那我跟你说了，你能顶住，是吧？"

哎呀，他这个关子卖的，我吓一跳，看他那么严肃，我立刻开始胡思乱想！

什么情况？谁出事了？我妈？他妈？我妹妹？他姐姐？他？！我这一通乱猜，提心吊胆地乱猜。我真是不担事了，一听说什么，生怕家里有人出状况。

老公说小孔没了，Able的妻子小孔没了！

我的天哪！

太出乎意料了！

我不相信，我觉得老公逗我玩呢，这些天，我看到Able天天访问我的空间，没见他说什么呀。

Able是我二十年的好友，高中时的同桌。这么多年，感情没的说。我和他的妻子也是要好的朋友。过年的时候还见到她，一起玩得很开心。五一的时候还相约去玩，没去成。没想到，当时和她的通话，竟然是永别！她才三十八岁！

我觉得不是真的，老公在开玩笑！我自己这要死要活的都两年啦，这不还好好地活着吗，她好好的，怎么说没就没了？

什么时候的事情？！

老公告诉我，已经十多天了，Able怕影响我病情，坚决不让朋友们告诉我。

我真的再也不关心我的破包了，我要老公从头到尾地说。

原来在2011年9月9日，过中秋节放假下班，小孔坐公交车回家的时候，突然晕倒在车上，120送到医院里的时候已经昏迷了。诊断是感冒引起先天畸形的一个脑血管瘤破裂造成脑出血，一天后医生就宣布她脑死亡了，Able坚持抢救了几天，但最后也回天乏术。他们的女儿，不到六岁。

小孔正抢救的时候，Boss和听雨，我们这二十年来最要好的朋友，都陪在Able身边。而我正在隔离，正抑郁地难以自拔。Able知道我正在隔离，所以当小孔出事的时候，Able跟听雨和Boss要求，封锁消息，一定不要影响我的治疗。直到所有的事情都处理完了，他们几个才商量着告诉了我老公，而且要老公保证，坚决不要让我知道，以保证我的治疗。

如果不是马上要过十一，我整天嚷着要带着Able、Boss、听雨他们几家去烧烤，如果不是我丢了包，郁闷得不行，老公还会把这件事情瞒下去。他们怕我受不了打击。

我瞬间觉得生命好脆弱，好像空气，抓都抓不住。我都不相信，总觉得像是一句玩笑。她怎么说走就走了？在正当年！在最好的年华！在女儿最需要的时候！这么匆匆地走了，一点儿思想准备都没有，让Able如何自已，让Able和女儿怎么生活，他们该怎么办？

小孔很棒，是个非常出色的女人！做事努力、认真，做人周到、大气。Able遇到她之后的人生也在一路向上，不停地拼搏进取。小孔是点亮Able人生的人。Able的人生，越来越发愤图强，跟小孔的帮助是分不开的。他们感情甚笃，事业又都非常成功，他们真的是难得一见的完美情侣。

记得2011年5月18日晚上，我正第五次碘治疗隔离的时候，Able打电话慰问，我们打了一个小时十三分钟的超长电话。那时候Able说，特别羡慕我们家的生活氛围，他说和我比起来，我们是生活，而他是活着。我说他是拼搏，而自己是苟延残喘。他们两人都太忙了，没时间照顾孩子。他希望能改变一下目前的生活方式。可是，他们又都有很多事情脱不开身，停不下来。

我当时劝他，别那么拼命，把工作这根弦适当地松一松，张弛有度才好。人生不只有工作一件事，还有好多其他的事情，要一起做才好。我当时问Able，你上山的时候，看不看风景？他说，他爬山从来不看风景，就是低头爬。他可以用四十三分钟爬上海拔五百八十米陡峭的抱犊寨，然后用三十六分钟爬下来。我说你可以把你的脚步放缓一点儿，不是让你停下，是慢一点儿，看一看风景再接着爬。有些风景，错过了，就再也没有啦。Able说他打算年轻的时候，好好地做事业，等到六十岁的时候，再去玩，休闲娱乐。我不同意他的看法，劝他，沿途的风景不一样，这边有这边的好，那边有那边的好，等走过去了，再回头看，可能就看不到了。也许等六十岁的时候，自己都走不动了，哪里也去不了了；也许到那时候，物是人非，风景都不在了。我问他："你这几年有没有陪小孔逛过公园，有没有陪她看过电影，有没有请她吃过西餐，有没有陪她喝过红酒，有没有带着她和孩子去过游乐场，这些简单的小情调你做过没有？你赶紧的，好好陪她玩一下吧，趁着年轻。"Able被我说动了，我说的这些他都没有做过，他说回头好好调整一下现在的生活状态，让工作和生活兼顾，好好地陪老婆孩子玩玩。没想到，当Able觉得还有时间，还没来得及调整生活状态抽空儿陪老婆的时候，小孔却走了。

没有以后了……

其实小孔完全可以活下来的。她太大意了。当时她已经连续头疼一个星期了，偏偏有点儿感冒，她就认为自己是因为感冒引起的头疼。当时Able建议她做个CT，她认为没必要，接着吃点儿感冒药就行了，而且工作忙，没时间去医院看病。其实当时她的头疼就已经是脑出血的症状了。如果早点儿去医院，如果Able坚持让她做个CT，早一点儿插手治疗，事情就完全可以避免。

生命，总是这么脆弱；人生，总是这么无情。

小孔的离开，让我觉得死亡太近了。它可不管年龄，不是说年龄大的老人才会面临死亡，而是所有人都会面临死亡。它的到来，从来不跟任何人商量，可以突然到不给任何人思想准备。小孔一定还有很多很多事情没有来得及做。Able还有很多很多事情没有来得及为小孔去做。所有的事情，都只有当下，当下做了就是做了，当下没做，就是没做，以后也许有机会做，也许再也没有机会做了。珍惜当下，活在当下，才是最最重要的事情。

死去的人已经去了，可是活着的人，却会痛苦万分。当我见到Able的时候，看到Able不只是难过，还有深深的愧疚、遗憾和追悔莫及。Able特别遗憾没有好好地陪伴小孔。"曾经有一份真诚的爱情放在我面前，我没有珍惜，等我失去的时候，我才后悔莫及，人世间最痛苦的事莫过于此。如果上天能够给我一个再来一次的机会，我会对那个女孩子说三个字，我爱你；如果非要在这份爱上加一个期限，我希望是一万年。"这段经典的对白，现在最能诠释Able失去爱妻时的那份痛苦。所以很长一段时间，Able都不能调整状态，总是深夜难以入眠，我看到他访问我空间的时间每次都是深夜2点、3点、4点，我就知道，Able又伤心得彻夜难眠了。此时的Able痛彻心扉。

看到Able的痛苦，我就能想象，我"挂"了以后，身边亲人的痛苦。所以活着，是一种责任，让身边的亲人不痛苦的责任。小孔给我的震撼太大了，我也好久调整不了状态。给我多年不联系的一个故友打了一个多小时的电话慰问她，告诉她要爱惜自己的身体。因为她很多年前罹患白癜风，一直状态不佳。又和我的一个忘年交胡老师聊了整整一个下午，交流人生的感悟。给我好多的朋友同事打电话，告诉他们别拿感冒不当回事，要好好地爱惜自己的身体。我太渴望和我的朋友们交流这些心得，一定要好好地生活，好好地活着，好好地爱惜自己的身体，这是责任！

生命太脆弱了！要好好地爱惜自己的身体，要好好地爱自己身边的人，珍惜当下的每一刻！这是小孔教给我的。和大家共勉！

一个月后，我们看到Able一直那么痛苦，大家决定聚会陪Able聊聊。没想到，在那天的聚会上，喝多了的Boss告诉了我一件事，让我感动得哭了一个晚上。

那是2010年5月的一天。只记得是个星期六。那天的阳光很好，风温暖和煦。我下午到药店给孩子买中药和药锅，到建行还信用卡。出门没有带手机，慢慢腾腾办完事回家以后发现已经有人等候多时了。

是听雨、Able和Boss。Boss刚从国外回来，给我带来整整一斤西洋参。有谁见过送人参论斤送的呀！我回去的时候，他们正和老公相谈甚欢。知道我没带手机，就一直在家等我，已经一个多小时了。大家看到我的状态很好，都替我高兴。

晚上，大家一起驱车到山前大道的农家院吃烧烤。看着满天的繁星，说着年轻时候的故事，话题敞开，说起曾经的那些趣事，调侃我们当时的那些少年傻事。那些过去的带笑的温暖的回忆，让我们想起了从前的点点滴滴。那是一个充满温暖的夜晚。

让我感动的，不仅仅是曾经一起度过这样一个美好的夜晚。而是当我在建行排队的百无聊赖的时光里，他们三个在来探望我的路上发生的事情。路上，听雨说起我的未来，哭了。她说，如果将来海棠走了，她老公一定会再娶的，孩子怎么办呀，这么小没有妈妈了，该多可怜。Boss和Able说一定不会让孩子受罪的，她的孩子，咱们管起来。于是，他们三个就当下商量好，将来如果我不在了，他们一定会照顾好孩子，不管遇到什么问题，都会尽力解决的，就像我在的时候一样。

他们这样偷偷地约定，我浑然不知。直到那天在安慰Able的聚会上，Boss才告诉了我。如果不是Boss喝多了，我可能还是不会知道这件事。我听到以后，感动得稀里哗啦，不能自已地哭了整整一个晚上。

我是多么的幸运，多么的幸福，能有这样肝胆相照、托孤换命的朋友。这场病，让我收获了特别特别多以前不曾想到的各种爱。其实老天对我，已经是一场厚待了！

来自大洋彼岸的药

自从我的身体里不能自身转化T3，我又多了一种必需长期服用的药物——口服三碘甲状腺原氨酸钠，简称T3。本来T3的作用是帮助我做碘治疗之前可以保证TG不升高得太快，替代优甲乐的作用，来抑制癌细胞的。平时用不着吃，只吃优甲乐就行。优甲乐在体内可以把T4自行转化成T3。可是现在我的身体不行了，T3变成了我每天维持正常生活的日常用药，需要每天吃。嘟嘟乐大姐给我的药不能坚持多长时间。接着找药，就成了一项新任务。

嘟嘟乐大姐告诉我她是从香港找人买的。这是个处方药，需要医生的处方。但是因为不是香港人，公立医院不给开，所以她花钱找了个私人医生开了份处方，又拿着处方找到药店去订货。因为这个药不是常见药品，而且价格也很昂贵，所以需要提前预订。大姐整个买药的流程花了大概两个月的时间。

我远在深圳的妹妹、妹夫有的忙了，又是找朋友跟香港的药店打电话咨询，又是找朋友去香港的药店了解。不过因为转了好几道弯，这个药又特别稀缺，加上还要找私人医生，不了解内情的人一趟根本办不成，这个事情操作性太差。

药费的成本开支大幅度地增加了。优甲乐一盒100粒，只要35元，我每天2粒，只要7角。现在加上了T3，一盒30粒，1000元。一粒就顶一盒的呀。我每天1/4粒，就是8元3角呀。这可不行，我需要找到便宜一些的药的途径。长期吃药，就必须要计算一下成本啦。

此时，我生命中的又一个贵人出现了！

她是美国的病友Flygirl，一位美丽的上海姑娘。在好几个月之前，她和我聊过天，问了我一些碘治疗后多久可以要孩子和怀孕需要注意的问题。简单几句话而已。那时每天和我聊天的病友太多了，我记不住每个人。

当我做第六次碘-131治疗之前在群里疯狂找T3和TSH却一筹莫展的时候，Flygirl在群里知道我正在找药，就主动找到我说："你需要什么药，我也许能帮你带。"

哦，亲爱的，俺爱死你啦！

Flygirl告诉我，美国的T3比香港便宜很多。我手里的T3是30元一粒，25微克。她那里大概可以15元一粒，加上找医生的挂号费40

美金，也比香港便宜。

现在我必须每天吃药了，就想请Flygirl帮我开药。我等不到第二年的5月了。这个药，我的美国朋友Betty帮不上忙，因为只能让同样生病的病友以他的名义帮我开出来。我的朋友Boss会帮我带回来的。

我的好友Boss要去美国，提前告诉了我他的日程安排，问有什么需要他帮忙的。此次行程中他刚好要去芝加哥停留一下。

我需要他帮我带另外一种保健品葡聚糖，是阳光大哥给我推荐的。阳光嫂子的妈妈吃了感觉不错，我详细了解了情况以后，决定我和父亲都吃上试试。Boss提前就请芝加哥的朋友帮我买好了，从美国给我带回来。

我又联了Flygirl，请她帮我开药。那时我都不知道Flygirl在哪个城市，我都没想过，如果她离芝加哥很远该怎么办？我只告诉她，我的朋友Boss会在芝加哥停留一天。没想到，那么巧，Flygirl刚好住在芝加哥附近，只有大概四十分钟的车程。而且Flygirl特别爽快地答应帮我。

哦，我太幸运了。

药品最后顺利地被Boss带回来了，可是其中的过程，太波折了，也太让我感动了。

Flygirl答应帮我开药，可是不巧，那时候，她的两个医生都出门了，她跑了好几趟，等了两个星期还是没等到。而Boss到芝加哥的时候，Flygirl刚好在洛杉矶。Boss到了美国，就跟Flygirl联系，而当时药还没有开出来。Boss特意给我打来长途，告诉我Flygirl的T3没有开出来。可是我中午回家，又看到Flygirl在QQ上给我留言，说药品拿到了，让Boss赶快跟她联系。我又火速给Boss发邮件、发短信。Boss看到邮件的时间已经很晚了，只能更改行程。他特意改签了一班飞机，跑到Flygirl的家里给我拿药。Flygirl的家离芝加哥有四十多分钟的车程。而她当时是在洛杉矶，她便托她老公等着Boss。当Boss到的时候，Flygirl的老公特意从公司跑回家，把五十粒T3交给了Boss。这期间的波折，大家可想而知。

更让我感动的是，他们两人在整个的过程中，谁都没说自己辛苦，都在说对方忙碌。我是从他们的叙述中，才拼凑出整个事情的全貌。Flygirl在QQ上一直在夸Boss："你的朋友真棒，为了给你拿药，特意改签了一班飞机。"我知道Boss的行程有多紧张，他的生意很大，为我耽误的时间创造的价值，远比这五十粒T3值钱。可是当Boss回来以后，却只字不提，只是说："我们是这么多年的朋友了，应该的。如果没有药，我没办法，如果药开出来了，我都到了美国，还不能给你拿回来，我都交代不了我自己。你应该好好感谢你的病友朋友，素不相识，却为了你的药，跑了这么多趟，花这么多的精力为你忙碌，你要好好谢谢她。"

大家知道我听到他们的话以后有多么多么的感动吗？我的心里真是很久很久都不能平静。他们是多么高尚的人哪！我知道，他们为了我，付出了很多，可是他们却只是说对方的辛苦。太难得了。我为有这么棒的朋友而骄傲！

因为有了Flygirl的帮忙，我的甲功指标的调整就顺畅多了。感谢Flygirl！

早　衰

转眼到了2012年春天。第六次碘-131治疗之后，我的身体状态一直乱七八糟。一直在用药物调整甲状腺功能。甲状腺功能紊乱，导致月经也极其混乱。

八十天没来月经。我终于撑不住了，这到底咋回事？我确信我没有怀孕，一直不来月经，是个啥情况？

王大夫让我到妇科看看，王大夫说甲减就是会导致月经紊乱，不过这么长时间，也太不正常了。我们不敢确定，是不是碘引起卵巢功能损伤导致停经，如果只是单纯的甲减引起的月经不来还好些。碘–131治疗损伤卵巢，在各种指南里都提到了。现在我是不是碘–131治疗的倒霉蛋，需要检查核实一下。

妇科让我到生殖科去检查。

生殖科让我验血、做B超，检查卵巢功能。

结果，早衰！

我发现，医生最是冷酷无情，从他们嘴里说出的话，咋那么没人情味呢？咋一点儿都不含蓄呢？

他们说："你早衰是毫无疑问的，正常的三十五岁的女人的卵巢里，应该有六个或者七个卵泡，你只有两个。这就是早衰。没办法治疗。人老了就是老了，就像不能返老还童一样。接受现实吧，没有一个不剩就不错了。还有人二十五岁就早衰的呢！"

天哪！

怎么什么倒霉的事情都摊到我头上了！

我一路哭着开车回家。

我受不了啦，与其这样，还不如死了算了。我是那种就是死也要死得漂亮的人，我不要自己年纪轻轻就像个老太婆！我现在的样子，已经跟老太婆没区别了，比我妈还老呢，头发枯槁，皮肤粗糙黯淡，毫无弹性和光泽。褶子很快就会有的，头发没几天也会全白的。我就该跟白发魔女差不多了。这样活着，多没尊严哪。我是一个多么臭美的人，让我变成这个丑陋的模样，不如让我去死！

老天爷对我一点儿点儿都不疼爱，我都这样了，他还嫌不够，还要折磨我到什么时候啊！我没办法面对一个这样的自己！

到家以后，哭着给闺蜜小燕打电话，我已经泣不成声，不知所云，就是在电话里哭。焦急的小燕，放下电话就请了一天假跑来陪我了。

我那时候，绝对是严重甲减加严重抑郁，进行调药的过程中，身体本就是乱七八糟的状态，心情的压抑还没有完全缓解，现在又接着给我这么一个结果砸在头顶。我完全不能接受，完全不能淡定，完全没有我刚得知患癌那时候的风度。因为我知道，死去很容易，而活好了，非常艰难。现在的我，几经波折，却不知道，还会有多少根稻草再压在我这个瘦弱的骆驼身上了。我觉得看不到光明。

小燕是我最要好的朋友，像亲人，像姐姐。自从我患病以来，她一直陪在我身边，而且总是第一时间出现。这次也一样。她陪着我一起哭，苦口婆心地劝我，给我举例子，讲道理，不厌其烦。小燕告诉我她的表妹卵巢癌，才三十岁，已经摘除了子宫和卵巢。"好歹你现在还有两个卵泡呢，她都摘空了，她该怎么办呢？不就是早衰吗，反正咱也生了孩子了，孩子又这么好，好歹孩子有妈妈呀，哪个孩子会嫌自己的妈妈丑呀。你家老公对你这么好，他绝对不会嫌弃你的……"

其实，道理我都懂，例子我也知道。小孔的例子就在眼前，好歹我活着，孩子就能叫妈妈。可是，我心里就是不愿意接受这个事实。

人们常说的一句话，如果你抱怨自己没有鞋，看看别人，你会发现，别人也许没有脚。

可是我现在都不知道自己该是没有鞋的人，还是没有脚的人。比起小孔和小燕的表妹，我只是没有鞋，可是比起别人，我就是没有脚。

唉，人生还有多少意想不到的事情在等着我啊？

好不容易，小燕陪了我一天，我不哭了，不过情绪还是缓不过来。过了两天，我又觉得郁闷了。周日Able给我打电话的时候，我控制不住，还是边说边哭。Able就带着听雨，中午就赶过来陪我了。

我开始干傻事了，我开始迷信了。我让Able给我找了个"仙"用周易测八字，呵呵，这是我生病以来干的最不靠谱的事情了。

不过"仙"的话还是给了我很大的安慰，我的心情好多了。让我感动的是，连找"仙"的钱，都是Able给我出的，三百元呢，后来老公知道了直骂我，说我抽风，这么多钱，就换几句话听听，真是病得不轻。

从"仙"那里出来，Able和听雨带着我，找了个咖啡店去聊天。他们知道我早衰的消息，也是对我一通劝说。我也才知道，早衰不是马上就能看出来的，不是一天就把头发白完了的。小孔的弟妹，二十八岁就早衰，平时是看不出来的。听雨也才告诉我，她这么多年的雌激素水平都比更年期的标准低，所以当时怀孕才那么艰难。好歹咱还活着，比起小孔，我好太多了。Able说，就是这会儿给她一个早衰的小孔，他也高兴，好歹孩子有妈妈呀。

到了晚上，我的心情已经好很多了，给Boss打电话，看他有没有在石家庄。没想到他刚好在，放下电话，就急急地跑来了，还抱怨我们没有早点儿叫他。

又回到了这么多年的温暖时刻，我们四个人一起，坐着聊天、聊人生、聊生活。生命里的苦、笑、付出、收获、热恋、失恋、结婚、生子，我们都是对方的见证，风风雨雨，我们一起走过了二十年。

Boss说："你只是早衰，好歹你还在，我们还能一起聊天。就算你已经是满头白发，我们仍然能在一起，这就是幸福。将来，等我们四个人变成三个人的时候，你就知道现在有多美好了。这两年，我们总是担心你走了，谁承想小孔说走就走了。将来，也许不在这里的人是我们。世事难料，你还在这里，我们还可以聊天，我们就很知足，至于你是不是白头发，我们不介意。而且你手术的时候，把照片都准备好了，你多帅呀，我们都做不到，我们都佩服你呢。你连死都不怕了，就是白个头发，多几个褶子，这还有什么不能面对的呀。你现在比起小孔，幸运多啦。"

他们就这样开导着我，一直陪我到了晚上11点。我终于不再为这个破早衰纠结了，答应了他们，要好好地活着，快乐地活着。去它的早衰吧，去它的白头发吧，去它的满脸皱纹！我还活着，就是幸福！

有小燕和Boss、Able、听雨他们，一路风雨走过，一路支持陪伴，我就是幸福！海棠何其荣幸，能有这样一群朋友愿意陪我一直到老。

我的月经也终于在我不再为此纠结的时候姗姗而来，总共间隔了八十八天。

虚拟网络有真情

建立了QQ交流的平台以后，和病友交流成了我治病之余生活里最主要的一件事情。我们大家在这些交流中一起出主意，想办法，推荐好医生，共享医药信息资源，分享各种治疗经验，介绍养生妙方，倾诉遭遇，排遣压力。大家互相学习，互相帮助，互相支持安慰，相互打气加油，解决看病治病和生活中遇到的各种困惑和苦恼。群里的气氛温暖又温馨。

在这几年里，在我的几千病友中，在我与大家上万人次的交流中，教科书里说过的各种病例我几乎都遇见了。

甲状腺癌分为乳头状腺癌、滤泡状癌、髓样癌和未分化癌四种类型。四种癌的发病年龄、生长速度、转移途径和预后都不相同。病友中大部分是乳头状癌和滤泡状癌，还有乳头状和滤泡状癌混合的患者，少量髓样癌患者，未分化癌非常少。只有Miss的妈妈是未分化癌，几个月之后就去世了。像我这样患病二十年以上的很少。大部分病友为微小癌，只有淋巴转移，可以治愈。我见过淋巴结转移最多的薄荷紫清扫过200多颗淋巴结，其中150多颗是转移淋巴结，她曾经服用过促排卵激素。远端转移患者多为肺转移和骨转移，也有同时肺转和骨转的晚期病人。有过一例脑转移的晚期病人。最晚期发展有出现肝转移去世的。术后复发比较常见，术后复发做二或三次手术的占多数，最多的做过六次手术。喉返神经被伤到的人很多。还有个别病人，因为淋巴结浸润气管，切除气管后不能说话的。手术中被全部摘除甲状旁腺的患者很多，补钙是很多人终生的功课。女人患病比男人多，男女比例约为1∶3。各个年龄段的患病人群都有。儿童患病也不少，最小的只有六岁。但儿童患病病情发展比成人快，也通常比成人严重，大部分发现时，就已经是严重的远端转移了。一杯茶的女儿十一岁，颈部纵膈和肺部多发大结节，一度都没有医生敢给她手术。通过碘−131治愈的占大多数。大部分患者通过几次碘−131治疗就可以治愈。也有一部分群体碘−131治疗不吸碘。有第一次碘治疗就不吸碘的，也有后来碘治疗失分化不吸碘的。

甲状腺癌的发病急剧上升是不争的事实，世界上多个流行病学调查都证实了这个结论。每天有那么多新病友入群，就是最直观的一个表现。我发表的两个帖子点击率持续上涨，也是直观反映。根据美国国家癌症研究所（NCI）的癌症流行病监控专项计划（SEER）的数据，1975年，美国每10万人中有4.8个新发病的甲状腺癌患者；1992年，这个数值是5.9；但到了2012年，这个数值上升到14.9。从1992年到2012年，新增病人提高了两倍多，远远高于所有其他癌症。幸运的是，常见的甲状腺癌类型的恶性程度不高，导致病人死亡的危险性很低。进一步的分析表明，甲状腺癌的发病率近期的显著上升是因为接受甲状腺检查的病人增加，而不是因为有明显症状而去就诊的病例数增加。甲癌的高发有过度检查之嫌。

病友们大部分是全切，做碘-131治疗的；少数是次全切，不做碘-131治疗的；大部分是微小癌全切，做碘-131治疗的。选择合适的术式和是否需要进行碘-131治疗，以及碘-131治疗的相关事项是我们大家每天讨论的重要内容。

除了病情，病友们讨论最多的就是日常的生活保养。大家最关心的就是低碘饮食能吃什么。低碘饮食成了甲癌患者的紧箍咒。吃什么，什么能吃，成了甲癌患者的心头大患。全国各种食品的食物配量表里急需添加碘含量一栏，以满足日渐增多的甲癌患者的日常生活需要。

在生活里，大家的困惑也特别多。除去还能活多久这个万古话题之外，大家最关心的，是能不能生孩子，能不能结婚，能不能继续工作。这些问题，已经成为甲癌患者的心结。这类问题医生不管，其他类型癌症患者又可能来不及思考就已经离世了。可是这些问题却是甲癌患者生活里必须面对的。这些心结，健康人不了解、不理解，也很难沟通，甚至常常有歧视。甲癌患者为此常常特别苦恼。随着甲癌的高发、甲癌患者的增多，它正逐渐成为一个社会现象，希望社会能够对甲癌患者多一些了解、理解、尊重和关怀。

群里大部分病友的病情都是比较轻微的，很多人都是微小癌，只要经过几次碘-131治疗，就可以基本痊愈了。一部分人虽然不能治愈但是可以较长时间带癌生存。大家都为自己能有一个比较长的生存期感到庆幸。

但是，甲癌毕竟是癌，所以仍然有病人离世，仍然让我们心痛不已。

必成功的父亲是乳头状低分化癌。乳头状低分化预后与未分化癌相似，也不太吸碘，发展很快。他发现的时候就扩散到肺和纵膈了，从发现到离世才十个月，做了两次碘–131治疗都几乎没吸碘，最后三个月骨转移瘫痪，并且伴随极度的疼痛。

珠珠串的老公六十多岁，乳头状癌，多年前就出现了骨转移的症状，长年骨痛被医生当痛风治疗，确诊时已经发现肺部大面积转移和骨八处转移，先后做了两次碘–131治疗。但碘–131治疗之后，胸闷，憋气反应太强烈了，就放弃了后续的碘治疗，两个月后就因为癌转移到肝部逝世。

此外虞鹏和塔伦蒂诺，都是过度治疗的牺牲者。

在最初的老病友重病号里面，我和老胡、海螺、虞鹏算是病情最重的。我们四个人拿自己当例子，给群里很多新病友鼓励和帮助。其实越是我们这样的老病号，心态越好。

老胡，南昌一位六十多岁的老人家，我好几个群的管理员，甲癌滤泡状癌，胸骨转移。他是先发现胸骨长出来一个大包，手术把胸骨摘掉后化验才知道是甲状腺癌骨转移的。他的碘扫描显像可怕极了，骨头里全是乌黑的。他是我认识的第一个骨转移的病友。

海螺，滤泡状甲癌伴全身多处骨转移。苏州的一位教师。从2007年年底开始总共做了八次碘–131治疗，累积1650毫居。是我知道的第一个喝了这么多碘–131的病友。

虞鹏的病比我们仨稍微轻一些。他也是一个积极向上的人，在群里很活跃，也是群里有威望的老病友。因为大量淋巴组织浸润，手术的时候被切除了气管，用金属管来代替。为了使金属气管更好地和组织融合，医生让他进行放射光照射治疗。没想到，这放射光照射治疗，使他的气管组织出现了纤维化。

虞鹏对待病情的态度是不遗余力地把病治好。一切可想的办法、可行的办法他都尝试。2011年暑期，他因为吃中药停优甲乐，导致TG升高（这是他最大的失误，吃中药也不能停优甲乐）。做碘-131治疗后，喉部因为曾放疗导致气管食管组织纤维化而穿孔，引起呼吸、吞咽困难，不能讲话与进食。生死攸关，他需要一个大手术。手术的范围比较大，由胸外科医生从胸腔开始着手，再到颈部切除病灶，难度系数很高。

海螺和虞鹏是同乡，他邀老胡一起在希望群里为虞鹏发起捐款。我觉得这是一个特别有意义的行动，也号召我的几个群积极响应。全国各地的甲状腺癌患者及其家属掀起了一股捐款热潮，大家虽然都患病在身，也都积极伸出友爱之手。虽然中间也有人提出质疑，认为发起捐款的海螺也是病人，他也需要用钱，担心大家给虞鹏的钱被海螺克扣。我对我的群里的这些热情的病友说："我相信人间自有真情在。"最后，海螺顶住了各种压力，证明了自己的善良初衷。病友们热情地捐款，短短的几天，从全国各地收到的善款已达15000多。截至2011年10月31日13时30分，共收到捐款27129.62元。虞鹏接到海螺给他带去的捐款，感动得热泪盈眶。

在真实的生活中，在大街上倒了没人扶的冷漠氛围里，我们病友们却为一个从未谋面的病友捐钱治病，在虚拟的网络里大家看到了最真挚的感情。我们知道，帮助虞鹏就是帮助自己，是给自己活下去的一个希望。我们每个人都觉得心里暖暖的。

遗憾的是，大家的热情和温暖依旧没能挽留住虞鹏的生命。虞鹏的大手术需要从胸腔开始把穿孔的食管拿掉，把胃提上来，再到颈部切除病灶。但是因为手术难度太大，从上海专程请来的医生也不敢冒险。而且加上碘-131治疗后凝血不好，刀口愈合困难，手术没有按计划进行。医生只给他做了胃漏解决进食问题，勉强维持正常的生命体征，其他的手术需要他遍寻名医后再治疗。他每天进食要把食物打碎直接送到胃部。因为气管和食管是通的，而且胃部有开口，他的唾液咽下去会引起刀口的发炎，很不好处理。他出院后曾让我帮他找药来缓解组织纤维化，但是他要找的那个药已经停产很长时间了。正当他在积极寻找下一步解决方法时，没想到，2011年12月5日夜里11时25分，他因为颈部纤维化的总动脉突然破裂，匆匆离开了。一个鲜活的生命就这样消逝了。群里的病友们都难过了好久。

一年后，塔伦蒂诺也因为过度治疗离世。如果说虞鹏的治疗是自己折腾的过度治疗，塔伦蒂诺就是彻底地被医生折腾过度治疗而去世的。2013年5月她走的时候，才刚刚二十五岁。她十三岁时发现甲状腺乳头状癌且有肺部扩散，手术后一直到二十岁进行了十八次左右的碘-131治疗，由于太过追求治愈，直到二十岁发现了双肺纤维化，才停止了碘-131治疗。严重的肺纤维化，中度贫血四年，由于肺纤维化引起了气胸又做了气胸手术。术后呼吸不畅，严重气短说话都不利索，走路都成了问题。最后由于肺功能丧失窒息而亡。

让我们特别感动的是，这个可怜的女孩儿，离世之前，特意到群里告诉大家自己的惨痛教训，提醒大家不要过度用碘-131。她是个多么善良的姑娘啊！遗憾的是年纪轻轻，一朵鲜花还未绽放就凋谢了。

虞鹏和塔伦蒂诺的去世，让我们对过度治疗有了一个更加清晰的认识，也让我们更警醒。曾经有人说，癌症病人去世，有三分之一是自己吓死的，有三分之一是被医生的过度治疗治死的，还有三分之一才是上帝真正要带去的。这个度怎么把握，很难。只有在过度治疗后，才发现原来是过度治疗了。因为在生命面前，每个人都会赌，没人愿意束手就擒，所以一定是尽自己最大的努力去和病魔做斗争。过度治疗，很难避免。而很多时候，过度治疗是不可逆的。大部分时候是出现问题了，才知道自己之前是过度地治疗了。所以每一个治疗方案都需要慎重抉择。

每每听到有病友离世，我们大家都心痛不已，群里的气氛立刻紧张又压抑。大家都害怕悲剧在自己身上发生，好容易建立起来的对生活的信心，瞬间就能坍塌。这种惶恐，往往需要很长时间才能调整过来。每经历一次，我们大家就更加努力、更加真诚地互相帮助，互相安慰，希望悲剧不再上演。

在这个虚拟网络组成的大家庭里，病友们真诚地互相帮助，共同抗癌，每个人都感受到了浓浓的爱，都觉得特别温暖。这份情，最难得，最宝贵！在抗癌的漫漫长路上，我们就像是大家庭里的亲人一样，万众一心，同舟共济！

全球缺货的TSH

第六次碘–131治疗的效果非常好，TG一度降到6.6mIU/L。让我一度对"毕业"充满希望。

当我的治疗觉得还是有效果的时候，我决定把我的经验分享给大家。告诉大家，还有这样两种药，国内没有，国外有，可以应付一些治疗的特殊情况。于是我在天涯和新浪都发了篇博文《关于在碘–131治疗甲癌后期可能用到的两种药品T3和TSH》。一时间，群里的病友都在了解这些药。还有好几个核医学科的医生也是从我这里详细了解了这些药物，他们之前也没有听说过。高兴的是，很多不敢停药的病友都可以选择T3替代优甲乐了，TSH停药也低的朋友可以选择这支针了。我觉得帮助了更多的朋友，心里满是欢喜。这篇文章在相当长的一段时间里是谷歌百度搜索相关文章的第一名。我开心极了。

但是遗憾的是，所有这些人都只会不停地问我这些药从哪里能搞到，却没有任何人问过我，吃了这些药的副作用，包括这些医生。这些药的副作用不是一天就能显现的，后来等我发现这些药品巨大的副作用再告诉大家的时候，却没有人相信了，还有些想法阴暗的人竟然认为我是存心隐瞒药品信息不跟他共享。每次我都苦口婆心地劝告他们慎重选择，代价太大，不到迫不得已，不要冒险，但是却很少有人能听得进去，以至于后面发生了很多不愉快的事件。人性里的自私、冷漠、猜忌、不信任和急功近利，我都被迫遭遇了。不得不由衷地说，做个善良的人真是太难了。

到2012年1月份，TG指数15.6mIU/L。我觉得还是可以接受的，就着手准备下一支TSH。可是上次那家药店告诉我，目前全球缺货。他可以从香港搞到，但是要三万三千。三万三千元呀，上一支是一万四呀！这可是坐着火箭涨的价格呀。心疼，没舍得买。

之前的几个月，我妹妹他们已经和香港的药店联系过了，大概是八千元。我觉得时间还早，这个药保存和运输条件要求太高，我不敢太早拿在手里，怕冰箱保存得不好，让药品失效。想着反正已经都知道路子了，需要的时候，再从香港的药店买去就行了，提前一个月运作这件事就成了。

让我妹妹他们找香港联系。香港药店说可以买，不过要过完年。我觉得TG短时间内不会暴涨，拖一个月是可以的，我就安心地等过年。可是到了年后，香港药店却说，因为目前全球缺货，欧洲不给药店供货了。

见过点儿背的没见过这么点儿背的！我运气咋总是这么"好"呢？

而此时，我的TG也像坐上了火箭，一下蹿到317mIU/L了！我到现在，都没搞清楚个中原因，半个月的时间，TG就能从17.6mIU/

L蹿到317mIU/L。没道理，不符合甲癌的发展规律，但是找不到答案，又验了次血，排除了医院误差，还是在300以上。我傻眼了。这个TG这么高，我又到了分秒必争的时候了。

妹妹又跟她台湾的朋友联系。朋友过年回台湾了，她的大姑姐在新竹，她到了台湾就让她的大姑姐帮忙去打听。过年的时候，妹妹的朋友特意从台湾打来长途，告诉我妹妹，台湾这里也缺货。

没办法了，开始发动全国的病友找TSH。当时和我一起急需这个TSH的，全国还有六个病友。他们都是通过我的文章了解到要用这支针的，这时候，却和我一起争抢资源。那时候，我沮丧极了。朋友们都说，好人不能做呀不能做，你告诉了大家，结果你用的没了。也许没有这篇文章，这个药也不至于这么抢手。现在市场竞争，全球缺货，又这么抢手，价格不涨才怪呢！

但是，我并不后悔告诉了大家这些信息，这支针，打在谁的身上都是治病，谁的病好了，我都高兴。就是气这支针产量太少。如果大家都有的打，病都好了，不是皆大欢喜吗？

可是我上哪里找药去呢？

全球缺货，是全球都缺货呀！

集体的力量是强大的。此时我已经有两千多位病友啦。我各个群里的朋友都在帮我想办法找药。最后，幸福的味道给了我一个电话和联系方式，说是一轮明月找到的信息。这家有药，价格还比较便宜，24598元，比33000元便宜多了。而且还给我看了聊天记录，确信是一家药店，不是黑店。

好吧，已经顾不得钱了，时间不等人。这次这个城市更远。我和老公又急忙跑过去交钱预付。因为从交钱到拿到药，快了七天，慢了要二十五天呢。

等二十五天以后TG什么情况，我无法预料。

这突如其来的缺药变故，让本来很从容的一件事又变得特别狼狈。这次又是像疯了一样地找药，弄得我十分憔悴，大病一场，输了十天的液也不见好，身体状态极差。

好不容易，TSH药到手了，我的身体还没恢复，只能耐心等待康复。

庆幸的是，总算买到了这支针，治疗有着落了。

第七次做绿光人

2012年3月13日终于进行了第七次碘的治疗。这次又是一波三折。

好容易TSH拿到手了，我的身体情况也恢复了一些，可以喝碘了，医生这边又出事了。

我的固执医生，硬是要让我做碘扫。我没停药，扫描能有什么用呢，肯定不吸碘的呀。我要求直接打针，可是他们不敢，我要求签免责协议他都不同意。他的话是："我不能不遵守我们这里的治疗规定，如果我同意你了，你打针出事了，那我就毁了！"没办法，我还要在这里治疗，因为这里是我的医保定点啊，我还只能听他的。

硬是让我停了一个星期的药，做扫描，完全按照医院的流程来。可是停药一个星期，我的TSH还是0.1，碘扫怎么可能显示吸碘呢？非说我不吸碘，我告诉他我打了TSH，现在吸碘了，他不信。又验一遍甲功，TSH远远大于100，医生无语。然后医生竟然只给我100毫居的量。我说200，他不同意。TG已经300mIU/L，却只给100毫居，这不是毛毛雨吗？他现在开始跟我提肺纤维化了，说："如果再喝多了就该纤维化啦，我是担心你的肺。"这会儿他担心我的肺纤维化了。之前我喝到850毫居的时候，问他网上说喝多于

600就会肺纤维化，我还能不能喝，会不会纤维化，他说："你才喝600，在我这喝10000的都有，听网上的就别在我这儿治！"

我要求喝200毫居，我说我能用的碘的治疗非常有限了，我必须好好把握这有限的机会。他说你打这针也没用，早晚你会失分化的。他坚持让我喝100毫居。和医生已经没办法交流了，我和老公直接建议做肺部CT看看，等出结果再协商。肺部扫描后，医生无语，乖乖地给开了200毫居碘。

哼哼，海棠威武，海棠完胜！

于是，在和医生无数次妥协交流协商，医生本着"为我负责"的态度，让我多等了十五天以后，终于如愿以偿地喝上了200毫居的"金水"。此时我的TG为366.96mIU/L，和我第一次手术之后第一次碘治疗之前的水平一样。这么多次的碘治疗，原来始终在转圆圈。TG又回来了。

另外还发生了一件奇怪的事情，就是做碘扫的时候，突然发现卵巢吸碘，把医生吓坏了，又做了一个CT，说是生理性吸碘。当时就没有继续关注。但是，两年以后，和一位原嘉禾医院普外的手术大夫聊天的时候，他告诉我有一种现象叫卵巢甲状腺肿，并给了我一些相关资料。查过资料，我发现这个现象很有意思。我曾经做过的卵巢畸胎瘤手术病理就是甲状腺组织。而这种卵巢甲状腺肿也有可能癌变成乳头状或者滤泡状甲状腺癌。同时卵巢甲状腺组织也会分泌甲状腺素，引起卵巢性甲亢，还参与分泌TG，造成TG数值的升高。但是这个现象，我去看妇科，妇科专家却说非常少见。S医院妇科的大夫都不知道该给我做什么检查。河北省的妇科专家则直接叫我到大医院看，他们没见过这类病例。由于我的卵巢肿瘤剥离后B超就没有再探及过，无法检测，因此我的卵巢是否参与TG分泌、如何治疗等等问题目前仍然毫无头绪。这是两年后发现的新问题。

这次喝碘的反应是我历次做碘反应最大的一次。

2012年3月13日上午11点喝碘。

下午6点，开始疯狂腹泻，一直持续到第二天早上。我不是在厕所，就是在去厕所的路上。

我一边腹泻，一边心疼呀，我的黄金水啊，有没有吸收进去啊，都让我拉了。这样怎么保证治疗效果呢?

14日，早上，开始咳嗽。

是很深很深的咳嗽。吐出的痰是黄绿色的，带着黑色的核状痰。很多，很深。不停地咳嗽。

比第六次碘治疗的时候咳嗽得厉害多了。原来还有很多事情，是用"更"字形容的。但是这次，我不找老公求助了。我知道，所有的事情都要靠自己。靠别人，总会失望的。不过老公的表现反倒比上次好多了。

15日。咳嗽继续，下午开始发烧，越烧越高。

到晚上，高烧39度。没办法，我不得不穿衣出门，去医院急诊。

想找个离家近的医院，老公带我到省E院。没想到，这里的病人多得跟煮饺子似的，乌泱乌泱的。给我验个血常规，竟然要等两个小时。在别的医院，血常规只要等五分钟的呀。没办法，等着吧，实在烧得难受，便要求医生先给打个退烧针。

漫长的两个小时，我自觉地找了个角落在椅子上瘫着，像坨没发好的面团似的。看着来来往往穿梭忙碌的护士，这么多人，这么嘈杂，我心烦得很。我只想赶快找个地方，安安静静地躺下。严重甲减加上高烧，我已经没有一点儿力气了。

好容易结果出来了，就是个普通的感冒。还好已经打了退烧针，就直接回家了。到16日，终于退烧了。

慢慢地，感冒好了，其他的都在渐渐好转，咳嗽除外。

总算又熬过了一关!

第三部分

后碘-131 时代

卖房子

从2012年年初开始，父亲的病情就开始严重了，之前六个月一次的治疗，变成三个月一次。住院这么频繁，不是好兆头。

这两年里承担责任最多的还是老公。老爸的每次介入治疗，都需要陪床。妹妹妹夫还在深圳，这件事情就责无旁贷地落到老公身上了。没有人能替呀，妈妈血压高，不能熬夜，我的身体也不能熬夜，只能盯白天。老爸的介入手术后，每五分钟就要小便一次，五分钟就要吐一回，还有低烧。而爸爸手术需要空腹三十个小时，老爸会不停地喊饿，右腿有十二个小时被固定不能动，需要不停地按摩，防止右腿血栓。这些都要老公做，常常一夜都不能合眼。老公从来没有一句怨言。

这两年，我和爸爸的轮番治疗，把家里的节奏弄得特别紧张。但就是这样的家庭环境，反而让我们全家特别团结，特别亲密。我们家就像一个大的精密仪器，高度地配合，团结一致，相亲相爱。这种浓浓的爱的感觉，极其宝贵。

我的帖子《当魔鬼住进你的身体》上了天涯社区网站女人版的头条条目二了。原来这篇文章被那么多人认可，真是开心。那天刚好是我的生日，就算是天涯送给我的三十六岁生日礼物吧。

在做完第七次碘-131治疗之后，我的情绪一度很低落，因为不知道下一步该怎么走。在春雨蒙蒙的一个夜晚，我和老公送喝醉的朋友回家后，一路散着步往回走。细雨微微地抚摩我们的发丝和面容，我们一时间陶醉在春雨的温润中。暖暖的微风吹得人心里痒痒的，生出了很多希望，而我的希望在哪里呢？我慨叹："又一个春天。多好的春天哪，每个人都充满希望，我的希望在哪里呢？这不是我想要的人生，这不是我想要的生活！我想要正常的生活，我不想生病！"老公拍着我的肩膀说："不是这样的，没有这个经历，怎么证明你比别人更坚强呢？怎么证明你比别人更优秀呢？甲癌给了你一个证明自己的机会呀！"说实话，生病以后的表现，我没有刻意地去要求自己坚强，也不觉得自己的表现就是坚强。我只是尽自己最大的能力去拼、去努力，尽最大能力克制恐惧情绪。等我遇到越来越多的病友，发现他们几乎都是在得病以后崩溃得哭个稀里哗啦，好久都不能从惶恐、害怕、纠结中调整过来的时候，我才明白，哦，原来我的表现，是比他们坚强一点儿点儿。可是坚强也不等于铁石心肠，也不是总能无所谓、想得开，纠结、焦虑其实一点儿都不少。毕竟这是生死攸关的事情啊。幸运的是，每次我觉得失望、绝望的时候，老公都在旁边给我加油、打气，给我力量，这感觉真好。

有一天晚上要睡觉的时候，突然跟老公说，我觉得我这辈子没活够，活得不过瘾。如果能行的话，我还要个下辈子，到时候，我不是这样从小就病的。我一定好好地活个不同的样子出来。老公说，好哇，如果有下辈子，那我还要找到你，咱们还在一起呀。我当时没反应过来，说，还找我做啥，这辈子都过来十多年了，你没和我过够吗，下辈子，换个人吧。老公说，不够，不够，这辈子都不够，下辈子也没够。

不过，生活还是要继续，治疗还是要继续，考验还是要继续。

在我隔离期间，我的表哥，大舅舅家的大哥哥，也患癌了。他原定要做个腰椎间盘的手术，可是打开之后发现腰椎，连胸椎和颈椎都长满肿瘤。原定的胸椎和颈椎的填补手术都不能做了。很有可能哥哥被轻轻一碰，就会高位截瘫。到全国各大医院做病理，查了一个多月才确诊，哥哥是神经内分泌癌伴骨转移。哥哥手术以后，就瘫痪了。手术伤到了神经，腿部都没有知觉，连尿管都撤不下来。在此后的半年多时间里，都是瘫在床上的。小舅舅看护他，总是特别卖力地给哥哥按摩，希望他能早点儿恢复知觉。哥哥年纪轻轻地瘫了，我们大家都心疼得不得了。和哥哥比起来，我和爸爸算是幸运的。至少我们还有脚，我们还能生活自理。看到哥哥躺在床上的艰难，我心里真不是滋味。

哥哥是神经内分泌癌里预后最坏的小细胞癌，几乎没有什么有效药物，经典治疗就是不停地化疗。嫂子说，二十多万已经花出去了，可是一点儿效果都没有。特别能理解嫂子面临的心理压力和将来的困难。最后的结果，就是人财两空，倾家荡产也保不住人。这个结果，是大家最不愿意看到的。可是，又有什么办法呢？我和父亲，也都面临同样的问题。

第七次碘治疗之后，我把房子卖了。一年后，我爸也把房子卖了。

我卖的就是我做隔离的那套两居的九十七平方米的房子，卖了五十九万。

我特别舍不得我的房子，装修得特别温馨，房子闲着的时候，我都舍不得出租。卖房子的时候，正赶上楼价低迷，卖的钱不多。谁让咱急需钱呢！我是打定主意，不管以后怎样，也不想用碘治疗了。就是真的必须再做最后一次，我就租房子去。我需要钱去准备后碘–131的治疗费用。不能用碘了，我下一步该怎么办？我肯定不会束手就擒的，必须提前做准备。

我所了解的关于碘–131失败后的治疗，目前有两个：一个是靶向治疗索拉菲尼，另一个是生物疗法。索拉菲尼2012年在全国进行试验者招募。北京嘉禾医院、北京SLY医院、上海L院等大的医院都在进行试验入组。索拉菲尼是治疗肝癌的药物。当时正试验对甲癌的效果，如果能够入组试验者，费用就很低，但是不能保证一定能分到试验组，有可能会分到参照组。如果是参照组，有可能用的药只是安慰剂，这样的话，六个月的时间，对于病情就很不利了。而且索拉菲尼是化疗，它的副作用非常大，会有皮疹、手足脱壳、脱发、呕吐、流鼻血等其他反应。比起碘–131来，副作用大多了。如果是自费进行，每个月大概要五万元。北京SLQ医院核医学科的大勇大夫不建议我做索拉菲尼，他说这个有效率只有40%，而且只有六个月的有效治疗时间。

另外一种治疗就是生物疗法。这是一种新型免疫疗法。目前也在实验阶段。就是把自己的血抽出来，进行免疫培养，然后再把血输送回去。目前对肝癌、肺癌、乳腺癌等大癌种的放化疗的辅助治疗效果还是不错的，但是对于甲癌的治疗，还没有任何可参考的。我所在的河北省S院，研究生物疗法的W大夫是刚从日本回来的博士。W大夫告诉我，如果我做，就是他的第二例病人，但是第一例病人的治疗效果并不好。这个治疗的费用很高，每个月大概要一到三万，要连续四个月，才算一个治疗周期，而且不在医保范围之内，纯属自费。

当我了解了这些情况，跟老公沟通的时候，老公说，没关系，卖房子不就是为治病吗，先拿出二十万来，该怎么治病咱就怎么治病。我说二十万呀，一辆好车呢，都让我治病了。我已经花了一辆奥拓的钱用来打针了，心疼死了。老公说："钱嘛，花了咱再挣，只要能治病，花多少我都不心疼。"我感动得稀里哗啦。

当好友我想飞知道我卖房子准备治疗的时候，她给我打电话，说她手里有买一辆车的钱，车可以不买，让我拿去治病。我又被感动得稀里哗啦。这年头儿，都是到处借钱不还的，和她相比这是多大的差距呀。她还在我父亲生病的时候，常常探望父亲，让老爸手术时的痛苦减轻好多。我老爸也非常欣慰，他有这么好的学生，我有这样的朋友，太幸福了。

准备做索拉非尼或者生物疗法的时候，我又做了一件事。去照相，给自己留一组有头发的写真。因为不知道在以后的治疗中，我的头发还能不能保住。臭美如此的我，怎么也要给自己留个念想吧。

其实，这时候的我，最绝望了。因为我担心以后再也没有正常人的样子了，也不可能有更好的治疗手段了。所有的办法都用尽了之后的绝望，比起手术，比起第一次碘–131治疗，来得更厉害！不过已经不想哭了，也不会抑郁了。因为已经知道毫无意义。我能做的，就是做好现在。

后来听了W大夫的介绍，我没舍得用生物疗法。不过介绍我爸爸用了。他第一次治疗以后，觉得就像年轻人一样，体力充沛、精神矍铄，感觉好极了。不过肝癌的甲胎蛋白指标倒是没见降多少。

我们都劝爸爸，管他降不降呢，只要感觉好就行，只要有精神，免疫力提高了，肯定没坏处。

后来我们又连着让爸爸做了两次，但是越到后来越没有效果。白花花的钱，都花掉了，也没有任何起色。老爸的生物疗法也只好放弃。我一看这种情况，也不舍得用生物疗法了。

接着想别的办法吧！

我和爸爸自从生病以后，又多了一种身份，就是病友。我们总是相互交流着身体的各种信号。各种治疗信息，各种养生的方子，各种保养品，只要我觉得对爸爸有用就给爸爸找来。朋友绿叶给我带了一大块红豆杉的原木，是特意从俄罗斯偷带回来的。她告诉我红豆杉是抗癌的，好多人拿这个木头做杯子，那样太浪费了，你把这块木头掰下来，当茶泡水喝就行。我舍不得喝，就给爸爸了。没想到，爸爸喝了两天，就头晕、眼胀、瞳孔放大。后来到网上查了，说是这么喝容易中毒，才不用了。葡聚糖是阳光大哥给我推荐的，我没舍得喝。后来阳光嫂子的妈妈因为吃葡聚糖化疗反应少了好多，我就推荐给了爸爸。爸爸吃了以后，确实是提高了免疫力。我就一个想法，只要爸爸能少受罪，能多活一点儿时间，就值得我去办。后来又有网友给我另一个半枝莲的方子，我也让爸爸吃上了。爸爸需要灵芝，东北长白山的病友九月菊大姐帮我跑了七趟，一只一只地帮我挑选了灵芝寄过来。妈妈总是跟爸爸说，闺女是你的福星。只要我能找到的办法，我都会给爸爸找的。

Lily是第一个专程到石家庄探望我的病友。2012年五一劳动情，她带着一家人来看望我。

她的手术时间和我的前后脚，都是3月份，当时做了甲状腺半切。她是乳头状中分化甲癌，一年后，发现肺转移，又在2012年2月份为碘-131做了第二次清扫手术。3月份，第一次碘-131治疗，那时候，我刚好是进行第七次碘-131治疗。

她就是在第二次手术的时候，根据我在天涯的《魔鬼住进你的身体》那篇帖子里提到的术后后遗症条目，一条一条地和手术医生探讨，最后，她的医生给她做了特别成功的手术，甚至完整地剥离了血管又复位了。这个复位几乎是没有医生能做到的，一般情况，都是直接结扎了事。因为复位的难度太大了，没有人肯下这个功夫，费那么大劲。看着她的手术病例，我真是羡慕啊。这个复位最大限度地保证了她的术后生活质量。不过，由于她提前做了很多功课，又跟医生交情很好，她的手术才可以这么成功。她的血管复位的案例，不能推广，有点儿遗憾。

Lily比我略大，算是同龄人，我们相见恨晚，相谈甚欢。我带她参加我和Boss、Able三家的野炊烧烤，大家玩得很开心。回去之后，她在我的空间里给我留言："海棠，见到你和你的好朋友才认识世上会有多么长久深厚的友谊，听你的故事，深深地被你身上散发的魅力吸引了，你像天使一样美丽善良，你把爱无私地给予了身边的每一个人。什么是幸福，看到你，才懂得……"

我没有她形容得那么好。不过我确实觉得，现在我的生活，除了身体不好，其他方面都很幸福、很幸福……

五毒中药

当所有的努力都宣告失败的时候，我深陷绝望之中。TG仍然居高不下。于是，我又回过头，找中药，从我国浩繁的中药文化中寻求一线生机。

于是，朋友我想飞给我介绍了一个乡野"神医"——晋州张医生。

传说他擅长用毒。就是人们常说的"以毒攻毒"。

我想飞让我去网上了解一下张医生的情况。我从一个网页上看到一个叫"普光"的阿姨介绍她乳腺癌晚期的母亲在放化疗都宣布失败之后，找张医生去吃了二十五天的"毒"后，竟然神奇地痊愈了——从躺着不能自理到行动自如还可以打扫卫生。简直就是奇迹呀——我和爸爸的心中也点燃了一道烛光。

真希望这烛光能让我们在人生的路上走得更远。

现在是什么都敢试了，只要有一线生机。

于是，在爸爸第六次介入手术住院之前的一天，我们专程赶赴晋州，看望这个令人起死回生的"神医"。

一路问过去，在村东头最破落的小院子里找到了"神医"的家。进到院子里，心更是凉了一大截，这是怎样的一个院子啊！

院子里散养着两头牛、五只羊、一条狗和一只猫，院子里都是给牛和羊吃的草料，没有地方下脚。房子更是破得很的砖房。进到屋子里，又是惊讶和疑虑。这可是我见过的最脏、最乱、最不堪的房间了，什么东西都杂乱不堪。穿过黑黢黢的一个房间，或者说是厨房，进到医生的房间。没有家具，只有一张桌子和一个大炕。在桌子的角落里放着一个十四英寸的小电视机。桌子上有厚厚的一层尘土，好像从来没有擦过一样。桌子上的东西也是五花八门，乱七八糟。唯一让我眼前一亮的东西，是一本医药学字典。没有椅子，我们只好坐小板凳。我们下午3点半左右到的，张医生正坐在炕沿上趴着桌子吃饭。

这是"神医"？

一个最普通的老农民的样子，驼着背，左腿上还打着绷带，肿得老高。他艰难地站起来，和我们打招呼。直到我看到墙上挂着的已经落了厚厚的灰尘的锦旗，看到上面已经卷起了边的"起死回生、妙手回春"等字样的时候，我才确信，我找到的是医生。此时，真是抱着死马当活马医的心态了。什么都敢试，不计后果。

心存狐疑地和老人交谈，狐疑才烟消云散，决定大胆地让老人给药了。

原来老人的祖上曾经在清朝出过三个状元，其中两个武状元，一个文状元。这个文状元，连续死了五个老婆。文状元万分痛苦后就下决心研究医学治病救人，最后的几年还真的很有建树并开始给人治病了。后来他的这些方子就传下来，直传到现在这个七十五岁的老人手里了。他从二十多岁开始用药，治好的第一个病人就是他的老婆。现在已经用了五十年的药了，但是至今都没有找到合适的传人接班。因为他说在他们家里找不到不为钱财专心救人的子孙，所以宁可失传。而且老人看病还从来不收钱，只为救人。但是他没有行医资质，所以不能算医生。

他小心试问我们怕不怕吃蛇、蜈蚣、蝎子之类的药，然后就让我们说病情。老人看到我的情况，就让我躺下，给我"品气"。我还是第一次听说除了搭脉之外还有"品气"这样的诊断方法。他在我腹部和腰的两侧分别按，然后告诉我们，这叫品气。搭脉有时候看不到的问题，品气能摸出来。不过后来听说好多乡村的兽医都是这样给牲口检查的。

老人家给我开了三天的药，要求我每三天来拿一次药，同时说说我服药的情况。第一张药方是这样的：

白花蛇三条，毒虎三个，蜈蚣三个，蜂房二钱，斑蝥一个（去头翅），红花一钱。

老人不收费，也不给我写方，都是他说我自己写的。在村口附近的药店里有药，但是跟老人没有关系，不是他家的药房。我到那个药店拿了药，药店直接加工碾成了粉末。

父亲的药和我的不一样。但也是跟五毒相关的药。

于是，接下来的一个月，我就每三天跑一趟晋州。把我和父亲吃药的反应跟老人说说，老人再根据情况给我加减药量。白花蛇、毒虎、蜈蚣一条一条地往上加，那袋粉末也越来越多。从开始用胶囊装了吃，到后来用红糖拌着吃，再到后来，就直接兑水吃。药越来越多，程序越来越简单。这些粉末，腥得厉害，实在难以下咽。吃到大半个月后，我就是每天抱着这碗药，不停地做思想工作，才能勉强把药咽下去。这些粉末和上水以后，颜色特别像便便，我每次还都把它和成一块软硬适中的药饼，看起来就更像了。而且我每次喝完的时候都说，终于吃完这"坨"药了。儿子听了就哈哈大笑，说我在吃便便。药太难吃了，吃到三十多天的时候，我有几次刚吃进嘴里就忍不住要吐出来。后来儿子发现我的药实在难吃，就在我吃药的时候，给我准备上他喜欢的糖块儿、巧克力或者水果，帮我把这个药味压下去。

吃药要求忌口，所有的肉都不能吃，辛辣不能吃，酒不能喝，加上我的高碘类食品不能吃，能让我吃的食物少得可怜。吃过十天药以后，我开始对肉类犯馋了。对于从来没有食欲的我来说，这是特别事件，我竟然有一天看到朋友空间里的"鸡翅的各种做法"里的鸡翅图片流口水啦。天哪，这才十多天哪，以后可怎么办呢？不过还好，过了这个劲儿以后，我就对肉无感了。肉放在我面前，我都可以熟视无睹，就像我曾经面对一桌子的螃蟹而无动于衷一样。我的定力，又回来了，但我的体重迅速地减了十斤。

一个多月的时间，我每三天一次，中午12点从石家庄出发，开车一小时左右，去晋州看病，拿完药再返回石家庄。每次大概要三个小时。张大夫只在中午12点到3点看病，我只能在最热的时候往那里赶。五六月的正午，风暖得让我发困。我都是在这最让人犯困的时候，以每小时90公里的速度奔波在307国道上。沿途的树叶已经有茂盛的绿色，看上去让人充满希望。飞奔的车轮装着的是我和父亲对未来的期望、对生命的渴望。只要能有效，就这样跑多少趟，我也愿意。

有时候，张大夫那里的人很多，需要排很长时间的队。但是排队的时候，和大家闲聊，发现有好多都是曾经治愈的病人再推荐过来的。希望的火苗又被点亮了。

有一次，老人出门做客未归，一屋子的人从11点半等到了下午4点。老人是生活在过去的人，他们家里没电话，他自己没手机，大家只好让大队的人用村子里的大喇叭广播。可是老人出村了，根本听不见。最后还是有人听说他到了哪里，知情的人开车去接回来的。当时我们所有的人都感慨，这才是最体现一个人价值的时候，离了他不行！

药从一开始吃就有身体反应。第二天，开始放屁，几天以后，就有痰。十天左右，睡眠很好，但是乏力。二十天以后，身上起了满身的红疙瘩。三十天的时候，我的药里加入了米壳，就是罂粟壳。吃罂粟壳的第一天，我"兴奋"得一宿没睡。药吃到第四十天的时候，我基本上是中毒了，开始了三天的昏迷。

我浑身无力，只想躺着，什么都不能做，意识也是昏昏沉沉的，只想睡觉。老公开车带我去晋州回访，他走过的每一个拐弯，我都知道，车里放的每一首歌曲，我都能听得见，但就是睁不开眼。在老公看来，我就是睡得沉沉的、熟熟的，可是意识却清醒。

老人看到我的情况，跟我说，药效差不多了，可以先停停药了。你好了，可以到医院检查看看吧。过十天以后，你再来。

终于停药了。我到医院的验血指标，TG降到了6.4mIU/L，而TGAb也在标准水平。说明TG有效！

我喜出望外！

父亲的指标，在我之前也有了大幅度的下降。但是他还需要接着吃药。看到我和父亲的指标都有所下降，全家人又一次激动地流泪了。

十天后回访，因为身体还是不适，仍然头晕，老人接着让我停药一段时间。可惜的是，一个月之后，TG指标又强力反弹了。中药治疗，又失败了。

父亲的中药治疗，也是经历了这样一个过程，开始很好，腹泻、头疼、恶心，乱七八糟的反应，也不得不停药了。

我和父亲的中药治疗，都这样结束了。

这个中药非常伤害肝和肾，两年以后，我的肝部就发现长了多发的血管瘤，查了半天原因，觉得跟这个药有关。毒性太大，肝区就是解毒的，所以把肝伤到了。父亲的肝癌后来也进一步恶化，跟它也不无关系。我们又一次为治疗付出了惨重的代价。但是，如果重来一回，恐怕我们还是会去试的。

不管哪种办法，能让指标控制降下来很重要，能维持不再增长，更重要！

爱在彩云之南

我特别不安分！

一看TG指标下降到6.4mIU/L，就觉得离痊愈不远啦，对未来充满希望。我想我这半年过得提心吊胆、筋疲力尽的，加上吃五毒这么辛苦，我必须好好地犒劳犒劳自己。我决定一放假就带孩子出去玩。

云南之旅如此温馨温暖，是一次难忘的旅行！

2012年7月9日上午，我们在昆明长水机场落地。云南曲靖的病友乐愉姐专程到长水机场接机。乐愉姐是我好几个病友群的管理员，我和乐愉姐只在网上聊过，从来没有见过面。初次见面，就像老朋友一样。那感觉，太棒了！有了乐愉姐的招待，昆明这座城市让我一下子就感觉亲切了许多。乐愉姐把我们送到酒店，然后专门请我们吃了一顿正宗的云南米线，味道好极了。饭后乐愉姐要赶回曲靖，只好匆匆道别。

在昆明带孩子游玩了动物园、翠湖。我们去的时间不对，没有看到成群的红嘴海鸥。10日上午参观了陆军讲武堂，下午参观了云南博物馆。

从云南博物馆出来，我和孩子拉着行李，要赶往昆明火车站，准备乘晚上8点的火车到丽江。昆明市正在修地铁，我怎么都没找到去往火车站的公交，就冒昧地向一位行人打听。我运气真好。这位正和朋友聊天的大姐，立刻就说她能带我走一条近路去坐车，可以直接坐到火车站口，而且告诉我，她是铁路局的，值得信赖。她家离火车站很近，她就是这样走着来的。于是她就急匆匆地和朋友告别，带我们前进。一路上和这位大姐聊天，她告诉我她是云南博物馆的志愿者，就给我们讲起了昆明的历史。途经昆明的金马碧鸡广场，还特意让我们看了这个有名的牌坊，讲解了金马碧鸡坊的来历。还有云南最著名的标志"虎牛青案"，也给我们做了详细的讲解。可惜当时我的相机已经放进行李箱里，没有及时拍到照片。这位大姐一直把我们送到公交车站，把我们送上车，才挥手告别。

这是一段多么温暖的相遇，在人生地不熟的地方，一个偶遇，一个简单的请求，就给我们这么大的帮助。爱真的无处不在！

到丽江是11日早上6点左右。病友上风来火车站接我。

美女上风是三群的病友，我在三群听说过她，但是没有聊过天。当我在群里说要去云南的时候，乐愉姐就跟上风联系，告诉她我要去云南。上风就热情地邀请我去他们家新装修的空房子去住。为表谢意，我给上风和乐愉姐带去了代表石家庄工艺特色的藁城宫灯。另外，就是给上风带了十袋无碘盐。

甲癌病人都需要终生低碘饮食，需要吃无碘盐。丽江那里不能像河北这样随处都可以在超市买到无碘盐。他们需要拿病历本到盐业公司特批，很麻烦的。

我和上风也是一见如故。上风是纳西族心灵手巧的美女。和她聊过之后，我都觉得自己不是女人了。她也说，你要是在我们丽江，你就嫁不出去啦，哈哈。庆幸我没有在这个女人的世界里生活，她们都太能干了，操持家务真是特别棒！上风的家装修得特别漂亮，非常有品位。后来我才知道，上风因为我的到来，特意去买的客房的床和床上用品。新家的第一位客人就是我。这么高的待遇令我受宠若惊，都不知道该怎么表达谢意了。有了上风的照顾和安排，我在丽江的五天玩得特别尽兴。我感觉，我回到家了！

晚上，我带着孩子游丽江古城。晚上的丽江古城，游人如织，熙熙攘攘。一路上，各种店铺里都围满了游人，各种酒吧都把音响声音开得很大。灯光晃动，夜色撩人，营造了一个流光溢彩的夜晚。丽江的夜色，充满诱惑。艳遇？每个到丽江的人都想有艳遇，可是，在这熙攘的人群里，谁会静下心来听你的心声，谁会去耐心地听你诉说，不过是擦肩而过罢了。这个活色生香的地方，瞬间就把人融化了。心早已迷失在这个浮躁的、梦幻的去处，忘了自己，忘了归路……

美女上风还带我参加了她的朋友聚会，又帮我联系了一家放心的旅行社，准备香格里拉之行。

香格里拉一直是我向往的地方，传说中"梦开始的地方"。终于有机会圆梦了。来之前，最大的愿望，就是到梦开始的地方，看格桑花盛开。想象着，该是多么美的风景啊。

途径虎跳峡。它是世界上最深的峡谷之一，江岸狭窄，水流湍急，汹涌澎湃，非常壮观。看到这汹涌的江水，深深为大自然的力量所震撼。我太喜欢这些具有生命力的波涛了，它们让我感觉到了生命的力量。

虎跳峡的海拔落差很大，当我和孩子急急忙忙地从虎跳峡的峡底回到汽车上时，我开始出现高原反应了，头痛欲裂，急忙在吃饭的地方买了点儿止疼片吃才有所缓解。

我正头昏脑涨的时候，汽车停下来，导游告诉我们到了一个高山小草原，可以下车方便一下，看看风景。我们一下就被眼前的景色震撼到了。

这里的山好青，这里的天好蓝，这里的云朵白白的、大大的，仿佛我一伸手就可以把它们摘下来。我们贪婪地欣赏目之所及的景色，视野开阔极了。我们贪婪地呼吸着高原的空气，觉得风吹过来，都带着草的清香。草原上开满了一种宝蓝色的小花，这种蓝色的花让草原有了更妖娆的魅力。我特意向藏族卓玛问了花的名字，原来它叫蓝图花。

我去香格里拉是奔着那传说中的格桑花去的。都说格桑花是藏族朋友最爱的花，它代表着幸福吉祥。我非常向往在高原看到成片盛开的格桑花。今年闰四月，雨季来得晚，格桑花花期延迟了。卓玛说再过二十天就可以看到漫山遍野的格桑花了。可惜，我没赶上。不过这漫山遍野的蓝图花，依然让这草原美丽无边。

噶丹·松赞林寺是云南最大的藏传佛教寺庙，号称小布达拉宫。它的建筑也是金碧辉煌。对面的拉姆央措湖，是噶丹·松赞林寺的放生湖，湖中的白塔安葬着松赞林寺里的高僧。参观完松赞林寺，暮色将至，我们来到了月光之城。

这里有世界上最大的转经筒。暮色下的月光之城更显威严、神秘，彩霞将金色的转经筒染成一种浪漫。置身其中，就自然地想沉浸其中。不经任何渲染，心就变得沉静、虔诚。心里默念"嗡嘛呢呗咪吽"，尽全力将转经筒转动起来，祈祷幸福吉祥。

在月光之城的广场，卓玛在跳锅庄。看着他们舞蹈，我们也加入其中。加入进来才发现，看似简单的锅庄，舞步还是变化很多。不过，这种大家一起起舞的氛围真的很感染人。不管会不会跳，都会让自己跳起来，融入其中。我喜欢这样的氛围。

接下来是藏民家访。这是最开心的夜晚。虽然被强制消费去藏民家访，但我觉得还是非常值得的。这里有丰盛的晚餐，有尽情的舞蹈，有美味的青稞酒，有好喝的酥油茶。这里有炖土鸡，有烤牦牛肉，有好吃的青稞粑粑和奶酪。这里有热情好客的藏族朋友，有五湖四海的来客，有欢快的歌声，有热烈的舞蹈。在这里，我们是一家……香格里拉，醉了香格里拉，忘忧香格里拉……

整整一头烤牦牛肉分给我们团，每人都分了满满的一大盘子。可是我因为中药忌口，只能吃素。看着这诱人的肉块，就只夹了一小块尝尝味道。太好吃了，嫩滑酥软。

如果我知道我的TG从云南回来就强势反弹到200，如果我知道我短时间内不能再吃中药了，我才不会放着如此的美味只看不吃呢。我一定大快朵颐。到现在我都怀念它呀。我的牦牛肉，我的美味的牦牛肉……

香格里拉第二天，游玩普达措国家公园。这里平均海拔3700米，有属都湖、碧塔海和高原牧场三个部分，而碧塔海、属都湖两个美丽的淡水湖泊素有"高原明珠"之称。这里真是个修身养性的好去处。可惜海拔太高了，不敢太快走动，随身带了三个氧气瓶都用完了。整个普达措国家公园仿佛是童话王国，我觉得置身世外桃源了。那感觉，真好。

香格里拉，我太喜欢这个地方了。

从香格里拉回来的第二天，我们又出发去泸沽湖，两日游。

去泸沽湖的路不是很好走。很长的一段搓板路。颠簸的时候，儿子不但没觉得难受，还觉得很过瘾，有点儿坐过山车的感觉。导游非常棒，一路的讲解很专业、很细致，让我和儿子听得很过瘾。听着她的讲解，我们走进了这个梦幻的"国度"——泸沽湖女儿国。

这里的景色，那么缥缈，那么精致，唯美得有点儿不真实，可它却是真实存在的。雨中的泸沽湖，更加静谧、恬静，静得好像能听见自己的心跳。水面上静静地漂着两条猪槽船，在湖面上轻轻地起起伏伏。水性杨花在湖面上漂荡，细雨滴在湖面上的圈圈涟漪，一点点在水性杨花的枝蔓上荡过去，平静的湖面像用上千支纱线编织了好多好多的圈圈图案，美得无法形容。她有一种无法言说的性感，温婉妩媚，我愿化作这里的一滴水、一条船。

途中休息，在水边嬉戏的时候，我们看到一群人在烧烤。他们热情地邀请我去尝他们丰盛的午餐。我禁不住诱惑，尝了一块炖山猪肉，太美味了。

特别感动的是他们对陌生人毫无芥蒂的热情，这种热情使人温暖。好像越是到陌生的地方，就越能体会到人与人之间的那份最纯真的情感。

香格里拉和泸沽湖比起来，我觉得香格里拉像个男人，泸沽湖像个女人。香格里拉开阔豪放，不管是景色还是人文，都是那种在山之巅的高远的境界。而泸沽湖，更像一个深闺中的美女，安静、温婉、精致、细密。两种都很美，两种都很震撼。

我发现我的体力超好，上风佩服得不行。从泸沽湖回来，我们没休息，接着去玉龙雪山。我怎么一提起玩，就有用不完的精力呢？

我的高原反应从香格里拉回来就没有了，可儿子登玉龙雪山的时候却有。可能是坐缆车，海拔升得太快了吧。不过我们还是坚持着爬到了4570米的高度。儿子觉得难受了，我们只好放弃原来的登顶打算。

特别感谢上风的热情款待，让我在丽江玩得特别开心。我和孩子出去玩了，上风给我们做好饭，还帮我洗衣服，什么都给我们弄好了。我觉得幸福得不得了。

结束了丽江的五天游玩，我和孩子赶赴大理。

到了大理古城，就觉得进入了《仙剑奇侠传》了。这个熟悉的网游场景，现在就真实地呈现在我们面前。

想起上大学的时候，玩《仙剑》痴迷的程度，都觉得好笑。那是过年，我、妹妹和老爸，三个人轮着吃饭，水顾不上喝，连厕所都不肯去，人停游戏不停地打了七天，最后好不容易要通关了，发现在最初的蛤蟆洞里有个风雷珠没捡到，后面玩不了，前功尽弃，只好从头儿再来。我们曾经为这个游戏玩到夜里3点还舍不得睡。然后好容易躺床上，闭上眼睛，满眼都是僵尸飘来飘去，太恐怖啦。从此以后深知网游的毒害有多深，再也不愿意花精力和时间沉迷于此了。而那个破仙剑，据说让好多玩的小孩子养成了不管到哪里都想开开人家房间的抽屉、柜子，找找有没有宝贝的习惯。真是害人不浅。

我们到大理时运气不好。一共停留了两天，两天都下雨。雨下得太大，哪里都没去，游兴大减。我们设计的路线有问题。如果先玩昆明，再去大理，最后去丽江和香格里拉、泸沽湖，这样才能渐入佳境。现在看过了美丽的香格里拉、静谧的泸沽湖和妖娆的丽江，再看大理，已经觉得没什么吸引力了。

其实大理还是很美的。和丽江比起来，丽江像一个风情万种的女人，顾盼生辉，婀娜妩媚，而大理像一个低调居家的汉子，内敛而深沉。

好吧，既然没赶上好景色，那就品尝美食吧。大理的小吃真是好吃，第一次发现原来鲜花也是可以吃的。在一家小吃店吃的鲜花炒蛋，到现在都回味无穷。那是用玫瑰和百合一起炒的鸡蛋，真是有创意！正赶上吃蘑菇的时节，我们点了一顿全蘑菇饭，好吃得不得了。

本来我是特意安排行程去洱海看月亮，可惜专门到了那里却一直下大雨，没有看到传说中美丽的洱海月亮，有点儿遗憾。好吧，既然错过了大理美丽的"风、花、雪、月"，就别错过大理的风花雪月啤酒啦。要离开大理的时候，我特意买了一罐，其实内心还是不想错过风花雪月。从大理到昆明的火车整整晚点一个小时。原定10点的火车，推迟到11点。我们从8点就在火车站里等着了，这么漫长的等待，真是无聊。最后我和儿子玩扑克。儿子跟着上风的女儿学会了一种玩法叫"干瞪眼"。我们约定，谁输了就喝东西。儿子输了喝饮料，我输了喝"风花雪月"啤酒。哈哈，啤酒超好喝，扑克玩得很过瘾。别样的"风花雪月"！

当我还在丽江的时候，昆明的病友血色浪漫知道我还在云南，就特意给我留言，说"你到了昆明，怎么不找我呢，是不是把我忘了，我给你留过电话的"。我特别不好意思地回复他，真是不记得啦。病友太多了，大家记住我容易，我记住他们真是比较难。而且不是不得已，我就不想惊动大家。血色浪漫问我什么时候返回昆明，他一定要见我一面。知道我的行程安排以后，就说："酒店我包了，你要去哪里玩，我带你去。"我现在只剩下感动了，不停地被感动着。

当我到了昆明，正是早上5点。血色浪漫大哥已经在昆明车站等我了。大哥姓顾，顾嫂是甲癌病人。顾哥是个好老公，刚得知嫂子患病的时候，从天涯上看到我的帖子，然后又跟我聊了很久。他一直说我给他们的帮助特别大，现在嫂子的身体恢复得很好。这次在群里听说我到了云南，无论如何都想见我一面，说这是缘分。

我后来才知道，顾哥做网吧的网站管理，每天都上夜班，大概3点多才能回家睡觉。为了给我接站，他都没来得及休息，又特意开车带我们去石林玩。

石林真是漂亮，难怪被作为云烟的商标呢。我怎么觉得云南的每一处景色，都这么梦幻呢，美得都让人觉得不可思议，不真实。太漂亮了，不能用语言来表达，只能身临其境去亲自体会。

从石林回来，顾哥顾嫂就给我们安排了酒店，顾嫂就是这家酒店的高层管理。顾嫂的气质特别好。他们还请我们吃了云南的招牌菜。晚上我和顾嫂聊了半天她的病情，嘱咐她既要重视又不能害怕，按时吃药，定期复查。临行，顾嫂送了我云南的普洱茶。早上还给我安排好了出租车，送我到机场。顾哥顾嫂安排得妥帖周到，细致入微。我真是不知道该用什么更好的词语来表达我的感激之情。

我此次的云南之行和别人相比最大的不同，就是一路都有病友相待，有乐愉姐接站，有上风美女的周到安排和照顾，有顾哥顾嫂的盛情款待，这是一个温暖幸福的旅途，我除了幸福，还是幸福！

群里的病友们知道了我来云南玩，一路都送来祝福。还有好多病友问我，什么时候到天津玩呀，什么时候到厦门玩呀，来内蒙古的草原吧，到我们四川来吧，我们陪你玩，好好地招待你！这些幸福的感觉，都把我围得满满的。

此时，我确定，我是幸福的，是非常非常幸福的人。因为我有满满的爱！

北上求医

云南玩得太开心了，可是回来以后的结果却让我开心不起来啦，TG大幅提升，又到200多了。

下一步，该怎么办？还是要求助西医。

又一次的辗转寻医路，拉开了帷幕。

在全国一百名最佳医院的排名里，北京的顶尖医院有二十六个，几乎涵盖所有科别，上海十七个，广东六七个，其他各省几乎也都会有两三个入选，河北省只有一家骨科排名第九十九。这么大的河北省，竟然没有一个综合医院挤进前一百名，可见全国的医疗资源分布极其不平衡。

2012年8月10日，我决定去北京找林大夫看看。她是北京嘉禾有名的核医学科专家。我在前一年就知道她在搞"索拉非尼"的入组实验，现在实验已经结束了，我希望从她那里了解我适不适合做分子靶向治疗。碘-131超过600毫居，医生都会小心翼翼地观察有没有肺纤维化的迹象。而我累积1250毫居的用量，未来会给我带来怎样的结果？目前没有医学证据能反映出大量的碘-131服用后带来的远期后果。我现在就是一只小白鼠。小白鼠我也认了，只要能有办法对它进行控制。我已经不求治愈，只要能够生存。

林大夫看到我密密麻麻的病历和CT片子，也是不例外的头大。我已习惯了，每个初次接诊我的大夫都会是这样的表情。

林大夫非常严谨，她给我开了一大堆的化验单，给我讲解她的治疗思路。她要对我的身体进行一下全面的评估，然后确定我是不是已经完全不吸碘。她的靶向治疗已经结束，因为效果并不好：接受实验的人有的已经离世。林大夫拒绝我目前就开始靶向治疗的思路。她说我只要能吸碘，就仍然要用碘-131治疗。只有在完全不吸碘的情况下，才具备做靶向治疗的条件。遗憾的是，我七次碘-131的治疗，没有一次在服用大剂量碘后做过吸碘率的测试，有多少碘被我有效地吸收了，完全不知道。林大夫为我这么多次的治疗没有一个有效评估深感遗憾，因为这会给后续的治疗带来很大的风险。我已经不能冒险再喝大剂量的碘了。

林大夫给我开列了需要评估我身体一切情况的化验单，包括血常规、肾功能、甲功五项，以及小波大夫的B超、小明大夫的呼吸内科的会诊、省S院手术时的白片切片。她需要完全了解我的颈部残留情况、肺部的纤维化情况以及分析我的癌的细微分组，来确定是不是高分化的癌。这样就可以知道，我现在的情况，还能不能接受再做一次碘-131治疗，以及为下一步碘失分化后做准备。

她对我说的一句话，让我非常感动。她说："你现在的这个情况，走到哪里，换哪个大夫都不愿意给你看，太棘手了。但是既然你找到我了，我就应该给你想办法，就算是碘不能做了，也要给你找一条出路。"

这是一个优秀负责的大夫对待病人的态度。我瞬间如沐春风。我知道她至少没有把我像其他医生那样用一句"我看不了"打发掉，而是尽其所能地帮我找到一个出路。尽管不知道这个出路有多少作用，但我仍然觉得有希望。

可是这个看似简单的几项检查，就让我差不多忙碌了三个月。五上北京，又是几番周折。

小波大夫是北京嘉禾的B超专家，林大夫只认她的B超。可是小波的B超，只在每个月月初预约下个月的。如果错过了，就又要耽误一个月。我初次找林大夫的时候，已经是8月10日。到8月31日，我需要特地赶往北京，预约9月份的B超号。

我不得不真心说，去北京看病太折磨人了。看一次病，要看好几个月。

在8月31日早上5点40分我就在嘉禾门诊楼B超预约处排队，7点钟才开始预约，我到的时候，楼道里排的队伍已经拐了好几道弯了。还算幸运，我约到了9月27日下午1点半到3点半的号。如果再晚一点儿，错过了，就只能白白再等一个月。

排队等待预约的时候，我就和大家闲聊。聊着聊着，有个大姐突然就问："你是不是海棠，你是不是在天涯有帖子？"当我说"是"的时候，大姐激动不已，拉着我的手说，她没想到我能独自来看病，想象着我怎么也会让家人陪着。看到我活蹦乱跳的样子，她觉得踏实多了。和她聊了天，我才知道，原来有那么多人在关注着我。

9月27日又进京复查。早上进火车站时7点25分，一切都很从容。可是当我走到候车室，我的神！显示牌上赫然显示，T146晚点一个半小时。天哪，到北京就要11点了，再出站，再倒地铁，我能不能在1点之前赶到嘉禾医院，是个考验。

11点5分，火车到站。奔走在永远拥挤的人群里，我一路穿行，掠风而过。出站，地铁1号线倒2号线，到东单，匆匆赶往嘉禾。已经12点50分了。出了地铁，起风了，天阴了，心里暗暗说不好，这次出行，为了减少负担，没有带伞，我所有的行李就是一个背包和一个手拎袋。真要下雨就惨了。

一切计划都因为火车晚点而打乱了。如果没有晚点，我大概11点半之前就可以到嘉禾，找好住的地方，吃点儿午饭，然后排队检查。一切都会很从容。可是现在，什么都晚了。没有时间吃饭了，我必须1点半之前赶到医院做B超，顺路买了"狗不理"包子，带到医院。

一路狂奔，跑到我上次预约的门诊楼，排队等电梯，到四楼B超室排队。拎着包和外带的饭盒，终于觉得可以喘口气了，没有太迟，排了五分钟后轮到我交单子，护士把单子退了回来，说："你排错了，是去住院部二楼做，也不看清楚就来这里！"

天哪，真是脑子短路了！赶快排队等电梯下楼，狂奔到住院楼。天知道住院楼在这时候看来有多远，有多难找。一路问过去，终于在一点半的时候找到了这个"住院楼二楼的B超室"。那里已经人满为患了。我是最后一个交单子的。

听护士叫了名字，我知道我是最晚的。

到北京最大的感觉就是不管走到哪里都是排队，都要等待。上车排队、坐地铁排队、看病排队、买饭排队，就连坐电梯都要排队。大把时间，都花在这样无聊的等待上了。

现在可以从容地吃饭啦。吃完了饭，就看到了上次预约时把我认出来的秀兰大姐。我们一起聊天，时间过得不算慢。但是小波大夫的进度很慢，半天都出不来一个人。她对每个人都很认真。

到下午4点，我的闹钟响了。我正和其他的病友聊天，于是，一边吃药一边聊，想都没想就把钙片和骨化三醇吞下去了。这个时候，我应该吃T3和T4的。早就忘了，心不在焉的，看到钙片拿起来就吃。等我想起来吃错药的时候，已经是晚上6点了。

等待的人渐渐少了。大姐的B超做完了。我正劝她赶快手术时，护士叫我的名字了。

当我走进B超室，我的心又不听话地乱跳了。躺在床上，心慌得不能自已。我暗叹，怎么这么没出息，不就是做个B超吗，没道理慌啊。刚好小波大夫还没处理完前面病人的报告，我干脆坐起来等待。坐起来以后，就感觉好多了，心静下来了。

跟大夫说了林大夫特意指定她做，小波大夫做得很认真，还向我要了过去两年的B超结果。

但是我的脖子很不争气！

原来真的还是有个结节。听着小波跟她的学生描述结节的性状的时候，我已经知道自己的状况了。这就是我2010年要去就医的罪魁祸首，当时就是觉得嗓子发堵。这个症状一直没有消失，到我七次碘-131治疗，一点儿都没有缓解。之前的B超也没有定性，增强CT说看不到。现在我确定就是它，小波大夫帮我找到了。在颈动脉和食管之间，0.5×0.6cm。还有一个，在手术缺口后面，气管旁边，后来考虑是手术后缝合的肉芽组织。

拿到结果，心都凉了。我知道，恐怕还有一次手术等着我。但是现在看，手术指征不突出。我的手术大夫曾经说过，就这么大的结节，肉眼找不到。可是这个大小已经对我的吞咽有影响了，我常常半夜被卡醒，常常卡得咳嗽得喘不上气来。过去两年，每次去耳鼻喉科，都说我有严重的咽炎。但是我自己有感觉，我这里有东西。现在，这个结果明明白白地摆在面前了，之前所有的猜测都尘埃落定了。我就是很不解，七次碘-131治疗，都没有将它杀死吗，仍然没有失去活性？这么顽固的话，我能把它继续留在体内吗？是不是逃不掉第三次手术?

和大姐匆匆告别。大姐热情地邀请我去她家住，但是因为我明天一早要抽血，她的家在动物园，太远了。我还是决定就近找家客栈休息。

此时感觉什么心情都没有了。我只想赶快找个地方躺下来，让心静一静。这一天的奔波，加上B超的结果，让我身心疲惫。

网上的雅雅跟我联系，问我有没有到北京，她要过来看我。和她约好了见面地点，我终于可以躺下来静一下了。

突然想到一件事，让我噌地一下从床上蹿起来了。呀，吃错药啦！这下完了！本来想不吃，但是因为明天验血，突然减药又怕影响验血结果。可是已经吃了钙，和T3、T4间隔要够两个小时。再吃晚了，又怕晚上失眠，明早还要早起。这叫一个纠结！我开始计算时间。这些药还都要求空腹。说实话，我现在已经饿得不行了。好吧，将就一下，6点15分吃药。等到雅雅来了，大概也要7点钟，等7点半吃饭的话，正好可以空腹一个小时。算好了，才放下心来。

说全切的患者术后的生活质量降低，就是因为在生活的各个方面，一切行为都要受这些药物的影响，没有随意性。任何一次差错，都会影响你的生活。

晚上在新光天地和雅雅见面。她快到了才告诉我她是个孕妇。让我很不落忍，早知道她是孕妇，我就过去看她了。雅雅是个高高大大的孕妇，已经怀孕八个月了。她见到我的第一句话就是："看到你的儿子那么健康聪明才下定决心要孩子的。"我又被感动了。原来我的生活经历给了别人勇气。

她是秦皇岛人，河北老乡，现在在北京工作，比我大两岁，去年才结婚。结婚之前一个月发现患癌做的手术，次全切，微小癌，淋巴清扫，无淋巴转移，无碘–131。雅雅也是从天涯看到我的帖子的，我们之前没有聊过。但是我的空间她看过，所以我的情况她非常了解。

我们找了非常安静的一个地方，聊了一个晚上。没有一点儿尴尬，迅速进入话题，进入状态，仿佛是已经熟识很久的朋友。我们聊生活，聊病情，聊心态，聊现在。她带来她的病历让我看。她说在她看来，她是冒着生命危险在生孩子。我告诉她，放心地生宝宝吧，没有任何后顾之忧。

时间过得真快，一晃就到9点半了。我们的饭才刚吃完。她住得远，倒地铁要40分钟。我们一路聊着，把她送到地铁口，相互拥抱，道别。雅雅哭了，说和我聊了一个晚上，感觉特别轻松，就像见到亲人一样。我也很开心。

28日早上5点40分起床，简单洗漱后就冲到嘉禾。直奔上次看病的特需楼，到了才发现，特需搬家了，改到新门诊楼了。我怎么总是找错地方？6点10分，到门诊楼。门诊楼彩旗飘扬，众多保安把守。

保安把所有的人都拦在外面，执意7点开门。看看表，时间还早得很，可是如果回到客栈，时间又刚好该往回赶了。干脆就在这里等吧。可这个滋味真的不好受哇。早上起风了，还挺凉。偌大的广场没有一张座椅，人们都在这里站着。有几个老者开始愤怒了，执意要到楼里等。工作人员不让进，他们抱怨没有座位。岂止他们抱怨没座位呢，我站得累了，找了一个远处的台阶坐下，两秒之后我就站起来了——太凉了，凉得透骨，只好放弃。还好，带了书，可以让这近一个小时不那么枯燥。如果没有消遣，大风里一个小时的时光真的很让人抓狂。

好不容易抽完血，看看时间，要马上回酒店，立刻退房，赶往西客站，一刻都不能停歇。好不容易到了车站，哦，天哪！始发车竟然晚点了四十分钟。都是国庆节闹的，不业于春节的大迁徙。

我终于一波三折地赶在国庆节之前回到了家。但经过后来的几次北京之行，我才发现，这些波折不过是冰山一角。

一切，才刚刚开始。

给林大夫交作业

2012年10月8日再赴北京，给林大夫交作业。

小明大夫说我的肺部目前毫无纤维化的症状，肺功能的损伤是源自甲癌的肺转移结节所致。他说如果不放心，可以等到11月份再做一次CT比较一下，但就目前的结果看，七次碘–131治疗也没有把我的肺弄到纤维化。这就为再做一次碘–131治疗提供了很好的肺部条件。

林大夫要我从冀医S院借来十张我的病理切片，而且指明要白片，她要为我的癌细分种类。乳头状甲状腺癌还可以细分十个种类，这十个种类的乳头状癌里也有高分化、中分化和低分化之分，明确这个细分癌之后，就可以估计对碘–131的吸收程度了。毕竟我一次大量碘剂量后的吸收测试都没有做过，这是曲线了解我吸碘情况的一个办法，而且还可以为下面的靶向治疗做准备，找到最适合的分子靶向药物类型。

验血结果都出来了，其他都正常，TG97.4 。有些甲亢，TSH0.004，我需要减些药量了。

B超结果：左侧环状软骨水平，食管与左侧颈总动脉之间可见低回声淋巴结0.6×0.5cm，皮髓分界消失，中心点状强回声，CDFI：血流信号极丰富。手术切口后方气管右前方低回声1.2×0.5cm，内多数强回声堆集，伴声影，CDFI：边缘条状血流。左侧颈内静脉已经手术结扎，未显示。超声提示：甲状腺全切术后，气管左侧淋巴结肿大，需除外转移性；气管右前方异常回声，需除外缝线肉芽肿合并钙化。

　　我带着这些东西给林大夫交作业。我以为我的白片需要交给病理科分析出结果后，才能转给林大夫，所以周二特地跑到病理会诊科交片子。没想到，医生上来就说我拿的片子不对，他们要染色片。我当时就蒙了。我大老远跑过来，就是给送白片的，林大夫给我写的条子上明明就是白片嘛。如果是染色片，这趟北京就白跑了。而且他们问我拿白片做什么检查，我说是免疫组化，医生却说，免疫组化就是要染色片，我需要拿染色片！

　　医生让我找林大夫问。我只好一路打听去找林大夫的办公室。如果是染色片，我就白来一趟了。好不容易找到了林大夫，却被她训了一顿，因为如果我找她看病，应该是周三的门诊或者是周四的特需，而不是现在的周二下午。我急坏了，好半天才说明了情况，我只是想让她告诉我到底需要的是白片还是染色片。林大夫弄清楚了状况，告诉我直接把白片交给她就行了，他们自己内部去做这个化验，其中有一个项目DNA检测是病理科不给做的。这可太好了，不用着急了。这个检查费用很高的，花了九百八十元。

　　可就是这么一折腾，我把厚厚的一摞检查结果丢在了病理科，包括那个重要的小波大夫做的B超。直到我周四看林大夫特需的时候才发现。

　　周四一早找林大夫挂特需加号，林大夫说今天她的号没挂完，让我先去挂号，挂不上再来加，这样可以早些看上病。新门诊楼搬家，程序无比混乱。在八楼挂号，让我去一楼；跑到一楼，告诉我要去门诊老楼；到了门诊老楼，说已经搬走了，还是要到新门诊楼一楼；又跑回门诊一楼，还是不给挂。新楼老楼距离很远，跑了一大通，愣是没人给我挂这个号。眼看着一个小时过去了，号还是没挂上。我只好找到他们总台的负责人，问怎么让我能挂上号。还好，他们让我直接到收费处。向他们说明情况后，给我挂上了，出来号一看，第二十号。如果我当时让林大夫加号的话，我是加一号，加一号和二十号就差一个号。没提前多少，却让我跑了一个多小时。

还有四个人轮到我，我开始整理要用的东西，因为病情复杂，每次看病都是厚厚的一摞化验单和CT片子。这时候才发现，我的B超单子没了，肺功能的结果也没了。这怎么办，给林大夫交作业的，最重要的一个就是这个B超单子呀。我只在病理科和林大夫办公室拿出来过这些结果，肯定是丢在这两个地方了。

赶快跑到四楼病理科，已经锁门了，看看表，超过11点40分。病理科已经下班了。

我的头"嗡"的一声，血液上涌，头疼欲裂。这下怎么办呢，没有这个B超单子，看病就没意义的呀。三百块钱的特需，白看了。

也许是丢在林大夫的办公室了吧，也许可以补一张化验单……我的心无比焦灼。

其他的科都陆续下班了，只有林大夫还在不停地看病。她每次看病都要到很晚，有时候连饭都顾不上吃。我就这样一直忐忑地等到了近1点，才开始看我的病。

我万般无奈地告诉林大夫，我的B超单子丢了。林大夫让我再去找小波大夫补一个结果，补完直接到她办公室给她。我只好简单地汇报了一下B超的大概结果。林大夫说就我的肺部和身体的其他情况看，还是可以做一次碘–131治疗的，毕竟不知道是不是完全不吸碘。没有纤维化，就可以再试一次。这样也好知道下一步做什么。因为毕竟碘仍然是最好的治疗手段。但是如果B超有问题，还是应该考虑先手术的。现在主要用碘来针对肺部的结节。河北的医生去年就知道这个结节，但他说结节太小，没有手术指征，而且挨着大动脉，不敢做。林大夫给我指点了几个大夫，让我去找他们看看能不能手术。如果能，就先手术。如果他们也说不能，就回来找她做碘–131。而且因为我需要一个做碘后吸收率的结果，她推荐我去北京SLQ医院喝碘。北京SLQ医院的碘后扫描非常先进，比嘉禾好得多。嘉禾的床位紧张，也不能及时安排治疗。鉴于目前的TG指标是97.4，还是不错的一个指数，可以适当地往后拖延一段时间。所以把碘–131治疗大概定在12月份。这样我可以用两个月的时间来看看能不能手术。

从林大夫那里出来，我就想怎么补这个B超单子。又从新楼跑到住院部，找到小波大夫，还好能补，重新出了一份结果。看看表，已经2点半了。再回到林大夫办公室，送去结果，林大夫又让我复印一份，再交过去。事情办完了，我还是不甘心，那么大一摞化验单，丢了后面没法看病呀，又跑回新楼的病理科，原来化验单就是丢在那里了。这下终于踏实了。

这一天，我在嘉禾医院上上下下，新楼老楼住院楼风风火火地跑了八百多回，此时觉得已经一步都走不动了。刚好下午4点，我该往西客站赶5点半的火车回家，可是头疼欲裂，动一步都不行。我急需找个地方躺下，好好睡一觉。我知道是我的老毛病又犯了。由于颈总静脉的结扎，我的头部血管经常头痛。今天一整天的奔跑和忙碌，加上发现丢了化验单后的焦急，血往上涌，头就开始疼了，咬着牙坚持把所有该处理的事情办完，头疼就再也忍不住了。此时我真想把我的脑袋拧下来当球踢掉，能踢多远就踢多远。

坚持着到药店买了头疼片吃下去，步履蹒跚地走到最近的一家旅店，要了一个单人间躺下，打电话给老公退车票。我需要马上睡一觉。睡下了，头疼就可以缓解了。可惜这个房间是在走廊里的，任何一个人从这里路过，都听得清清楚楚。开门声、咳嗽声，我睡觉的本事太差了，这点儿声音就像是用高音喇叭放在那里，震得刺耳。我需要换一个安静的房间。

我挣扎着到服务台，请他们给我调一个安静的房间。这个房间在楼梯的一个尽头，我也记不清转了几道弯，上上下下好几层之后，才走到。这是个僻静的房间，我决定要这间了，可是头疼得我连回去收拾行李的力气都没了。

一个刚刚到宾馆工作的大姐，扶着我回到原来的房间收拾行李。前台要求我下楼办手续，我好说歹说，才找了个服务生帮我办了。大姐一路搀着我回到新换的房间，刚开开门，我就抱着马桶一通狂吐。好心的大姐给我送来热水，让我漱口。这时候我真想找把锤子把脑袋砸开，看看到底是什么让我这么痛苦。

独自躺在床上，我只想快快地睡去。病友Lily打电话要来看我，我拒绝了。她离得太远了，跑来很不方便。她说要不给我叫份外卖，我也拒绝了。这时候，我还没有吐痛快，什么都不能吃，吃了也还得吐掉。我只想就这样，安静地躺着。老公打电话来安慰，一家人都在替我担心。可是独自在外，他们也只有干着急的份儿了。

又吐了两次，终于把胃里所有的东西都吐掉了，实在是没什么可吐了，我才昏昏沉沉地睡了。大概10点钟，我觉得有点儿发烧，叫服务员帮我拿了床厚被子。问他们有没有体温表，服务员说没有。我问能帮我买一趟吗，还有退烧药，就在宾馆对面那个药店。他非常冷漠地说，他们没有这个服务。

好吧，我只好自己把新拿来的被子盖在身上，发烧就烧着吧，先盖厚点儿出出汗吧，反正熬一个晚上就回家了。此时孤身一人，真是百感交集，分外落寞。

"人情冷暖"，在这样的一个夜晚，我体会得真真切切。在这个冰冷的小宾馆，我一个小小的买药请求都会被拒绝。就是因为大家是陌生人吗？国人的怜悯之心，真是少得可怜。这些年，老人倒在地上没人扶、小悦悦事件，等等，让每个人的心里都设了高高的一道墙。人性里最柔软的怜悯之心，早就被扔到十八层天界之外了，何其悲哀！相比之下，我那些素不相识的病友，在群里，在生活里，互相帮助从不吝啬。难道是因为我们都曾经面临生死，对同病相怜的病友有更多的感触而愿意以一己之力帮助他人吗？从天南到海北，从国内到国外，每个病友都愿意无私地给大家提供帮助。这是一个多么温暖的世界。真是遗憾，这样的温暖，没有更多地感染到身边的人。

还好，没烧起来。第二天一早，我就赶往北京西客站回石家庄，投奔我温暖的家人的怀抱。

舅舅癌症去世

过完国庆节，爸妈就去深圳妹妹那里疗养了。可是住了没几天，他们就要回来，细问之下，才知道我大舅患癌了。

妈妈哭得死去活来的，真是要崩溃了。

我特别能理解妈妈的处境。她的女儿、老公、侄子，现在又是亲哥哥，在这不到三年的时间里，她的四个亲人都身患生死之疾，让妈妈情何以堪。

舅舅的病情是这样的：十天之前他因为总是吃不下饭，胃胀得难受，小表哥带他就医，输了十天养胃的药，不起作用，后来医生建议做个B超。这个B超做完，把医生都吓坏了。除了胃没问题，哪里都有问题。肝、胰腺、胆囊、小肠都有大量的肿瘤，最大的都有鹅蛋那么大。医生直接就说已经没有治疗的任何意义了，因为全都转移了，没必要受罪，也没必要知道哪里是原发的病灶，只能干巴巴地等待死亡降临。

我陪妈妈急急地去医院探望舅舅。他已经瘦得皮包骨头了，因为肝胆都有问题，所以身体都是黄颜色的，非常憔悴。舅舅已经饿了十多天了，什么都吃不下，他自己也挺着急的。舅舅还不知道自己病得那么严重，仍然挺乐观，说只要医生帮他治得能吃饭他就好啦，小毛病，不用都来看他。

见我去看他，舅舅训我，说："你来干啥，不好好在家养着，你的病怎么样啊？"我说挺好的。舅舅悄悄地告诉我："你看病用钱别担心，我这里还有十多万块钱呢，看病缺钱就说话呀。"我当时眼泪就在眼睛里打转，怕舅舅看出来，不敢哭。等出了门，我就再也控制不住地哭了。

舅舅的病情恶化得特别快，做了一个介入手术把胆管里的积液排出来，本想给他在胆囊和肠子里做个支架，可是肠子里的肿瘤太大了，堵死了，不能做了，只好在身体外面挂个袋子。到舅舅去世，这个袋子也没能摘下来。2012年11月2日，亲爱的舅舅驾鹤西归了。

印象里，舅舅总是穿一身藏蓝色的工作服，或者是灰色的上衣、黑色的裤子，一双千层底的布鞋，带顶蓝色的帽子。舅舅高高瘦瘦的，有点儿驼背，走到哪里都拎着酒瓶子，走到哪里都有一股呛人的烟味。舅舅特别疼爱我们，每年家里新掰的玉米，新磨的棒子面，都是舅舅大老远骑车子给我们驮过来的。舅舅的脾气特别臭，说骂谁就骂谁，说掀桌子就掀桌子，不管跟谁，不管在哪儿。

这都让我们极其没脾气。他的口头禅是："人哪！"一听到这俩字，我们就知道他要开始上课啦。可是舅舅说的事情还都特在理，所以大家也都迁就他。

自从我和爸爸查出癌症，舅舅这两年多的时间里，每过十天半个月就给妈妈打个电话，偷偷问我和爸爸的病情。后来舅舅还给我爸妈拿了四万块钱，说是给我和我爸爸治病的，一个人两万块，我们都没要。现在舅舅自己都成这样了，还惦记我看病的钱不够。舅舅就是一个这样处处疼人、替人着想的人。所以虽然他是个臭脾气的舅舅，我们大家也都爱他。

舅舅走后，爸爸特别难过，心痛得难以抒发，写了一篇长长的悼文怀念舅舅。老爸时常提起舅舅，说舅舅的生活有好多无奈，他又没办法解决，才借酒消愁，所以脾气才越来越差。不过舅舅真的是个好人。

相比之下，我的两个姑姑，在知道爸爸生病的时候，还是问候的；可是叔叔去世之后，她们就再也没有给爸爸打过一个电话。一边是最亲的骨肉同胞——相处了七十年的两个姐姐，因为叔叔的财产与叔叔绝交后对爸爸也不闻不问；一边是妈妈的哥哥，这个因为妈妈才成为亲人的人，对爸爸无微不至的关怀。这强烈的对比让爸爸很感慨，总是不由自主地落泪。在爸爸心里，跟舅舅的感情胜过跟他的亲姐姐。

看到爸爸、舅舅和姑姑的感情，我知道，人跟人之间的感情是否亲近，跟血缘、社会地位、受教育程度、挣钱多少没有一丁点儿关系。人与人之间最后被认可、被怀念的，就是一颗真心、一份真情。

人活一世，最珍贵的，就是感情。要好好善待每一份感情。

ZL医院的悲催经历

林大夫要求我把脖子里残留的结节通过手术拿掉，给我推荐了ZL医院，说那里的大夫手术高明，而且特意推荐了两个大夫，让我找他们看看能不能手术。

毕竟是一场手术，我需要做足准备，身体的和心理的。

到了这个时候——第二次手术两年半以后，七次碘–131治疗之后，已经经历了这么多的起起落落，我的心态，早就调整好了。现在的我可不是最初那个听大夫说啥就是啥，让干啥就干啥，啥都无二话的我了。毕竟病在自己身上，我的身体自己最了解，我要好好地对自己的身体做个权衡。

现在的情况，就是不治也还不至于马上就"挂"了。但是如果手术呢，颈总动脉和食管之间的手术，风险太高，医生稍微抖抖手，我的小命就交待了，手术台都下不来。相比之下，我选择就这么耗着，啥也不做。

而且，脖子的手术已经做过两次了。好容易恢复了三年，现在还没有完全长好。到现在，脖子上还有一处不停地往外渗积液，一年四季这里都是湿漉漉的。再来一次，别说别处，就这块皮肤能不能承受都难说。而且我的手术大夫赵大夫告诉我，我脖子里的组织已经凌乱得一塌糊涂，什么都分不出来。第三次打开，找一个只有几毫米、小米粒大小的东西，真的能找到吗？

如果不做，这个结节发展得也不快。从2011年发现它还偷偷藏在我的脖子里，到现在一年的时间，它没有接着长，还算温和。我希望能与它相安无事。

考虑再三，我决定先评估一下手术的风险，判断能不能做，再说做不做。毕竟甲癌和其他癌比起来，还算温和，我还是可以从容地做决定的。

由于从来没有在ZL医院看过病，对那里的情况，我两眼一抹黑。于是在群里发了英雄帖，请看过病的病友给我一个攻略。

帖子发下去，群里又乱了。病友们一听说我要做手术，又开始替我担心了，慰问不断。而手术的消息也引起群里病友尤其是新病友的恐慌。很多人以为我是复发了，又开始了莫名其妙地自我猜测，纷纷担心自己是不是也会复发，什么症状是复发的前兆，判断复发的检测手段是什么。乱七八糟的毫无根据的恐慌让我疲于应对，不胜其烦。也让我不得不决定，以后自己的病情最好还是在群里保持缄默，免得总是引起恐慌。不过仍有好多病友给了我大量关于ZL医院头颈外科的信息攻略，包括谁的手术高明，谁的团队好，以及怎么挂号，多久能住院，要不要给红包以及红包的行情，还有外面宾馆的食宿情况。同时，阳光大哥和小叶子还告诉我有一种碘-125粒子植入术，可以考虑一下可不可行。

碘-125粒子植入是恶性肿瘤综合治疗的一种有效技术，属于近距离内放射治疗（brachy-therapy）的一种。该方法经微创（经皮穿刺）方式或手术将放射性碘-125粒子植入肿瘤内或可能受肿瘤侵犯的组织内，也可以植入肿瘤转移的淋巴信道或淋巴结内。碘-125粒子衰变过程中发射出低剂量的射线，对肿瘤组织进行不间断的持续照射，能够杀死不同时期裂变的肿瘤细胞和肿瘤周围乏氧细胞，因此，可以有效地治疗肿瘤，防止肿瘤复发和转移。

不过粒子植入也有风险，这种方式很容易让其周围的气管纤维化。虞鹏的前车之鉴就在眼前，我不想让我的颈总动脉也提前纤维化。

决定要去看病的时候才发现，网上预约的号已经全部挂完了，一直排到2013年的1月份了。我不能等到那时候。刚好北京的秀兰大姐给我打电话，她刚在ZL医院做完手术。她不辞辛苦地特意又跑了一趟ZL医院，帮我问了一遍挂号程序，确定只要我亲自去排队，就能挂到号。我决定不管怎样，也要去北京一趟。

2012年11月5日上午11点到达ZL医院，办就诊卡。第二天的号只能第二天早上起来挂。秀兰大姐告诉我，还要提前到大楼的保安那里排号，拿一个第二天一早进大楼的顺序号，有了这个顺序号才能进楼排队挂真正的就诊号。ZL医院早上7点开始挂号，6点半才准许进楼。而进楼之前的排队顺序，就要在前一天下午找保安排队。我这才知道这里还有这么个程序。这是ZL医院的特色。问了保安，要下午5点来排队。

为了周二早上能早点儿到这里排队，我需要选择离这里最近的地方住宿。这里只有ZL医院的家属院最近，其他的快捷酒店都离得很远，最近的酒店也有一千米。我明早5点来排队，需要4点来钟就起床。太远了，走夜路不安全。可是等一路问过去，我就傻眼了。一个是这里租房的都是为了准备手术的，都要六天起租，我只住一两天，没人租给我。另一个因为是周一，房子一早就被抢光了。问了半天，只找到一家，说有一个简易的房子，四十块钱租给我。我实在没办法，决定跟她去看看再说。

曲曲弯弯地走到ZL医院家属楼的最东头儿，那里在楼房外面盖了一溜小平房，把里面的房间打通，分隔成一个一个的房间，有公共的卫生间和公共的厨房。房东带我穿过一个又一个房间的走廊，走到厨房的尽头，有一个狭小的空间，房东说就是这间房。我一看，就是阳台搭起来的一个小棚。阳台用窗户封起来，上面用石棉瓦搭了只有一张床的位置。我马上决定不住这里。条件太差了，还守着厨房，守着别人房间的窗根，离厕所八百丈远，还没有暖气，晚上一定会冻死。这不是人住的地方，我毫不犹豫地说我不租。可是，我又在附近找了半个小时，也没有合适的房间。想想我只住一个晚上，只为了离门诊楼近，也只有这里最合适，只好订了这间。

房东走了，我好好地打量了一下这个房间，悔得肠子都要青了。初冬时节，这里还有大个儿蚊子，我一巴掌下去，能打死七个！我给房东打电话要蚊香，房东说没有，要我自己去买。我把附近所有的超市都转遍了，也没有买到蚊香片。晚上如果没有遮挡，脑袋还不得让这么多的蚊子啃成猪头哇。想想就怕。

算了，不想啦，先办正事要紧。保安要求下午5点去门诊楼排队领明天早上进门的顺序号。我决定提前到4点去，我怕太晚了，人多得再排不上队。

等我4点到了门诊楼门口的时候，已经有一条长龙排着了。我正打听哪里是队尾的时候，只听有人喊："海棠！"

原来是秀兰大姐！她1点吃完午饭，就从动物园的家里赶过来，3点就到了这里给我排队了。我到的时候，秀兰大姐已经在寒风里站了一个小时！天，要知道，大姐手术后才十天，她还是个需要别人照顾的病号呢！

我看到大姐，感动得只想哭！

我都不知道该怎么表达我的感激之情了。我还这么年轻，大姐已经五十七岁了，而且她还刚刚做完手术，却跑到这里在寒风里给我排队。不过秀兰大姐坚持说没什么，让我把她当成志愿者，觉得我帮助了那么多人，现在能帮助我她很开心。我太感动了，意想不到的温暖。

排队聊天的时候，我才知道大姐一直是单身，她没有家庭，所以整个手术过程，都是她自己一个人扛过来的，就是头两天请了一个护工。我能体会大姐手术后的艰难。我手术的时候，好几个人照顾，我都难受得不得了。大姐一个人，该是怎样的勇敢呀？身边总是有更坚强的人在给我做榜样，我应该学着更加独立。

好不容易在寒风里冻了一个小时，到5点发号，因为有大姐帮我提前排队，所以我的号挺靠前的，第23号。保安告诉我们，明天早上4点排队点名，点名不在的，今天的队就白排了。

大姐本来想早上也来陪我排队的，我坚决不让。她那边太远，4点，不管是公交还是地铁都没有开。我坚持早上自己来。我要挂下午的号，大姐说那就下午陪我看病，她担心我要做检查，没人给我拎包。

我都感动得不知道怎么表达了。多么温暖哪，在这个人生地不熟、看病晕头转向的地方，能有个朋友这么替我着想，为我忙碌，我可真是幸福到家啦！

晚上，我找来所有的衣服和被子，把自己蒙得严严实实。我第一次把头蒙上睡觉，觉得呼吸都困难。可如果不蒙上，光是蚊子的嗡嗡声都能把我吵死，那是一个超级战斗队呀。

可是，还是睡不了。我住的位置，是另一间房间的窗根，在那个房间里说话，我都能听到。这间房里可能有人要做手术吧，几个人从10点一直不停地说到12点。我实在是困得受不了了，敲了敲窗户，说睡觉吧，明天要早起呢。房间里安静了十分钟之后，又开始了谈论。得了，他们不聊完，是不肯罢休的啦。想想也许家里有病人，肯定有很多事情要商量，他们能睡着觉才怪呢。

就这样，我大概1点半才迷迷糊糊地睡着，3点半，闹钟就响了。ZL医院的保安让我们半夜4点去排队，对名字，定进楼的顺序，这是什么规矩呀，真是折腾死人不偿命。还好，离得近，几分钟的路，我走在乌漆墨黑的家属院里还不算太害怕。

凌晨3点45分，我到ZL医院的时候，已经有十来个人在楼外面等着了。S医院的门诊楼，一楼是大厅，在楼门口的大厅外面加了一个隔间，保安在那里把门。我们到了那里一问，保安说，5

点点名。

那你让我们4点来干什么？

这个点，回房间不值当的，不回去就要干冻着。想了想还是留下，找了个僻静的角落跳舞，就当早起锻炼身体了。天气可冷了，我带的水杯，已经凉透了。本来打算等到5点吃药的，摸着这冰凉的水，一口都不敢喝了。

从4点开始，就不停地看到有人跟保安吵架。最早的一次是一个大姐特别冷，她想到保安的小隔间里等着，说她是病人，实在难受，让她在那里暖和暖和，坐着等吧。保安不让，硬是把大姐轰出来了。大姐干脆就席地而坐，做了十多分钟。好多人都劝她起来，不能在这么冷的地方坐，病情会加重的。好多人替她求情，想让她暖和一下，怎奈保安完全无视，坚决不让。

到了天空微微发白的时候，大约6点，我们这群人已经给冻透了，为了排遣寒冷，只能靠聊天取暖。我们聊得挺高兴，但是不断听到保安门口的吵架声。我排的队远，看不清楚。有人说是因为来得晚了一点儿，保安把他的名字勾掉了，排队的不同意，直接吵起来。一会儿有人还说想到房间里暖和一下，保安又给轰出来。此时明显多了很多票贩子，他们不排队，来了就直接插队。大家的不满情绪越来越严重。一会儿就有人开始发牢骚，说这些保安，凭什么这么牛气，ZL医院的制度如何如何，眼看着排队的和保安的关系越来越紧张。

这场矛盾终于在6点半的时候爆发了！

本来按照往常6点半的时候，保安会支一道栏杆，只能容一人通过，排队的按点名顺序依次放行。可是那天乱套了。

保安大概跟人吵架吵红眼了，跟谁都吵。到了正点该放栏杆的时候，保安又跟里面的保洁吵起来了。这时候，外面的人一看保安顾不上了，就开始趁乱往里挤，一拥而入。我后面的外围人群也跟着起哄，把人群往里推。我们这些夹在中间的人，还没明白怎么回事呢，就被人拥着往前走了。我都能感觉到一双大手在我的后背使劲推。

我害怕极了，人流这么大，这么急，如果摔倒了就不可能起得来，会出人命的。我又这么瘦，肯定经不起。我只好顺着人群的涌动，往门边上溜。因为我是第23个，前面人还不算多，我从门边缝里挤出来了。出来一看，地上已经趴着五六个人了，后面好多人，都直接从他们身上踩过去了，而且源源不断地有人踩，根本起不来。好可怕呀！我现在想起当时的场景，仍惊魂未定。

倒下的那些人，根本就不可能被拉起来。人流太急了，都没命地往里挤，赶着去排队挂号。之前排的队是浮云，现在到楼里排队的顺序，才决定今天的命运。

楼上排队等挂号的时候，有个保安过来，气急败坏地在大厅里喊，差点儿没出人命！刚才跟他吵过架的一个姐接着说："出人命才好呢，出人命让《焦点访谈》来曝光，看看ZL医院还这么弄不，看你们保安还这么蛮横吗！有你们这么对待病人的吗？"保安一声不吭地走掉了。

还好，没出人命。大家都是来看病的，如果病还没看上，因为排队给踩死了，才是最让人接受不了的。去挂个号还可能有生命危险，这可真是个天大的玩笑。病患的艰难真是随处可见哪！

连续好几个月的求医奔波，经历过踩踏事故之后，我不由得感慨病人在求医路上的无奈。只要有一点儿希望，我们病人和家属们就都不会放弃，都会去追寻。所以哪怕千里万里，只要能救命，都会不辞辛苦千里迢迢地寻得一线生机。好医院几乎都集中在北上广，全国的病人，为了得到更好的医疗资源，也会大量涌入北上广。而且一般都不会是一个人去，看病要做手术要有人照顾，几乎都会拖家带口。北上广三地总说外来人口太多，流动人员太多，城市病严重，我觉得医疗资源严重不均衡，也应该能算得上原因之一了。如果把过分集中的北京、上海的优质医疗资源均衡到全国的各个省，让病人不用千里迢迢地奔命，在家门口就可以找到顶级的医疗资源，那该是多少重症病人的福音啊。我能生活自理，来去都是我一个人，看病的时候，还经历了那么多波折，那些重病号们，都是怎样熬过来的呢？有多少卧病在床的癌症患者，需要被家人辗转拖拽、推轮椅抬担架来到北上广，再求爷爷告奶奶地找专家，找黄牛，通宵排队，挂特需，找高价号、加价号，托关系，找门子，送红包，等床位，等手术，只为求得一线生机啊。而且到外地看病，几乎都是自费，没有医保报销。做一回手术，来几次放化疗，多年的积蓄就没了。不仅仅是看病的费用呀，排队看病都是持久战，能一个星期出结果都是幸运的，一住最少半个月。这些来回奔波的机票火车票、住宿费饭费，北上广的高消费，可能一个晚上的费用，对于偏远地区的人来说，就是一个月的伙食费。这其中的苦楚，只有这些亲身经历的病人和家属，才能体会。

我挂号倒是非常顺利，下午第一号。我找的小雷大夫给我看。他先给我开了一堆的化验，预约后要等好几天才能做。

为了弄清碘-125粒子植入术对我的淋巴有没有效果，我能不能躲过这一刀，我趁在ZL医院等待检查的间隙，跑了一趟北京SLQ医院。

我就是想了解一下碘-125，连号都没挂，就跑到核医学科了。我是想问问路，因为我也不知道该不该挂核医学科的号。没想到，到了核医学科，我找到一个大夫打听，问碘-125粒子植入是不是在核医学科，这个女大夫特别热情地说就是这个科，让我详细地说明一下情况。我问了那个大夫，知道她姓龙，心里一下踏实了，她就是群里大家传说的温柔热情又负责任的"小龙女"。

B超、CT，一大厚摞结果给龙大夫看过后，她认真详细地询问了我七次碘–131治疗的情况，而且明确地告诉我，她不建议给我用碘–125粒子植入术。

一颗碘–125的粒子就有5毫米。而我的淋巴结，只有3—5毫米。这么小的结节，只能放一颗碘–125。可是一颗碘–125对结节的作用微乎其微。给我做碘–125粒子植入，也是要在B超介入下，超声引导找到结节植入。而我的这个结节在颈总动脉，很容易抖抖手就碰到。风险太大，不能考虑。碘–125粒子的波长比碘–131的长，所以对周围气管、食管的放射性伤害不能避免。就算是可以把碘–125放进结节里，也不能保证就刚好能放到结节的正中间。这样的话，对颈总动脉和食管的损伤仍然很大，很有可能导致气管、食管动脉的纤维化。纤维化不可逆。所以综合上面的这些情况，还是应该放弃碘–125粒子植入的治疗方式。转了一圈，又回来了，还是需要传统的手术来解决问题。

ZL医院增强CT结果：

检查所见：

"甲状腺癌外院术后三年"复查，现可见：

1. 甲状腺全切术后，术区局部见多发斑片状钙化灶，未见明确结节及肿物影，建议追随。

2. 双颈及双侧锁骨上区未见明确肿大淋巴结。

3. 双肺多发小结节及类结节，大者直径约0.4cm，考虑双肺多发转移瘤。

4. 左下肺钙化小结节及条索影，考虑为陈旧性病变，余双肺未见明确肿物或实变。

5. 前纵膈增多软组织影，倾向为未退化完全胸腺组织；双侧肺门、余纵膈未见明确肿大淋巴结。

6. 双侧胸腔、心包未见积液。

7. 扫描范围肝内低密度灶，部分为囊肿，建议追随。

8. 图示右侧乳腺内0.7×1.0cm结节，有强化，建议B超。

B超结果早就知道了，没有意外，和嘉禾的小波大夫的B超一致，出入不大。可是看到CT结果的时候，我又一次像从酷暑掉进了寒冬的冰窟窿里，冷得刺骨。不是惊讶前面六项检查，这些都是之前就知道的，了解得很清晰的情况，而且没有纤维化的症状，很是欣慰的。惊讶的是后面的两项。怎么肝上又出问题了呢？是转移到肝脏了吗？乳腺也有问题，是原发还是转移？没听说过有甲癌转移到乳腺和肝脏的呀！如果都是原发癌，我该先治哪个，以哪个为重点？

心里很乱。我需要再去做一个肝部和乳腺的B超，确定性质。我只想赶快有个结果，不管好坏，一分钟都不想等。

下午4点钟。小雷大夫仔细地看我的CT结果。发现B超报的结节，增强CT上都没有报。因为太小了，找了半天才看到。仔仔细细地研究完CT和B超，他问我："你想怎么办？"

我想怎么办？这是我想怎么办就能怎么办的事情吗？

"您是专家，您给我个方案吧。我是林大夫特意指定找您来的，说您医术高明，还是您告诉我该怎么办吧。"

小雷大夫说："别的大夫不敢做，是不敢捋这些血管，因为做过两次手术之后，里面的组织特别不好分。而且是颈总动脉，很危险。我倒是能给你分开这些血管，给你重新捋一遍。但是现在的问题是，这么小的结节，打开后肉眼很可能就找不到。很有可能我捋完血管，仍然没找着，我只能还把它留下来。可是一旦它继续长大，你要让我第四次再打开，重新捋血管的话，那就连我自己都不敢再给你做了。因为血管一旦捋过一遍，就和以前完全不一样。

现在看它还这么小，发展得也慢，不如就这样待着，等长到肉眼能看见了再做。但是到那个时候，很有可能癌组织已经浸入颈总动脉和食管，需要剥离，那很有可能下不来手术台，所以还是风险很大。现在动风险也很大也有可能下不来，所以不如就晚一点儿再动手术。"

我觉得他说的是对的，我也觉得应该保守地先等待。

我从诊室出来，觉得心里踏实多了。不能做碘-125粒子植入，也不能做手术切除。那就还是只有碘-131治疗了。这个脖子上的东西，看来跟我感情很好嘛，怎么赶都不肯走。

我现在最着急的事情，是确定肝部和乳腺的结节的性质。回到省S院做了个乳腺B超，B超显示是良性的，挂了两个乳腺专家号，他们手诊都没发现结节。结节还很小，医生让我定期观察就行了。肝脏的也一样，大夫说太小了，有可能是个囊肿，但是现在也太小，定不了性。定期观察就可以了。

一块石头落地啦！

格桑怒放，花开无涯

2013年4月14日是个值得纪念的日子。

今天是我真正的三十七岁生日。

其实我极不情愿记住自己的年龄。曾经过了三个二十四岁、四个三十岁的生日的我，极其不愿意承认自己的年龄。可惜从三十四岁的某一天起，就被迫对一些人频繁地报出自己的实际年龄，毫无隐私可言，这些人，被称为医生。

今年的这个生日来得百感交集，又格外焦灼，甚至我都忘了这一天的存在。直到老公在清晨打来祝福的电话，让我惊觉，时间，又无情地流逝了。

记住今天，不只是为了一个日子，更是为了记住最近的这一段的生活，更重要的，是那些浓浓的温暖。

好多事情，不知从哪里说起，远的太远，不容赘述；近的太近，难以铺陈。那么就从4月8日，周一说起。

周一的早上本来有个会，要开一周。一大早起来，顶着强风，挤公交跑到目的地，还有五分钟开会的时候，电话告诉我会议推迟，延期一周。我正为早上在大风里无情地被放鸽子而郁闷的时候，电话响了，接着开始了艰难的一段时光。现在看来，真的非常感谢这个推迟了一周的会议，让我刚好有时间应对这突如其来的事件。

妈妈病了，脑供血不足，头晕呕吐地在省E院待了一夜，也没有挨上病床。妹妹他们担心我的身体，没敢半夜告诉我。到第二天发现病情没有好转，才给我打电话。拖到下午，病床无望，治疗也被无限期搁置的时候，我们决定转战到省E院东院的病房，让妈妈住了进去。

问题是，爸爸本来也要住院的，病床都安排好了，在省S院分院，周一就住院，周二就要手术了。

好了，左右开弓！

生活总是给人意想不到的挑战，从而证明自己的能力、意志，然后增加自己的阅历和聊天时的谈资，可以在将来的某天，云淡风轻地说，当时的事情，是多么多么好玩儿。这次也是，而且可以是最××的一次。

妈妈住上院了，检查结果，颈总动脉大量的悬浮血块导致脑供血不足，外加高血压、糖尿病，需要一段时间的治疗才能出院。可是父亲的肝癌手术不能这么搁置。推了几天以后，决定还是抓紧手术吧，他的指标增长得很快了，必须尽快手术。

于是，最艰难的时候来了。两个老人，在两个不同的医院，同时住院，还有一个要手术。

其实，这三年来，已经经历了包括我在内的五个亲人患癌，两个去世，一个哥哥手术后瘫痪，我的一次手术七次碘–131治疗，父亲的十二次大大小小的手术。这些事情，早就把我们的神经锻炼得坚韧强健。这次，不过是在曾经的那些经历里，再加一个"更"字。其实也没什么，只是需要我们好好地安排，科学地统筹规划，左右兼顾。既要照顾好老人，又不能扔下孩子，同时还不能太耽误工作。麻烦的是，我还在天天喝中药，每天还要抽出两个小时熬药。其实，这些事情真是挺考验能力和智慧的。还好，我们顶住了。

老爸还没手术的时候，还能应付。周五老爸手术，这才是最要紧的时候。

老爸的手术还算顺利，总的第十三次手术，第九次介入。手术以后，老爸要十二个小时不能动右腿，二十四小时不能吃饭。加上术前的空腹时间，差不多要饿三十个小时。由于化学药物的反应，手术后的老爸持续发烧，差不多五分钟一次呕吐，五分钟一次小便，五分钟一次呻吟。我们还要五分钟一次按摩，以防止他的右腿血栓瘫痪。在这无休止的五分钟一次里，老爸还会不停地喊饿。这期间，老爸所受的痛苦，只有他自己最清楚。在每次介入手术之后，老爸都信誓旦旦地说"我再也不做介入手术啦"，可是，却一次又一次地重复这样的痛苦。

老妈的情况好不了多少，由于对一种抗压药物长期服用，导致牙龈溃烂，可是其他的抗压药都不能很好地抑制血压，所以眩晕一直继续。各种抗压药物在妈妈的身体里都有严重的副反应。医生也一筹莫展了，只好答应一点儿一点儿地调，一点儿一点儿地试，直到将来能控制血压稳定。看来，老爸出院了，老妈也出不了院。还好，只是通过输液治疗。

今天，是所有这些压力集中释放的一天，到了现在，我觉得也是否极泰来的时候了，应该好好地记录一下。

经过几天的倒班奋战，老爸到了今天晚上，终于可以不用陪床了。老妈的治疗也相对稳定了，至少是不晕不吐了。庆幸的是，老妈住院的时候，我们包下了整个病房，老爸出院以后，可以住到妈妈的病房里来，一并照顾。

对孩子来说，今天也是一个重要的日子，他的跆拳道要考蓝带晋级，今天也圆满完成了。也幸亏一位故友的鼎力相助和照顾，才让孩子的考试没有因为我们的无暇顾及而耽误。对于这位故友，感谢之情绝非简单的一个谢谢所能表达。

晚上到家，又收到了老公牺牲了陪床补觉的时间亲手给我做的温暖爱心蛋糕，心中好暖。

这些天，因为家里的变故，却体会了更多更多的爱、温暖和甜蜜。当我们无暇顾及孩子的时候，直接把他扔到小伙伴家，直到我们能抽出身去接他。父亲最难挨的时光，因为我的好友，同时也是他的学生的到访，变得特别有乐趣，精神上一下子就好多了，不差于一剂良药，缓解了好多痛苦。好多好多朋友给我留言和电话，问我需要什么帮助。还有好多好多的朋友，对我一直牵挂，陪我走过这些日子。这些温暖，让我和家人都充满动力，充满力量。

患癌的表哥也碰巧住院，他要做第十三次化疗。瘫痪的他经过一年的锻炼，也可以拄拐杖走几步了，心中大喜，觉得充满希望。

还有五天，就可以不用吃中药了，我已经看到那些可爱的肉肉向我甜蜜地招手了。

曾经的抑郁，因为这些天的忙碌也一扫而光，也因为这些天的事件，让我看到了一些不用言说的温暖。曾经，是温暖的曾经。至于未来，随遇而安。

想起之前的几天，我的几位至交好友给我庆生，看到他们个个事业有成，心中不禁酸楚，当时我说我一无所有，只有甲癌。这几个朋友却异口同声地说："你有我们！"不禁动容，人生有友如斯，何其幸哉！

在庆生那天吹蛋糕时许愿：我要健康，只要能维持现状，就是恩赐。还要再多一点儿优雅、一点儿睿智、一点儿性感、一点儿惊艳。我不贪心，只多一点儿点儿，一点儿点儿。现在还要加一项，就是希望能更加淡定一点儿点儿，从容一点儿点儿。

这几天，春天的脚步才觉得近了，开车去医院的路上，突然发现，花红柳绿一片春意浓了。

想起《圣经》里的一段话："我渴望智慧，上帝却让我认清自己，一把尘土；我渴望信心，上帝却给我绝望处境，让我依从；我渴望爱心，上帝却给一个总伤害我的人，让我饶恕；我渴望降伏，上帝却让我破碎旧我，让他内住。或许我们没得到想要的，却得到一切需要的。神点头，给你想要的；他摇头，给你更好的；他让你等，给你最棒的。"

此时，抬头看天，一弯新月如钩。而心里，却像是在骄阳下开满了格桑花，妩媚，娇艳。

格桑花语：珍惜眼前的幸福。

格桑怒放，花开无涯……

这篇日志，只是我们全家生活的一个小写照。从2010年我第二次手术开始三年以来，家里就一直是非常紧张的节奏。我的治疗和爸爸的治疗交替进行，轮番上阵。一家人都为我和爸爸忙碌。我们家这几年，过的就是这样快节奏高负荷的全家一起抗癌的生活。

但是，这样高压的紧张生活，反而锻炼了我们的生活能力。而且我们一家人齐心协力地对付困难，让我们一家人的心贴得紧紧的，更加相亲相爱了。这样的日子，虽然很辛苦，很艰难，但是仍然很美好。

暂时搁置的碘治疗

ZL医院看病回来之后，我就知道只能也必须靠碘–131治疗了。手术不可行，碘–125不可行，只有碘–131可行。不过短时间内我是不能做碘的，因为在ZL医院我做的是增强CT。增强CT做之前是要打碘油针的，这个药需要三个月的时间才能消除对碘–131吸收的影响。我最早也要到3月份做碘。因为林大夫要求我去北京SLQ医院做，这次要全自费了。

2013年2月份，我去给林大夫交作业，去年9月份她给我开列的长长的检查项目，我到12月份才完成，完成了发现也不能进行下一步，只好拖到了2013年2月份。这次林大夫给我看的特需时间特别长，聊得特别多，看得特别认真。

林大夫一项一项地跟我分析。因为颈部结节没有手术指征，所以只能搁置。碘治疗依旧是首选。我的癌DNA免疫组化结果出来了，为经典型，阴性。林大夫说这个是最好的效果，高分化，而且吸碘极好。如果是一般的病情，几次碘–131治疗就可以完全治愈的，可惜拖得时间太久了。服药TG的结果也让人满意，9月份的TG为97mIU/L，2月份的TG是99mIU/L，半年之内只有一点儿增长，排除误差，说明情况很稳定，为延后治疗奠定了基础。免疫细胞分析也非常好，免疫能力正常，说明能有足够的免疫能力抵抗癌细胞。这些都是非常好的结果。

林大夫说，虽然已经七次碘治疗，其实真正有效的可能就是第六次和第七次，前面的都浪费了。但是大量的碘的积聚，还是会对其他脏器有辐射影响，所以才会有现在的肝囊肿和胸腺的结节。如果贸然接着做碘，很有可能会把这些东西诱发成癌，如果那样，就不可收拾了。而且每一次碘治疗的过程，都是一次甲癌细胞失分化的过程。一旦失分化，后期治疗就非常艰难了，不如暂时搁置。看我免疫系统非常好，保持心态平和，锻炼身体，增强体质，也有可能把癌压制住不发展，所以建议我暂时搁置治疗，定期复查。如果TG维持稳定，就这样用优甲乐和T3控制；如果一旦发现有发展，再进行碘治疗。

我对林大夫的想法和思路非常赞成。我的最低期望，就是带癌生存。只要能够维持现状，不发展，就是胜利。比起去世的叔叔、舅舅，比起"限行"着的表哥，我还活着，我还能自理，我还能做自己想做的事情，就是胜利。这就是我现在想要的生活。治愈太遥远了，我想可能我永远都达不到，但是至少可以保持现状。能维持现状，我就很知足了。

我的绿光人生活，暂时可以结束了。

暂时抛开治疗，我觉得心理上轻松多了。这几年的高压节奏，我们一家人不但没有被压垮，反而享受生活的能力变强了。我们想办法让生活多姿多彩。亲近大自然，是特别好的解压方式，所以只要有时间，我们就往山里跑。找个小山坡去爬一爬，找个水库去钓钓鱼，隔三岔五叫上几个朋友去烧烤，采采野花，摘摘柿子。石家庄周边郊县有名没名的小山，我们都爬遍了；附近的小河、小溪、小水库，我们都钓过鱼捕过虾了。我们玩得特别开心。

后来我们又租了一块地，玩现实版"开心农场"。老公变成了农夫，整天在地里耕作。在大棚里，老公种了好多蔬菜，西红柿、黄瓜、茄子、辣椒、莜麦菜、生菜、小油菜，都是有机菜。还挖了个小池塘养金鱼，可惜没经验，金鱼总是养不活。院子里种了葡萄树、石榴树、柿子树、樱桃树，还种了水晶茉莉、波斯菊、小雏菊、地雷花和好多叫不上名字的野花。我们把小菜园打扮得生机勃勃的，播种、浇水、抓虫，一有时间我们就去耕作，干完活儿在院子里闻着花香看看书，发发呆。看着自己种出来的东西发芽、开花、结果，特别有成就感。等到收获的时候，吃着自己种出来的有机菜，真是美呀。我们还买了个皮划艇，时常到汉河里划划船。躺在船上，让船随意地在水面上漂浮，夕阳下看着天边的云朵，水波荡漾，微风拂面，真惬意呀。我们把小日子过得美滋滋的！

　　我在病友群里的知名度越来越高，大家都特别关心我。我的空间日志是大家最关注的地方。我的生活方式和生活态度也在影响着大家，他们说，看到我活得那么开心，他们也都有力量啦。大家这么关心我，我觉得更有力量，也更有责任，让自己好好地活着，乐观地活着。

　　在搁置治疗的近两年的时间里，我加强了对身体的锻炼。从2013年3月份开始，每天早晨跑步两千米。身体状态非常好，很多朋友都说："你比我们都能跑，厉害！"本来想一直坚持跑下去的，可惜到了10月份石家庄的雾霾就特别严重了，我只好放弃了这个运动方式。我也仍然跳舞，不过坚持得不好。另外我还在学习加强饮食的营养，开始注意营养搭配。服药TG也略有下降，从100mIU/L降到了88mIU/L了。虽然我的服药TG在医生和其他病友看来仍是高危，但是我已经很满意了。

　　2013年夏天，我来到深圳吃中药，带着儿子住在小敦家里。小敦是老公的大学同学，他媳妇小菜是湖南妹子。他们这些年一直在深圳打拼，住的是简陋的出租房，生活拮据。我们住到了他们家，他们把带空调的房间让我们住，小敦自己住没有空调的房间。小菜把大双人床给我和儿子住，她自己住单人床。我不会做饭，小菜每天上班回来还给我们做三菜一汤。8月那么热的天气，他们自己受苦也要让我住得好吃得好，让我养身体。他们的儿子豆豆还没有接到深圳来，他们对林林就跟对自己的儿子一样。我们在深圳住了一个月，相处得就跟一家人一样。

深圳有个庞大的病友团，我在深圳的时候，见到了苹果、长江大哥、马拉松大姐、小雯、艾曼、境由心生。大家见面，就像久违的亲人。对大家的盛情款待，我深表谢意。

现在的我，随处都能感受到各种爱，这些爱包围着我，让我觉得幸福满满的。虽然身体上还是经常要忍受各种各样的痛苦，但是精神上却觉得无比幸福。

在搁置治疗的两年时间里，我断断续续地完成了本书的写作（搁置治疗之前的那些部分）。2011年年底在山西病友桑桑姐的极力推荐和鼓励下，我决定试着把自己的经历写下来。这对于我来说，真是一个巨大的挑战。好累呀！一度都想过要放弃了。不过后来我发现，我更希望和大家分享的，不是我的个人经历，而是我从这几年的生活里，获得的爱和感动。另外想和大家分享的，是我对全国甲癌患者的治疗现状、生活现状的思考以及我总结的关于手术和碘-131治疗及平时服药补钙等的经验。我通过接触几千名病友，了解了全国甲癌的治疗现状，完成了一份综合调查报告，有《关于甲癌手术》《关于复查》《关于术后康复》《关于优甲乐》《关于补钙》《关于碘-131现状》《关于碘-131的治疗和经验》《关于中药》等章节（放到我的博客里）。这些都是我看到全国病友在治疗过程中遇到的困惑疑虑而整理的经验总结，还总结了甲癌患者在生活里遇到的各种心结。完成了对自己的一个挑战，我很开心。能够写书，这真是以前想都不敢想的事情。

从2014年2月份开始，我把这些文章陆续发到了我的新浪博客里。病友们反响热烈，纷纷给我留言，说他们都是哭着看完的，说我的文章写到了他们的心里，说出了他们没有说出来的话。他们通过看我的文章消除了对癌症的恐惧。我为自己又做了一件有价值、有意义的事情而开心和骄傲。

我的病情比较稳定，爸爸的病情却每况愈下。

妹妹全家，鉴于父亲的病情越来越严重，做介入手术的次数越来越多，间隔越来越短，担心子欲养而亲不待，于2013年初放弃了在深圳更好的发展和对丁丁更好的教育，毅然决然地举家从深圳回到石家庄了。妹夫已经在深圳待了十多年了，现在回来，一切都要重新来过，对于妹夫来说，该是一个多大的挑战，这么多年培养的人脉，都损失了。可是妹妹、妹夫都不在乎，认为如果不回来照顾父亲，会后悔一辈子的。

和我的暂时搁置治疗相反，父亲的治疗密度在逐渐加强。

父亲的肝癌已经到了第四个年头了。一共做了一次大手术、十四次介入治疗和两次射频治疗，可惜一直没有得到有效的控制。从三个月一次到一个月一次，每一次都让我们揪心。第七次介入治疗时的反应特别强烈，爸爸不停地呕吐，再也坚持不了了，喊着："我再也不做介入了，我不活了，给我个绳子上吊算啦。"我们大家都心疼得不得了。

但是老爸是特别有福气的人，我们总是说老爸幸运。爸爸遇到的主治大夫是他的学生彭大夫。彭大夫特别细心，老爸少受了好多罪。到第八次介入手术的时候，爸爸又遇到了他的另一个学生，他曾经跟爸爸学了一年物理，高考的时候，物理考了满分。他给老爸做得可仔细了，平时的介入手术不到四十分钟，他给老爸做了快一个半小时。这次老爸没受罪，没喊疼。我们总是劝爸爸："你看你，多有福气呀，你教了那么多学生，现在他们都在给你福报，你少受了多少罪啊。"老爸也挺高兴，又积极地配合治疗了。

医生说爸爸的生存期不超过一年，不能再有任何的外科创伤。后来父亲又进行了三个月的靶向治疗，服用索拉非尼。这个药和我曾经了解的甲癌患者治疗用的靶向药物是一种。

2013年10月1日，儿子的老师留作业，要交一张景区纪念照片。可整个假期，我们哪里都没去，就在医院陪老爸输液了。儿子让我给他用修图软件做一张，我拒绝了。我们的国庆节就是这样过的，没什么不好，在医院陪护也是一种风景，体会的是亲人之间的温情和温暖。陪伴身体每况愈下的姥爷，也将是他弥足珍贵的经历和回忆。只要有爱，无处不是风景。所以我们让儿子单独照顾了姥爷一天。儿子对姥爷的照顾很周到，换液、买饭、上药，都是他负责，还是姥爷的开心果，给姥爷讲笑话，他在病房里讲的笑话让一屋子的人都笑得掉眼泪。爸爸因为靶向治疗的药物反应，导致足部溃烂，全身皮疹。照片为儿子给姥爷溃烂的脚上药，是邻床的阿姨帮忙照的，国庆节作业就交的这张。

父亲服用了三个月的索拉非尼，苦不堪言。老爸在服用索拉非尼之前根本看不出是病人，服药后一下子跌入低谷，不能走路，憔悴得很。我还特意陪父亲去了趟杭州，找病友木木帮忙推荐的肿瘤内科有名的专家看病。2013年年底，在父亲的反复要求下，在全家人痛苦的思量和抉择下，父亲决定放弃放化疗治疗，保存生命最后的尊严。和父亲的苦痛比起来，我已经不算病人了。

我表哥一共做了二十多次化疗，可惜指标一点儿都没有降。又做了一次手术，现在可以试着借助活动架子走路了，可是尿袋一直都没有摘下来。在停止化疗十个月后，病情反复，表哥又开始进行了五次二线化疗，依然是小剂量的思路（避免身体受更大的伤害），指标骤降，病情稳定，效果喜人。迄今已生存两年半有余，创造出小细胞类生存期的奇迹了。

这几年，我和家人过的日子，就是全家人一起抗癌的日子。这期间的高压力，高强度，对身体的消耗，对精神的折磨，许多酸苦，只有我们自己能体会。此时，我们一家人都觉得，所谓的锦衣玉食，都不如一家人健康平安来得重要。好好珍惜现在的一切，最重要。

父子情深

2014年3月，为了躲避石家庄的严重雾霾，我们陪爸爸到三亚休养。

父亲的身体情况每况愈下，甲胎蛋白指标已经很高了，而且转氨酶也开始不正常了。之前的靶向治疗效果不好，肿瘤没有控制住，反而副作用让爸爸受了很多罪。全身的皮疹，每天不停地流鼻血，血管肿胀导致脸肿得变形而且满脸通红，鼻头特别大；手指和脚趾末端都变硬，从第一个关节处开裂，行走困难；总是恶心、呕吐，真是苦不堪言。刚刚吃到可以赠药的阶段，父亲因为再也适应不了这个药物的反应而停药了。做出这个决定是艰难的，因为已经不考虑化疗放疗，靶向治疗也停止了，其实就等于等死了。最后，看到爸爸实在是没有办法承受这个靶向治疗的反应，不得已放弃。

爸爸开始肝区的疼痛了，而且总是浑身没劲，脸色开始发黄了。他总是下午要睡很久，然后到海边走走。因为总是很疲劳，其他的景点他一点儿都没有兴趣逛了。三亚虽然很美，但是大家都在为爸爸的病情担心，心理压力特别大，都没有心情痛快地玩了。有一天我和妹妹在去蜈支洲岛散心的路上，意外发现北京SLY医院在海南的分院，这下可把我和妹妹高兴坏了，于是立刻和爸爸商量了来看病。

挂了三个科室的专家号，医生都有个共同的答复：时间不多了，还有最多三个月的生存期，抓紧时间，想吃什么就吃什么吧，想干什么就赶紧干什么。这些话都是背着老爸说的。我当时特别疑惑：不可能啊，老爸看上去好着呢，只是最近有些疲劳，一点儿都看不出是癌症患者的样子，而且爸爸没有远端转移，不应该吧。医生说，不需要远端转移，肝部的问题就已经这么严重了，做好思想准备吧。这个消息犹如晴天霹雳，打在我们每个人的心上。

带着这个结果急匆匆地回到石家庄，找彭大夫看，彭大夫看到结果，又着急又心疼地说："老爷子这回可真是不行了，这可真是不行了啊！"这次看到爸爸的结果，彭大夫也不能淡定了。

我们都不知道该怎么办了。好几次我都控制不住，当着爸爸的面，抱着爸爸大哭。可是平时看上去脆弱的老爸，反倒来劝我们："别哭，别哭，现在不还是好好的吗？走到哪步说哪步。"而且一再嘱咐我们，真的到了弥留的时候，一定不要抢救，让他安详地走。

我在北京复查的结果也不好，虽然颈部和肺部的问题没有恶化，但是发现乳腺有个肿瘤必须要拿掉，肝部还有个囊肿，还由于卵巢部位曾经有吸碘，考虑是卵巢甲状腺肿。有医生建议我拿掉卵巢，也许TG指标就降下来了。这个情况也让我深受打击，算上脖子上结节的手术，一共有四个手术等着我。索性回来以后想想，脖子的先观察，肝部的医生也让观察，卵巢的妇科医生不知道怎么治，我也不想这么年轻就摘掉卵巢，等等看吧。只有乳腺的肿瘤评估是三期，需要立刻做掉。

全家的精神都绷得紧紧的，那种不知道死亡什么时候就要到来的恐惧其实都在每个人的心里弥漫着，但是我们都没有表现出来，挂在嘴边的话都是"过好现在的每一天"。可是现在的每一天对于我们全家来说，都很艰难。妈妈和妹妹的压力同样很大，她们都是在我和爸爸不在场的时候偷偷地哭。

表哥也一直惦念父亲，听到爸爸病情加重的消息，就一直想来看望父亲，可是他也不停地在做治疗，身体虚弱。两年前表哥被确诊为神经内分泌小细胞癌伴骨转移，当时腰部手术后伤及神经瘫痪了，去年又做了修复手术，术后只能勉强地蹒跚几步。表哥不能上楼梯，我安排表哥到家里租的菜地小院见个面。

爸爸和表哥这些年，情同父子。表哥当年高考的时候，爸爸每个星期都给他辅导功课，最后表哥考上了一所好大学。表哥也是我妈的侄子里唯一一个上大学的。表哥对爸爸特别感恩。爸爸妈妈对表哥的感觉，也像是对自己的儿子一样，什么事都惦记着他。大舅总是喝酒骂人，表哥和大舅的关系特别紧张，可是表哥跟爸爸的感情特别好。表哥这些年事业有成，总是不忘给爸爸带礼物，经常来看看爸爸，聊聊天，说说话。那感觉，跟父子也没区别。我妈妈更是拿表哥当儿子待。

2014年4月28日，表哥术后第一次出门。爸爸和表哥都忙着治疗，好久没见面了。表哥和爸爸见面时，两个人半天都说不出话来，那种相互关切的眼神特别复杂：想问候又不知道该怎么安慰，好不容易见到对方都还好的感动，对方看来比自己想象得还好的欣慰踏实，和大家都知道没有未来的无奈，都已经不能用语言表达了。只有表情和眼神的交流，又都用力克制面部表情，然后相互拍拍肩膀和胳膊。这是我见过的两个男人之间最复杂最意味深长的一次交流，无须言语却胜过千言万语。我悄悄地哭了。

这两年来表哥做了二十多次化疗，可惜毫无效果。后来表哥果断决定放弃过度治疗，听天由命。表哥也创造了奇迹。和表哥一起做化疗的人，走了一茬又一茬，表哥都成了肿瘤内科的寿星了。上次见到表哥，头发都掉光了，脸上因为化疗浮肿得都发光。这次看到表哥的精神状态，欣慰多了。

那天的小聚，清茶闲聊，没有痛苦折磨的沧桑，都是看尽生死的淡定，从容，简单，纯粹。一路走来，我们已经从波波折折变得云淡风轻。陪着我们经历的，还有渐渐衰老的妈妈和放弃在深圳发展的好妹妹。爱，温暖，坚定，不需言语……

2014年5月22日，我又做了一个乳腺肿瘤切除的门诊手术。虽然一波三折，手术还算顺利。这期间，父亲的病情恶化得很快。端午节前，父亲开始腹胀，不能开车了。爸爸最喜欢车了，每天开车出去玩，他就觉得特别放松，也特别得意。那么大岁数的老头儿，能开车的很少，老爸一向引以为傲。现在不能开车了，知道这不是好兆头，情绪更低落了。肚胀说明到了肝硬化肝腹水阶段，肝的功能在一点儿一点儿地丧失。

我们仓促地收拾了新家，让爸爸住。在妹妹的新家，大家给妈妈过生日。爸爸的病情恶化迅速，腹肿得很厉害，想抽水又听说抽了走得更快，可是不抽腹水，肚子已经胀得很难受了。权衡再三，决定给妈妈过完生日就去医院放水。

妹妹的新家有电梯，表哥和小舅也过来给妈妈过生日。表哥的指标又涨了，过了生日也准备再接着做化疗。表哥的每一次化疗，也都是生一回死一回的，同样的生死未卜，艰难煎熬。表哥和爸爸，都被医生宣判了死亡，都在面临最艰难的时刻，我们的心里都沉甸甸的。可是爸爸和表哥，却都很洒脱，一副向死而生、无所畏惧的样子。对爸爸和表哥，我们都心生敬佩。

饭后表哥守在爸爸的床边一直陪爸爸说话。爸爸睡着之后，表哥久久不愿离去。看着睡梦中的爸爸，表哥默默无言，又恋恋不舍。那感觉就像父与子。也许，在他们心里就是父与子！

那一次，是表哥与爸爸的最后一次相见。

生命的尊严

爸爸的腹部已经肿胀得厉害了。权衡再三，决定还是要放水。放的可不是单纯的水，是更多的蛋白质，放掉之后，人会迅速垮掉了。爸爸的肚子胀得实在是受不了了，他还是想尝试一下，少放一点儿，至少让自己舒服一点儿。

2014年6月5日，父亲住到了疼痛科。爸爸从住进来，就后悔住到这里。满眼望去都是将死的人，耳朵里听到的，都是呻吟。

这个疼痛科被安置在医院的外面，临街拐角路口的一楼，菜市场早市的边上。狭窄的房间里挤着三张床，没有空调，没有卫生间。病人需要走很远去上厕所。房间外面就是嘈杂的市场，从四五点钟的清晨一直吵到一两点的深夜，根本没有安静的时候，病人得不到休息。这个科室里住着的是各种癌症晚期病人，都是皮包骨头，身上插满了管子，勉强维持生命。这是个给人巨大精神刺激的氛围。我们都觉得，这个地方，从设施上讲，就已经将病人放弃了，即将走到生命尽头的人没有一点儿尊严。

所以爸爸从住院的第一天开始就说："我一定要回家，死也决不死在这里。在这样的地方走完自己的最后一段，太惨了，而且连个站的位置都没有，我想让你们守在我身边都不行，坚决回家，坚决回家！不要抢救，我不要最后在身上插满管子，太痛苦了！坚决不抢救！"

住进医院，医生就开始给爸爸输液，方子还是治肿瘤和保肝的方子。爸爸的肚子已经肿得都不能自理了，像个孕妇一样行动不便，四五瓶的液体这么输着，不是越来越腹胀吗？可是要防止爸爸肝昏迷，就必须输保肝的药，可是输了保肝的药，肚子就越来越胀。缓解胀，就要大量放水，可是大量放水，人就迅速衰竭。到最后，这些措施其实都是自相矛盾的。

第一天放了100ml，爸爸感觉好了些。第二天，放了400ml，爸爸觉得身体立刻垮了，而且因为大量输液，刚刚舒服点儿的肚子又胀回去了。第三天医生还要接着放400ml，我们觉得不对劲了。因为放掉的都是蛋白质。把营养全放走了，人还能好吗？我们刚开始入院的时候，就向医生表达过，让爸爸走的时候少受罪，所以当我们向大夫问为什么频繁放水，爸爸觉得体力不支的时候，有个医生给我们的回答是："你们不是说要不受罪吗？放了就不受罪了。到了医院，就只能用这个办法。"

爸爸决定，坚决出院！

医院有个姓陈的女大夫，人非常好，但是表情非常严肃，从来没有笑过。我们过了很久才体会到陈大夫的善良。她把很多可能出现的问题，都提前告诉了我们。她让我们提前准备小垫子，防止爸爸长褥疮；提前准备止疼药，说爸爸的时间，如果好的话，也许八九天的样子，不会很快，但是很疼。虽然有止疼药，但是不能止胀，那种胀，比疼还难受，而且没有任何药物可以止胀。

我们尊重爸爸的意愿。出院回家。

知道自己真的要走到生命尽头了，不甘心，爸爸刚回家第一天，哭着说："我一直觉得自己能活个大岁数，身体这么好，什么小毛病都没有，没想到在肝上栽了。你妈妈身体不好，我一直想的是要老了怎么照顾你妈妈，谁知道是我先要走了。我还没有活够哇！我不放心你，不放心你妈妈。"我只好劝爸爸："您已经很幸福了，您的人生也算是圆满了。人生七十古来稀，该经历的，您都经历了。我不知道我能不能活到您这个岁数，我要很努力很努力才行呢。而且您还是个特别有福气的人啊，生病了，彭大夫给您尽心尽力地医治，每次住院都没有操过心。做介入也能碰到您的学生，别人做40分钟的治疗，他给你做一个半小时，为的是让您不受罪。生病了能不受罪，就是大福气啊。您的学生，我的同学，听雨、Able、我想飞，一次又一次地来看您，他们认您这个好老师，说明您是有多让人尊敬。还有我的那么多病友和朋友，帮咱们买灵芝，帮咱们找各种药，连美国的药咱也能吃上。需要去看病，杭州的病友木木二话不说都给联系好了，咱一天都没耽误，能找到全国最好的医生看病，这都是福气呀。而且对于肝癌来说，您已经坚持四年多了，这是奇迹呀！去年十月一和您同房间的病友，没等到过年就没了，他连半年都没熬过。咱们还是把现在的每一天过好，不留遗憾吧。"爸爸点头说："对呀，确实很幸运了。"后来爸爸想开了，就再也没有哭过。

因为回到了家，爸爸将来会出现什么情况，我们都完全不知情。这些在医院都可以交给医生的事情，都落到了自己头上。这让我们非常无助，精神压力也是巨大的。闺蜜锦姑娘介绍她的朋友和平医院老年病科的何大夫，详细地给我讲解了将会发生的事情，以及这些状况会有多少时间。何大夫说，如果出现肝破裂，可能五到十分钟就不行了，如果出现消化道衰竭、感染、肝性脑病，也随时都可能死亡，还有严重的营养不良、严重贫血造成的消耗性死亡等情况，时间长短都不可预知。最后会发生什么，谁都不好预测。所以那些天，我们一家人，都是在也许还有几分钟、也许还有好几天的完全不确定、完全不预知的生活下过的，每一分每一秒，都是煎熬。

不能就这么直挺挺地等死啊。住院时陈医生让我们找人血白蛋白和支链氨基酸，以防止出现肝昏迷。出院以后我们决定接着输这些药，每天两支白蛋白和一瓶支链氨基酸。保留放水的开口，如果出现肝昏迷，就通过这个口放水，不让父亲难受。所有的情况，我们都做了预案。这些准备，都是和爸爸商量之后决定的。爸爸说他有权决定自己最后的时光应该怎么度过。他说人一旦失去意识，活着多几天少几天，就没有任何意义了。所以如果出现肝昏迷，就让他早点儿解脱。我们答应遵从爸爸的意愿。

此时的父亲，是超乎想象的坚强和淡定！

人血白蛋白和支链氨基酸特别难搞！住院时医生说起要买白蛋白，我就连夜求助好友游侠，他鼎力帮助，因为要得匆忙，只能找到进口的。还好能及时拿到，一盒十支，连拿了两次。后来医生说国产的比进口的好，又找同学梅帮忙，梅的老公也立刻动用了一圈的关系，找到货源，可以四百二十块一盒。支链氨基酸很便宜，四块多，可是医生通知用的时候，我找遍了医院附近的药店，都没有。我找到老板说明了情况，老板干脆给我进了一箱三十瓶支链氨基酸，我每次都只能拿五瓶，最后一共拿了二十四瓶。当时我感动坏了。对一个素不相识的人，这个药的利润非常低，我也不确定能够买几次，也许就买一两次就用不到了，她还是愿意帮助我。

到了现在，其他外在的东西，都不是问题，外在的困难都不是困难。只要我们需要的，我们能想到的，能办到的，都能想出办法解决，我们都会全力以赴。可是，爸爸的痛苦我们无能为力，面对死亡，我们都恐惧。

最先崩溃的是妈妈。妈妈已经不能思想了，除了哭，就是哭。这四年来，妈妈承受的不是一般的压力。她的丈夫、女儿、哥哥和侄子都患重病，大哥已经去世了，现在和她相伴快四十年的丈夫也到了最后的时刻，女儿和侄子也不知道还有几天，这些压力统统压在老妈的身上，换成任何一个人，都会崩溃的。

父亲的后事到了需要做准备的时候，可是妈妈因为害怕，拒绝去寿衣店看。我们做主，妈妈不同意；让妈妈决定，妈妈没主意。每次还没有商量出结果的时候，妈妈就又哭起来，说别说了，回头再说。所以这个事情，就一遍又一遍地拿出来说，一遍一遍地去跑，又一遍又一遍地放下，循环而低效。其他所有与后事有关的事情都是这样，没完没了地重复，没完没了地没个结果。

我在这样的情绪里，也变得焦虑抑郁起来，而且手机瘾越来越大，能休息的任何时候都想看手机里的订阅文章，仿佛在这里才能有一些放松，让我不去想那么多将要发生的不可预知的事情。但是我不能到病友群里和大家聊天，他们每天对病情的谈论对我来说是严重的刺激，我也没有任何心情去听别人的惶恐和抱怨，更没有精力给别人提供参考意见。我完全从病友群里逃开了，只想找个清静的地方，不去想这些摆在眼前的问题。因为我自己就是病人，同时又是家属，那种对待死亡的感觉跟妈妈和妹妹还有不同。我能感受爸爸的情绪，就像我随时会死去一样；我也能感受妈妈和妹妹的难过，就像我们都不知道该怎么替爸爸缓解痛苦一样。我的精神也变得非常脆弱了。看到爸爸日益消瘦越发鼓胀的肚子，越来越吃力的样子，越来越大声的呻吟，全家人的精神状态，都跟着到了最糟糕的阶段。

生活的重压几乎都落到妹妹身上。我的身体因为刚做过乳腺手术，也需要休养，加上肺转移的情况，每次哭完，胸腔都特别难受，也不能熬夜。妈妈血压高、糖尿病，晚上如果休息不好，就会眩晕头疼。如果她再瘫在床上我们就更难了，所以妈妈也不能熬夜。熬夜的事情，就都落到妹妹和妹夫身上了。后来请小舅帮忙值夜班。小舅和老爸的感情也特别好，看着爸爸疼，小舅也总是偷偷地哭。爸爸确实是个有福气的人，当他的疼痛加剧的时候，世界杯开始了，他可以晚上看球赛来分散注意力。只是一天两天，后来疼起来的时候，再好的球赛都没有兴趣了。

两个孩子都特别懂事。丁丁才六岁，还没有上学，就成了爸爸的小跑腿。爸爸一喊"丁丁"，丁丁立刻放下手里的玩具，跑到姥爷的床前，立正、站好、敬礼、答到；爸爸说拿什么东西，丁丁就马上跑去拿了给姥爷。爸爸后来卧床，丁丁还经常给姥爷倒尿壶。每到周日的时候，林林过来看姥爷，就给姥爷讲笑话，给姥爷捶腿按摩。爸爸一问"谁帮我拿尿壶？"两个孩子抢着说"我"。爸爸说"谁不嫌我脏我让谁拿"，两个孩子都抢着说"我不嫌"。看着这两个宝贝这么懂事，爸爸很欣慰。

我们也变着花样地给老爸做饭，只要他想吃的，就没有吃不到的。住院的时候，爸爸想吃山竹，可是市场上卖四十块钱一斤，妈妈就买了三个。我跑到批发市场，二十五块钱一斤，买了二十斤的一箱，让爸爸吃个够。只要爸爸说出来的，我们都尽量满足。爸爸已经吃不下饭了，但总是挣扎着吃，哪怕喝点儿汤，他也会努力喝几口。爸爸想吃的，哪怕爸爸就喝几口，我们也给他做。后来爸爸说还想喝点儿饮料。我们就到超市一口气买了二十多瓶各种各样的饮料。买回来，丁丁热情地给姥爷推荐哪种好喝。我们告诉丁丁，这些是给姥爷喝的，以后再买给你。爸爸要分一些饮料给丁丁。丁丁懂事地说："姥爷您喝吧，这是给您买的饮料。"这二十多瓶饮料，六岁的丁丁一口都没喝。

爸爸精心选了很多好书，从少儿书籍到成人书籍都有选择，送给两个外孙做纪念。在每本书的扉页里，都给林林和丁丁写了留言。爸爸说，送书做个永久的礼物吧，给他们留下知识和智慧，希望他们能成为有用的人。

父亲节，我送了鲜花给爸爸，爸爸特别开心。妈妈说，没想到你还这么喜欢鲜花啊。爸爸说，当然了，现在躺在床上，看看鲜花开得漂亮，心情好。妈妈就决定送爸爸一束花。一辈子没有浪漫过的老妈，最后浪漫了一把，送了爸爸一大束百合和玫瑰。妹妹也给爸爸买。我们一直保持爸爸的床头开满鲜花，直到爸爸离开。

医生说的十天期限，爸爸挺过来了，我们都为爸爸加油。可是时间一点儿一点儿地流逝，爸爸感觉越来越疼了，整夜整夜地睡不了觉，躺着坐着，肚子都胀得难受。他只能在我们的抚摩下才能闭上眼睛睡一会儿，或者听他喜欢听的郭德纲的相声或者西河大鼓和京剧，才能短暂地睡一会儿。也只有睡着的一会儿，爸爸才能不觉得疼。为了让爸爸舒服一些，也为了让爸爸减轻孤独感，我们四个人，每天轮流给爸爸抚摩后背和捶腿。此时的爸爸，孤独感特别强烈，任何言语已经无力。我们通过最原始的抚触，来表达我们深深的无声的爱。爸爸需要用最原始的肢体语言，来感受我们对他的爱。爱最本真的表达，不是语言，是抚触和拥抱。

此时的爸爸，已经萌生去意，对生已经不留恋了。他想放弃了。我们就不停地鼓励他。我们知道只要一不输液，爸爸的身体就会立刻崩溃的。人血白蛋白需要提前预订，一大盒药能输五天。我需要提前联系预定。每到要准备买药的时候，爸爸就说："别买了，我不想再花钱了，是时候了，让我走吧。"我们就劝爸爸，再坚持一下。我们的日子，就是每五天讨论一遍这个话题。这时候，我、妹妹和妈妈，都没有了主意。我们每天等爸爸休息的时候，都在商量该怎么办。每次爸爸说放弃的时候，我们都哭一通，然后互相问怎么办。这时候，最难的问题，是站在谁的立场上。如果是为了我们自己，我们会想尽一切办法，让爸爸维持几天。这样，我们就还有爸爸，妈妈还有老公，这还是一个完整的家。可是，看到爸爸这么疼，这么痛，我们又心疼不已，如果是为爸爸考虑，就应该让爸爸早点儿解脱，多活一天，对于爸爸来说，就是痛苦的一天。

爸爸最放心不下的是我。我告诉爸爸："放心吧，爸爸，我一定会好好的。我每天都会进步一点儿点儿，我的每一天都会比之前的那一天更好。现在活着的每个'今天'，都是我最好的日子。相信我，我一定会更好的，我有这个能力，我也一定会做到的。"爸爸听完，放心地点点头。

爸爸已经好几次跟我悄悄地说："闺女，你看我都脱相了，皮包骨头了，我现在的每一分每一秒都是痛苦的，我已经体会不到活着的乐趣了，我不可能有好的时候了，让我走吧，我不输液了。"我哭着说："我们需要你呀爸爸。"爸爸说："我舍不得你们，你们对我照顾得很好，我很满意，这就够了。死了就不疼了。"可是我们没有一个人能够做这个决定。爸爸开了好几次全家会，说出他的决定。我们想了一个又一个的理由，希望爸爸能坚持下去。到最后，我们实在找不到其他理由了，找了个不是理由的理由，就说等等林林吧，等林林考完试，别耽误林林的学习。老爸该是有多爱林林呀，他答应了。从答应了等林林那天开始，爸爸又积极地配合输液，想办法吃饭，想办法睡觉，想办法活下去。我们看在眼里，疼在心里，可是又不知道该怎么办才好。最后我们决定，只要爸爸还有意识，我们输液维持；如果到了爸爸弥留之际，也尊重爸爸的意愿不抢救，让爸爸安详地离开，一切顺其自然。

一天深夜，爸爸疼得再也受不了了，只有妹妹陪着她，爸爸的止痛贴也不能完全止疼了，疼痛已经无法抑制。爸爸大声地喊叫，妹妹的眼泪就像决堤的水，哗哗地流着。那是爸爸最疼最痛的时候，在这最深的深夜，只有妹妹陪着他。妹妹到现在，都不能提起这个晚上，只要说起，就是一次撕心裂肺的痛哭。

嫂子告诉我们S院有宁养院，可以帮助病人有尊严地死，是李嘉诚开设的临终关怀的地方。我们抽空去跑了一趟。申请了表格以后，他们很快就来了。爸爸听说他们要来，躺在床上都迫不及待，仿佛一分钟都等待不了，不停地问他们怎么还不到。爸爸太渴望他们带给他缓解疼痛的良方了。可是这里只是给免费提供止痛药，没有其他的手段。这让爸爸很失望。他的最后一点儿希望，也破灭了。

好不容易等到了林林考完试，爸爸仿佛是完成了自己的承诺一样，松了口气，当天晚上，就让我给他放水。我放了一点儿，爸爸嫌不够。晚上睡觉的时候，不知道是管子脱落了，还是他自己拔掉了，床单上洇湿了很大一片。凌晨，爸爸给了妹妹最后的叮嘱。早晨起来，分别又一次地给妈妈和我做了工作说要离开。第二天吃完中午饭，又疼了一夜的爸爸迫不及待地要求吃个安眠药，要好好睡一觉。这一睡，就再也没有醒来。

在爸爸最后的弥留之际，我们一家人对爸爸说我们爱他，他的表情为之动容，留下最后的眼泪，带着我们的爱，安详圆满地离开了。

爸爸，我们爱您！

爸爸走了。爸爸终于解脱了，他再也不疼了！

从最后一次住院回来，医生说爸爸只能活八到十天，可坚强的老爷子再次创造奇迹，坚持了二十一天！这是何其痛苦难挨的二十一天哪！可这二十一天，他真正卧床才只有两天，直到周六还要坚持着让人扶他去厕所呢！四年零三个月，作为肝癌患者，父亲一次又一次创造了生命的奇迹。每一个见过父亲的朋友都说父亲根本就不像病人。他总是精神矍铄，谈笑风生。他是个对生死看得很豁达的人，追求生命的质量和死亡的尊严，所以父亲坚决不让我们在生命的最后时刻进行无谓的抢救。在医院各种治疗手段失败后坚决回家，平静理性地接受命运的安排，也幸福地享受一家人最后的天伦之乐。他所有的愿望都实现了，没有任何遗憾，带着圆满和满足离开了我们。

我是哭着写完上面这些文字的。虽然爸爸已经走了一年之久，但是我仍然觉得撕心裂肺地痛。这是一段艰难的回忆！如果不是我依然觉得有很多重要的人生感悟可以和大家分享，我绝不会再回忆这一段痛彻心扉的往事！

但是之所以如此详细地写下这痛苦的往事，是因为从医院回家的日子里，因为爸爸的选择和别人不同，带给我们很大的压力，但同时也是很大的收获。爸爸的抉择和离开带给了我们深刻的思考。

而这些思考，平时是很少有人关注的，也很少有人会谈论它。大家都对死亡感到恐惧，但是其实每个人都会面临死亡。而怎样才是对死亡的尊重，对生命的尊重，却很少有人提及。我们在有了这样的经历以后，在很长时间里，我和妹妹都在讨论这方面的事情。这既是对自己情绪的梳理，也是对死亡的进一步认识。

爸爸是坚决的唯物主义者。他认为人死了就是死了，没有灵魂，也不会有投胎转世，所以死亡之后就是一把尘土。因此，只要在活着的时候好好地感受了生活，死亡之后，再做什么，他都感觉不到了，没有任何意义了。所以父亲的观念，就是让我们活着的时候开心地在一起，后事从简。父亲甚至要求不要墓地，将来把骨灰撒掉，回归自然。

这个观念，就决定了父亲在生命的最后时光，要和家人在一起，坦然平静地接受要到来的死亡。开始也是有恐惧，但是到后来疼痛的折磨让父亲觉得死亡就是解脱。所以在最后的那段时光，可以说，爸爸走得很从容。他想要做的事，他想见的人，都满足了心愿。他一生的挚友武叔叔和他的学生、我的同学们都来看过他好几次。所有想法和愿望，都实现了，没有任何遗憾。爸爸回家以后，总是说，还是在家里好，可以看看电视，可以听听京剧和相声，我们能轮流给他捶腿按摩。在医院就只能自己孤零零地躺在病床上。医院挤得连下脚的地方也没有，谁也不能守着他，多可怜哪。

可是，毕竟大多数人还是在医院里结束生命的，在医院抢救的观念根深蒂固。但是爸爸说："你们就算是把我抢救回来了，我也是只能躺在床上这样多活几天而已，我不可能再像好人一样了，所以多停留的这几天，对我来说已经没有意义了，只是更多的痛苦和折磨。而且如果到最后，我已经不能说话，表达不出我想要做什么，只能任由着疼痛，这才是生不如死呢。并且躺在床上，拉撒都不能自理，活着的尊严都没有了。人活着就要活得有质量，有尊严。"

我们尊重爸爸的意愿。可是这也给我们带来了巨大的精神刺激和精神压力。这个精神压力超乎想象，以至于这个刺激和压力我们很久都不能调整过来。妈妈哭了一年多，我是比较严重的抑郁和焦虑，妹妹至今不能想起爸爸最痛的那个夜晚。我们经常会有这样的精神分裂的想法：如果爸爸在医院里，会不会好受点儿；如果早点儿不给爸爸输液了，爸爸是不是就早几天解脱了。到底什么样的做法，才是更明智更理性更好的呢？我们一家经常在讨论这个问题。我也常和我的好朋友康姐讨论这个问题。我们发现抢救的观念根深蒂固，但是病人太受罪了。怎样让病人最后获得最好的照顾，能够有尊严地安然地离世，实在是一个太难的选择。

最后我们发现，医生和医院其实在病人生命的最后，给予家属的是一种类似于宗教的信仰或者仪式的东西。家属所有对死亡的压力，都可以转嫁给医生。只要医生说，已经尽力了，家属就可以心安理得地摆脱精神压力了。我一个做肿瘤内科医生的病友莫名说，医院有规定的，就是不到生命的最后一刻是不能放弃抢救手段的，不这样做是违规的。但对于病人来说，他的最后时刻并不好受，可是家属的精神压力得到了解脱。如果没有医生这个形象的存在，所有的结果都需要家属来承担，这个精神压力是巨大的。每次爸爸说让他走的时候，我们都觉得特别无助。好在我们约定，所有的决定，都必须是大家一致同意的结果，否则将来会因此永远后悔和纠结，以致相互之间心生嫌隙。这个问题的处理太煎熬了。这里面涉及大量的心理负面情绪的处理问题。适当的时候，真是需要进行一些心理治疗。所以到不到医院抢救，这是一个站在谁的立场上考虑的问题，是为了病人考虑还是为了家属考虑的问题。而我们选择的是尊重爸爸。情绪和心理问题，我们将来再解决。

不久以后，我们发现爸爸是多么明智和伟大。因为爸爸给了我们和他厮守最后时光的机会，给了我们尽孝道的机会。在这最后的二十多天里，我们全家，尽一切所能满足爸爸所有的要求，尽一切所能给爸爸需要的陪伴。其实，也是给了自己一个和爸爸相处的永久的回忆。所以当爸爸走后不久的中秋节来临的时候，我们一家坐在饭桌前感慨这是第一个没有爸爸的团圆节的时候，大家发现，爸爸已经送给了我们一个无与伦比的礼物，那就是问心无愧，没有遗憾！我们每个人都知道，世间最大的痛苦，莫过于子欲养而亲不待。这种遗憾将是伴随终生的，在任何一个想起父母的时刻都会有难以弥合的内心伤痛。可是父亲让我们没有任何遗憾，所以在今后的任何一个时刻，回想起有关他的一切，都是内心极大的安慰：我们尽力了，爸爸走得安详而圆满。这份内心的满足是一笔巨大的、无与伦比的精神财富，它将照耀着我们全家人，心理富足地走过后面的人生。

我有世界上最伟大最伟大最伟大的爸爸!!!

爸爸，我们爱您!!!

高血钙和荨麻疹

爸爸走了，我们全家都沉浸在巨大的悲痛中。老公他们给爸爸净身的时候，我和妹妹、妈妈、孩子们都在哭，六岁的丁丁拉着他妈妈的手说，咱们陪陪姥姥吧，姥姥只有自己一个人了。然后就跑去抱住了姥姥。这时他突然对着屋子里大喊："姥爷，我发誓，我一定会把姥姥照顾好的！"爸爸没有白疼孩子们。丁丁的表现太让我们感动了。

我们要好好照顾妈妈，可是妈妈已经崩溃了，每天哭个不停。

我们想办法劝说，都无济于事。一家人的悲伤情绪，很长时间都缓不过来。

在爸爸走之前的一个月，我就吃不下饭，睡不好觉。爸爸走了两个多月，我还是一点儿东西都吃不下，总是没劲儿、头疼、便秘，到后来连续好几天呕吐，五天水米未进，以为是胃疼，在社区诊所输了三天液也没有太好。

到了中秋节，又跟着全家到横山岭水库散心。从水库回来，5点来钟我被死鱼的味道刺激得呕吐不止，然后因为呕吐引起了剧烈的偏头痛，偏头痛让我痛不欲生，连忙去最近的医院急诊。路上堵车，到了医院已经7点多了。由于我不停喷射状地呕吐，医生怀疑我脑出血，做了脑部CT发现没有问题。急诊医生问了一通病史，就把注意力转移到甲癌上面来了。我发现每次去看病，第一次问诊的大夫都会被这个破甲癌转移注意力而不去管我当下的病症。我告诉他现在甲癌不要紧，一定是其他原因。在我的要求下，给我验了一个电解质，血钙高达3.56mmol/l。我立刻知道问题所在了——我的血钙高了。

高血钙危象是血钙增高至4mmol/l以上时，表现为多饮、多尿、严重脱水、循环衰竭、氮质血症。如不及时抢救，患者可死于肾功能衰竭和循环衰竭，少数严重的病例可有神经系统的表现，包括嗜睡、乏力和反射减弱。心电图Q-T间期缩短提示高钙血症，心动过缓和Ⅰ度房室传导阻滞也有报道，急性高钙血症可出现明显的血压升高。胃肠道表现包括无力性便秘和厌食，再严重可有恶心和呕吐，不同原因的高钙血症都可伴随急性胰腺炎。

我的血钙指标3.56，再高点儿就"挂"了。我发现其实这些高血钙的反应我早就开始了，爸爸在的时候，我就吃不下饭，浑身没劲儿。我一直认为是因为心情悲痛才这样的，就没当回事。而且因为忙着照顾爸爸，我也三个月没去医院查过血钙的药量了。幸亏发现及时，算是福大命大吧！不过，我一颗甲状旁腺都没有，补钙也是到了最低剂量，怎么会出现高血钙呢？

我一大早就直接奔省S院内分泌科我的主治医生王大夫去了。王大夫看到我的血钙化验单，也很惊讶，怎么到这么高了？她立刻明白，原来是骨化三醇代谢有沉积。它在体内代谢不出去，积累一段时间就会高。所以，必须经常化验血钙的指标。

还好有惊无险地住院治疗了。调整了半个多月，才恢复正常。原来我的钙片吃法不对，身体根本吸收不了。王大夫还特意针对我的情况，找了省X院骨科的大夫咨询。于是，我就从原来的每天八粒骨化三醇、八粒钙尔奇D，降到了每天四粒骨化三醇、两粒钙尔奇D。

这次出问题，让我对甲状旁腺又有了新的认识。联想到之前二百多天的输液补钙，大半年的调整钙不停抽血验血钙的情况，我发现这个甲状旁腺缺失的问题，比起甲癌，更容易成为一个问题。这极大地影响了我的生活质量，每天都需要补钙，一天不吃就抽搐，需要不停地抽血检测。一旦补不对，不是低血钙就是高血钙，都有生命危险。而且因为长期血钙不稳，骨密度也会受影响，骨质疏松是肯定的，一个跟头、轻轻一碰，就会骨折。大量补钙，会加重肾的负担，最容易有肾结石。而且因为甲状旁腺不仅仅合成钙，还有磷、镁、钾、钠这些微量元素。单纯靠药物调整，这些微量元素很难达到平衡，我就是长期磷低。可是磷低连补充的药物都没有。长期微量元素不平衡也会给身体带来其他疾病。这些问题，都是潜在的危险，而且将来发生的概率非常高。所以这个甲状旁腺的问题是比甲癌更麻烦，比吃优甲乐更难控制的问题。

2014年10月24日，美国食品药品监督管理局已经允许甲状旁腺激素用于临床了。特别盼望我国也能及时引进这个药物，这样我们这些甲状旁腺缺失的人就可以提高生活质量了。我住院的时候看到这个消息，别提多兴奋了。曾经一度想过到美国去治病，试试这个甲状旁腺激素的药。不过仔细想想，可行性非常低。一是因为它是长期吃的药，我不可能总是跑到美国买；二是副作用也不可知；三是需要我自费，长期吃，我是吃不起的。不得已，这个甲状旁腺激素的消息就只能让我空欢喜一下而已，兴奋过后，还是要考虑怎么安全补钙。唉，真是无奈！

住院的时候，我认识了同病房的春蕾姐。她患糖尿病，她爱人患肾透明细胞癌已经十年有余，刚好和表哥在一个病房做化疗。和春蕾姐聊天，发现我们可以聊得很深，很多东西因为有共同的经历而感同身受。看到春蕾姐和她老公，我就看到了自己的未来。听她讲他们的十年经历，很多场景，都似曾经历。她一说，我就懂。她当时的处境，尴尬、恐惧、焦虑等细节，我都明白。我的烦恼、担心、忧伤，她都经历过，都明了，那是一种完全的共情。

每个癌症病人面对生死，不知道自己将来的时间还有多少的惶恐，每一个抉择将给自己带来什么结果的彷徨，每次抉择都有成败在自此一举的焦虑，每个决定都是一个身家性命巨大赌注的决绝，每一次面对检查结果指标增高时的无助，每一次治疗选择失败时的沮丧，每一次认为自己将要败在死神面前的不甘，每一个夜深人静时独处反思的寂寞，每一次对自己过往选择思考之后的悔恨，每一次咬紧牙关面临挑战的勇气，每一次无人代替的咬碎牙齿痛彻心扉的治疗痛苦……身体和精神上的各种折磨、损耗、摧残、打击、斗争、抗争、不甘、不服、沮丧、得意、侥幸、庆幸……所有的这一切，身体、精神及心理的高度摧残，只有有过这些经历的人，才能有共鸣；没有经历过的人，是无法体会的。

人和人之间，特别需要的，其实是共情，不是同情。有很长时间，面对普通朋友或者陌生人，我越来越有沟通困难。特别多的人，是同情。有关爱，但是语言表达出来，让我感觉反而更受伤。比如人部分会说，别想那么多了，调整心态啊，加强营养啊，想吃点儿什么吃点儿什么啊。这些话没错，但是内容没有营养，反而有时候给我居高临下之感。面对这样的谈话，我总是很尴尬。涉及大量微妙的情感细节，他们不知道，如果我想获得顺畅的回应，反而需要先说明很多情况，这又完全没有必要。所以我反而特别刻意的，在这些人面前掩盖我是病人的状况。我特别渴望，不被特殊对待。我只能保存他们的好意和关心而继续自己孤独着，仿佛暗夜前行，没有同伴，也没有灯光。

我的文字从2014年2月在新浪博客连载以来，在我的甲癌病友群里反响热烈，关注我的病友越来越多。大家的反馈让我开心的同时，也让我更加孤独。我的几千个病友，能够跟我谈心的，能够给我慰藉和鼓励的，能够让我倾诉并且给予恰当回应的人，少得可怜。大部分都是需要我来安慰他们，却没有几个人能明白我的内心需要。我的困惑和苦恼，一旦稍微吐露，常常造成很多人无端的恐慌。我不得不更加保持缄默。这种孤独让我十分寂寞。我和病友之间的交流是单向的，是我不停地流出，而没有补给，给我造成了巨大的心理消耗。在这样巨大的消耗中，我的抑郁和焦虑加重了，对我的身体，越来越不好。

我和春蕾姐，能够有完全的共情。那种特别微妙的心态变化和心理体会，我们都能产生共鸣。我们都觉得特别难得，能有人跟自己交流得如此深入。这种交流，给了我巨大的力量。我们共同感慨，癌症患者需要有一颗勇敢的心，面对不能确定的未来，需要不断让自己勇敢一点儿，再勇敢一点儿。这是癌症患者在精神上必须努力做到的。

2014年10月14日。高血钙出院恢复了一个月，我决定继续锻炼身体，让自己强健起来，就到好友鸭梨的舞馆跳舞。好久没跳，发现自己的舞姿没有退步，很开心。可是跳着跳着，身上就起了疹子。这次全身都是，奇痒无比，开始没觉得严重，咬牙坚持上课。

后来发现眼睛发花，眼前的人都像负片胶片，被金黄色腰果花图案密密麻麻地覆盖着，什么都看不清，然后就休克了。姐妹们说大概休克了十来分钟，我完全没有意识了，把大家吓得够呛。大家把我叫醒后我还是看不清，又昏了，接着就开始咽喉和口腔发紧，说话费力，然后就狂吐。鸭梨和鲁西西急忙叫来救护车，医生说是荨麻疹严重过敏反应，喉头水肿了。医生说幸好来得及时。在抬我进电梯的时候，我又吐了一地，快把肠子都吐出来了。担架抬着我去医院，途中身体就不停地哆嗦发抖，像打摆子似的。还好抢救及时，打了激素，除了浑身没劲儿，其他还好。医生说过敏反应严重的，十分钟之内不抢救，会呼吸衰竭没命的。我又上演了一次惊险戏码。

我这才深切体会到，原来死亡离我这么近，分分钟就可以要了我的命！

感觉非常沮丧。爸爸刚去世三个月，我就一次高血钙症、一次荨麻疹，都差点儿"挂"了。这些总是动不动就事关生死、想想就后怕的事情让我很受打击。我感觉正在失去对生活的掌控能力。

我越来越抑郁了，越来越焦虑了。我发现，单单一个甲癌我还可以有足够的勇气去对抗，现在接二连三地出现和甲癌无关又有关的问题，而且这些问题来势凶猛，一不小心命就交待了，玩完了。这时候的我，极其纠结、迷茫和困惑。我不停地努力，想找到解决的办法，可是这种无力感让我不知所措，无从下手。

这是我自从第二次手术以后，情绪和心境上感觉最无助、最惶恐、最落寞、最低潮的时期。这个阶段，感觉整个人都是颓废的。时常觉得无所事事，所有的书都看不进去，每天不停地打游戏，打到两眼昏花还觉得无聊透顶。剩下的时间，就是不停地找朋友们倾诉。那一段灰色的日子！

幸好在我父亲去世和我接二连三出状况的时候，在我如同困兽想找到出路的时候，我的一干好友听雨、我想飞、锦姑娘、Able、

Betty、大西、康姐、刘老师、鲁西西、鸭梨和梁乐乐等一大堆朋友都一路陪着我，听我哭，陪我笑，听我发牢骚，听我倒垃圾情绪，陪我走过一段艰难的路程。

我总是在这些一波又一波的经历里，收获友谊，收获各种各样的爱。这些爱，让我在孤独的时候，有了底气；在身陷困境的时候，有了支撑；在面临挑战的时候，有了力量。人生最大的收获，就是收获爱。从这方面讲，我是个富足的人！

在厦门鼓浪屿一个人旅行散心的时候，我认真观察自己的内心，发现自己的问题，了解自己的弱点，倾听自己的声音，试图寻找迷失的自己。我终于发现，我们每个人，面对生活的时候，都需要努力让自己具备两种能力，一个是坚强，一个是勇敢。坚强，是必须能够努力承受突然发生和已经发生的事情，不逃避，有担当。勇敢，是能够有勇气面对未知的生活和挑战，有勇气，有魄力。坚强面对现在，勇敢面对未来。

我要加油！

勇敢的心

2015年4月13日，准备第八次碘治疗了。

两年来，虽然没有进行任何其他治疗，一直在加强体质和免疫力方面的提高，但是体质仍有所下降。一次高血钙症和荨麻疹过敏的120抢救，让我两次踏上死亡的边缘又回来，到现在仍心有余悸。所以这次碘治疗除了以前常规的担心是否继续吸碘，是否会肺纤维化，是否会有放射性脏器辐射，是否刺激诱发其他肿瘤之外，最担心的，是会不会出现过敏等其他意想不到的反应情况。不过我实在也做不了什么预防或者准备。下一秒发生的事情，无法预计，担心也真是多余。没有退路的时候，也没得选择，接受就好。不过好像每个做碘治疗的人都会有这些胡思乱想，仿佛程序设置一样。真喝下去，也就什么都不想了。唯一不甘心的，是在春光明媚百花盛开的时节要与世隔绝，我不想错过与这个美好春天的约会。

第二次手术整整过去四年了，现在是第五个年头。回首这四年走过的历程，仍然像一场梦。这四年来的生活，信息量太大，人生跌宕起伏，生离死别、肝肠寸断、悲欢离合、绝处逢生、意外惊喜，几乎一样不落地都经历了。不过仍然觉得精彩，仍然觉得欣慰。从直面生死的恐惧到接受现状的努力，从单纯的一点儿善念到被更多人关爱和牵挂，生活给予了我巨大的考验，也送给我一份从未想到过的礼物。有挑战，有考验，也有馈赠，真是一段美好的行程！

这两年我越来越觉得幸福，时常被爱包围，被幸福感动得流泪。有时想想，一个平凡的女子，相貌平平，能力一般，芸芸众生中的一员，仅仅因为一个善念、几篇文章就能给生活带来极大的改变，帮助别人的举手之劳也完成了对自己的救赎。而更想不到的，竟是被更多的人关心着、牵挂着、惦记着、感动着，给我各种治疗信息、各种养生药品的信息、各种先进医疗动态、各种帮助各种爱。被帮助的那个人，其实是我。无比感动啊！一个小愿望，都有朋友愿意帮我实现。让我真的体会到"海内存知己，天涯若比邻"。前两天过生日，竟然收到了百十位朋友的QQ祝福和礼物，幸福满满。

什么是幸福？身体还能自理，还可以去得了远方；仍有梦想，没有埋没在生活的苟且中；眼前还见得了阳光，心中仍然有爱，身边有人爱着。衣食无忧，家人安好。国内有知己，国外有朋友。身边有朋友有死党，还被那么多远方的陌生的人惦念、关怀、牵挂。总有些心一想事就成的满足和感动，这就是幸福。而我，现在就被这样的幸福围绕着，温暖着，快乐着。人生如此，多么难得的美妙！

所以再多一次碘治疗，又如何？与世隔绝，也是一种修炼。任何武林高手都必须耐得住寂寞，心中的幸福足以抵挡生活的孤寂和寥落。

命运从来不会对任何人偏心，每一种境遇都独一无二，可遇不可求。唯一能做的，就是接受。要面对命运安排的一切，只有坚强。要迎接下一秒的未知，只能勇敢。一颗勇敢的心，一定所向无敌。我坚信，也一定践行！

电影《灰姑娘》中仙杜丽娜不停地说："要坚强勇敢，仁慈善良，就会有魔法。"所言不虚。生活给予我的就是一个大大的魔法大礼包。感谢甲癌，感谢生活。

好吧，我只希望能继续与春天有约，海棠隔离归来时，海棠依旧，风吹海棠阵阵香……

一场豪赌，愿赌服输

2015年4月16日，进行了第八次碘-131的治疗。

喝250毫居，累积1500毫居。

喝碘之前48小时自费打了rhTSH（重组促甲状腺素），费用一万五。

在北京SLQ医院住院进行碘治疗和隔离。

这是一场豪赌！

两年来的服药，TG值从66升到了110。虽然缓慢增长，但是仍然到了需要再进行一次治疗的程度。

尽管颈部的两个结节已经定性，但是由于增长缓慢，加上位置不好（一个在气管旁边，一个在颈总动脉旁边，都是性命攸关的所在），目前仍然没有手术指征。所以这次碘治疗也希望能对这个不能手术的结节有所作用，也许可以省了一刀之苦。

由于之前的七次碘治疗，我所在的医院都没有设备进行吸碘率的扫描和测定，所以之前所有的碘治疗，到底对我有多大的作用，完全不知道。所以必须有一次，也许是最后一次，弄清楚碘治疗对我还有多大的意义和可能性。因为太多的资料显示，超过600毫居，甚至1000毫居的碘，对身体的其他脏器损伤非常大，而我进行治疗的累积量几乎要超过一倍的数量。还能有多少机会，还能有多大的作用，都需要一个量化指标。我也深知，每一次碘治疗的过程，就是一次细胞失分化的过程，最后有一天，我会不再吸碘，碘-131这个最有效的治疗手段对我将无能为力。但是我仍然希望，在它给我带来肺纤维化、放射性脏器损伤和诱发其他癌症之前，能够对甲癌再有一点儿作用，哪怕是些微的一点儿点儿作用。

于是权衡再三，决定再做一次治疗。选择SLQ，是因为这里是全军最好的放射医学基地。这里有北京最好的3D碘扫设备。而我，最需要的就是这个碘扫结果。

大勇大夫很有胆识。因为第七次治疗的效果还是很不错的，当和他交流这次碘治疗的想法的时候，我们都认为，还是有可能再吸一次碘的。所以大勇大夫就决定，既然如此，那就好好把握这次机会，于是决定用250毫居。多加一些药量，同时尽最大可能让碘在体内吸收。而且由于直接打针代谢比停药甲减的代谢快，怕碘流失，大勇大夫让我吃上碳酸锂。碳酸锂是治疗狂躁症和抑郁症的药物。服这个药的目的，就是让反应变迟钝，身体代谢变迟缓。

说实话，第七次碘-131治疗之后，我到底还能不能吸碘，能吸多少碘，一无所知。这一次，就是一场冒险。因为如果吸碘，这么大的剂量，就可以给我争取至少三到五年甚至更长的时间。这个就是最完美的期待。可是如果不吸碘，这么大的剂量，这么高的累积剂量，搭上的就是我的身家性命。可是箭在弦上，不得不发。我决定，赌这一把。

其实之前更担心的，不是碘的问题，而是身体问题。由于之前的高血钙症和荨麻疹差点儿"挂"了，我更担心我身体的免疫力出问题，更担心打rhTSH和喝碘的时候出现过敏反应。那些碘的腹泻、胃疼、口腔溃疡什么的我都不想，知道一定会有，该受的罪躲不过，所以不做考虑，就是担心出现过敏反应。还好，一切顺利。

2015年4月16日，我住进北京SLQ医院内科病房，喝碘250毫居，开了醋酸波尼松、VC、银耳孢糖和优甲乐。银耳孢糖是用来防止白细胞过低和缓解慢性肝炎的药。SLQ医院给的用药医嘱特别细致。SLQ医院的医生和护士的碘治疗之前的培训讲解也很周到。赞！

第一次住院隔离，还是挺兴奋的。同室两个病人，中间有特别大的铅屏风隔开防止相互照射。房门紧锁，防止我们出去。和外界联系的只有一个双层包铅皮带玻璃的小窗户，送饭、打水都是从这里给递进来。双层的窗户，他们从外面打开，把饭放进中间的隔层里，然后关上窗户，我们才能打开这侧的窗户，从隔层里把饭拿进来。医生和护士都不会进来的，早晚用电话问候一下。这是个与世隔绝的角落。

同房间病友是个比我小几岁的妹子。她喝125毫居，第一次喝，觉得恐怖至极。她坚持告诉我她是良性的，就为了除心病，为了放心，为了孩子，为了将来不再为此煎熬而来喝碘。为了消除她的疑心病，我善意地没有告诉她良性肿瘤根本就不吸碘，用不着来做碘–131治疗这个事实。她不停地跟我说各种恐惧、各种心事。我不停地告诉她，她的病情轻微，这些都不是问题，一次就可以治愈，只要过了这三个月的调整期就一切都好了，一切好日子丝毫不受影响，她有大把的快乐和幸福。但是她根本听不进去。车轱辘话来回翻倒着说，焦躁、郁闷、压抑各种负面情绪无法控制地宣泄，导致最后我觉得这次隔离最让我煎熬的是跟她一个病房。我宁愿独居。

住院的这三天，我一点儿都没觉得因隔离而压抑郁闷，反倒很幸福。其实从我准备到SLQ医院住院开始，幸福就包围着我。全国的病友都在关心我的病情和进展，都在给我加油打气。这是多美妙的事情啊。当我喝完药开始隔离的时候，在群里给大家发照片晒病房的时候，突然发现，一晚上一千二百块钱的隔离病房，竟然没有无线网络，我可怜的流量不够挥霍，这让我这个网瘾强大的人还不得度日如年吗？正和大家聊着天，杭州的登顶人生，我的老病友，就送了我一个500兆的流量大礼包。大大的惊喜，太感动了！而他却淡淡地说："你需要的，我能做的，就是我要做的。"哇，好暖心啊！有了这500兆流量，接下来的三天，我可以很无忧无虑地玩微信、看订阅、聊QQ、打游戏，开心得不得了。而同时，杭州的木木、南昌的老胡、河北的四叶草、内蒙古的开心果、深圳的小罗，等等，还有很多很多我记不住名字的病友的问候，大家都在关心我的身体反应，都在问我有没有胃痛，有没有腹泻，有没有溃疡，难不难受。各种对付溃疡、对付口干的支招，各种安慰，各种爱。被大家爱着的感觉真好。还有我的老朋友们和很多病友给我留言给我电话，陪我聊天给我解闷，很充实。还有的要来看我，要给我提供出院隔离的住处，要等我出院见见我。虽然都被我婉拒了，但是心里美美的。上哪儿郁闷去，每天都开心得合不拢嘴呢。

而这最被大家关心的三天，就是一般情况下反应最强烈的三天，我的同室病友两个小时以后就开始不停地腹泻了。而我没反应！一切都拜碳酸锂所赐。这三天里，既没有腹泻，也没胃部的烧灼感，也没有口腔溃疡，只有一夜之间变得开裂粗糙干燥的皮肤和黄绿的肤色和乳腺的疼痛。口干是有的，另外就是每天凌晨3点左右醒了就睡不着。其他的，几乎没有不适。很开心，大家也都替我开心。于是我觉得我过的是像猪一样的日子。如果不是每天一千二百块的天价床费，我还真舍不得出去了呢。

所以当时的体会，真是心态最重要。同室妹子喝的药量只是我的一半，喝完可以痊愈。而我的药量这么大，喝完吸碘不吸碘都难说，痊愈更是想都不能想的事情。按说焦虑抑郁坐卧不安的应该是我。但是现实是我觉得很享受，而妹子却觉得快疯掉了，多一分钟都不想在隔离病房里待着。快乐缘于心态，特别正确！

出院后隔一天要做碘扫。鉴于身体里的辐射还是很大的，我又找了家快捷酒店自行隔离了四天。

银川的无语姐刚做完第二次手术，等待预约碘-131治疗。知道我在SLQ医院住院治疗，坚持要来看我。于是在我做碘扫的时候，特意来SLQ医院。我出门之前特意用辐射仪测量了安全距离为三米，所以我们见面的时候，就是远远地打个招呼，然后保持三米以上的距离，在医院的小花园里聊了一会儿天。谢谢无语姐，这样无视辐射也要来相见的真诚，让我很感动。

自行隔离的几天，也很惬意。除了吃饭，我足不出户。我发现自己独处是一个很享受的过程，发现自己，观照自己，觉醒自己，有点佛家禅学的意思。曾经的七次碘-131隔离带给我最大的收获，就是要经常观照自己的内心，反思自己的生活，体会，觉醒，感悟，收获。每一次独处之后，内心都获得更多的自由和快乐。这是其他人在日常繁杂琐碎的生活里不常能做的事情，但是非常重要。精神境界的愉悦和饱满才能带来生活的充实和丰盈。

吃饭呢，也是错过高峰期，找一个宽敞的大厅的角落，点些能快速解决的饭食，吃完后快速返回。生活用品都是自己带的，隔离过后也都带走。这些物品不需要每次隔离后都扔掉，单独洗涤，单独放置，十天半个月后就没有任何残留辐射了，可以继续使用。而在辐射最强烈的时候随意扔掉，其实是最不负责任的做法，供各位病友参考。如果一定要扔，请一个月后再扔掉。

七天以后，身体表面的辐射衰减到了10mr，安全距离为1米。我可以做一个小时的高铁回家了。我的两个大箱子让我有些为难。想起悦宁格格曾给我留言说就住在医院附近，如果有需要就找她，还给我留了电话，我就找她求助。她爽快地答应了。

见到悦宁格格我又被狠狠地感动了！原来那天北京新交规，车辆限行。格格夫妻俩特意借的车来接我，还带来了北京群从未谋面的病友送我的马油和灵芝干条！格格还找了她在西客站工作的表妹，走贵宾通道一直把我送上车，把行李放到行李架上才告别。当我给格格道谢的时候，格格说，大家早就把我当成一家人了。

小女子何德何能，能得到这么多人的关心和爱护，真是感动得不知该怎么用语言表达了。谢谢各位关心我的朋友，我爱你们。

这次在北京，除了治疗，收获的就是满满的爱和感动。

此时，我觉得，尽管身体有恙，人生堪称圆满。

于是也就更期待，这次治疗能有所收获。那该是多完美的结局啊！

从北京回来，鉴于身体表面的辐射还是不少，安全距离要求一米以上，我还是决定独居。除了仍旧每天凌晨三四点钟就睡不着，其他的都还好。格格曾告诉我，这也许是胃部不适刺激的，只是吃了碳酸锂而感觉不到。格格是对的。当我到喝碘第八天，停了碳酸锂之后，胃部的烧灼感就剧烈表现出来了，口腔也出现溃疡。在其他人的碘反应都消失的时候，我的反应出现了。原来根本不是没有反应，而是由于碳酸锂的作用，我自己的身体感受不到罢了。

我已经有十天没见孩子了，加上回来后还是独居，只在晚上见见孩子，说说话。可是孩子总是不由自主地想靠近，我总要不停地把他推开，提醒他和我保持距离。孩子最后说，妈妈，别人看到你总是让我离你远点儿，是不是会觉得很奇怪，哪有这样当妈妈的，离孩子那么远。我说不用别人觉得，我也觉得很别扭。但是，还要再坚持几天。隔离带给甲癌患者的苦恼是其他病人不能体会的。

根据SLQ医院住院的制度，所有检查都要在出院一个星期后才统一出结果或者邮寄。我选择邮寄，拿到手里需要十天。这十天，是充满煎熬的日子。我不知道，这次碘治疗对我有多大的作用，花了四万块钱能给我带来什么治疗效果，我很期待。有时候想，上天真的会眷顾我吗？如果这次效果非常好，那我该多幸运，那我该做些什么呢？不会完全不吸碘的吧，如果不吸碘，我该怎么办啊，我不会运气这么差吧？这些小心思，反反复复，在我睡不着的半夜三更翻滚。如此纠结，是因为太寄予期望。

25日，喝碘十天，体表辐射4mr，安全距离1米。我的好姐妹们聚会，因为我们好几个都是在4月过生日，就决定大家一起搞一个聚会。下午4点，在我准备取生日蛋糕赴宴的时候，收到了EMS的短信，有快递。

我知道，结果到了。我有点儿犹豫，这个结果，我是该此时拿呢，还是等过了今天玩够了再拿呢？如果结果不好，我恐怕就没有玩的心情了。不过还是更加急切地想知道结果。万一结果是好的呢，我可以和大家分享这个好消息。走到邮局的路有十多分钟。我一直在想，最坏的结果是什么，最坏的结果是不吸碘。能不能接受不吸碘？不至于最差吧？最坏的是不吸碘，会不会最坏？就是这样纠结着，拿到快递。

不敢先看碘扫结果。先一页一页地按顺序看完住院记录。终于到最后一页碘扫报告。上面清清楚楚地写着：颈部未见放射性摄取增高灶，全身未见异常放射性分布灶。

我完全不吸碘!!!

250毫居，完全没有作用!!!

四万块钱，打了一个漂亮的华丽的水漂!!!

可见生活从来就不是完美的!!! 从来都不是!!!

看到这个结果的一刻，我觉得身体里有一种东西，从头顶一直贯穿到脚跟，并且深深地把我固定住，扎根到了土地里。

这个东西，叫绝望。

这是一个能瞬间把你扔进极其冰冷的环境的东西，不管外面天气有多热。

这把豪赌，我输了，输得一败涂地！

曾经所有要保证碘-131在身体里最大吸收的手段，现在看来，都变成了一把利刃，转过方向，深深地刺进我的身体。我将为此付出沉重的代价。250毫居超大量的辐射，超长时间在体内的停留，将在未来的时间里向我索求一切。放射性疾病，诱发癌症，超高量辐射带来的一切后果我都必须承担。而我如此的付出，一无所获。

好吧，愿赌服输。该来的我一样都躲不掉。这个结果，我早就知道。迟早会有这一天的，尽管我不愿意看到这一天最终来到。

所以，没有眼泪，不需要哭泣。

我用了十分钟的时间，调整情绪，走回家，然后照常参加聚会。和朋友们一起欢聚的时光，足以抵挡内心的失落和抓狂。

下一步，我还能怎么办？

唯一能做的，就是做一个PET-CT，确定一下，不吸碘的肿瘤的分布，为将来下一步靶向治疗做打算。PET-CT，是自费项目，又是一万块钱的费用。还好，之前卖了一套房子，让这次的治疗和将来的PET-CT，还不算是一种负担。

26日，聚会的第二天，我的头开始向我要账了。碳酸锂的作用完全没有了，我开始头疼欲裂，胃部有严重的烧灼感，还有痛经。生不如死，痛不欲生地躺了两天。从小到大都没有痛经的我，经过之前七次碘-131刺激，卵巢早衰，子宫有腺肌症，痛经越来越严重。一切都拜碘所赐。还有什么，我不得而知，只能等待。

碘治疗后第十五天，体表辐射3mr，安全距离1米。越到后面，身体的辐射衰减越慢。病友们不能心急。此时可以工作和参与活动，但是仍需和孩子保持距离。仍然不能和孩子同床睡眠。与婴儿与孕妇，仍然是能躲多远就躲多远。体内辐射完全消失，需要一个月。

第七次碘治疗之后，舌头从正中间画线，左侧味觉不正常，有浓烈的金属化学味道，持续了半年时间才好。这次除了口干，味觉有点儿迟钝外，还没有发现其他问题。

荨麻疹又回来了，毫无征兆就开始过敏。各种无力，乳腺疼痛，口干。体力恢复看来还需要一段时间。

这一次的碘治疗，让我肯定地知道：我再也不能进行碘治疗了。这个对甲癌最有效的手段，对我没有任何意义了。

我肯定地知道：不能盲目追求治疗效果。带癌生存，就是不错的选择。

我肯定地知道：活在当下很重要，既然不能把握生命的长度，就应该好好把握生命的宽度和深度。珍惜现在所拥有的美好，让现在的每一天都过得充实和丰富，才是对生活、对自己最好的回报。

话剧《恋爱的犀牛》在学校公演。这部已经演了十六年的话剧仍然非常有震撼力，里面有很多经典的台词让我感动。

其中马路说道："上天会厚待那些勇敢的坚强的多情的人，只要你有足够大的愿望，你就是不可战胜的。"

我坚信，我践行。

上天会厚待那些勇敢的坚强的多情的人，只要你有足够大的愿望，你就是不可战胜的！

我坚信，我坚信！

千里寻医记

在第八次碘－131治疗之后，去朋友舞馆跳舞时又突发了急性荨麻疹过敏，情况和去年荨麻疹喉头水肿休克打120抢救一样，又打了120叫了救护车。跳着舞就突然起了荨麻疹，刚发现起疹子的时候我就紧急吃了两粒过敏药，但也没能拦住过敏汹涌的势头，马上遍布全身。我赶快换衣服，衣服没换好，就休克了。我当时已经完全没有意识，坐在沙发上就直直地摔倒在地上，砸坏了眼镜和簸箕，眼角受伤，整个右眼都是瘀青。抢救的时候浑身肌肉抽搐十多分钟，生不如死。还好，我还是命大，又熬过来了。但加上去年的荨麻疹过敏和高血钙危象，我已经半年内在鬼门关走了三趟了。这让我认识到一个非常严重的问题，就是就目前甲癌病情来看，一时半会儿不会危及生命，但是荨麻疹会，高血钙会！

所以治疗荨麻疹过敏是当务之急。医生说我是胆碱性荨麻疹。只要一出汗，我就过敏。一跑步，一跳舞，准起。眼看夏天就来了，不出汗是不可能的，所以我开始寻求荨麻疹过敏的治疗。热心的病友给我推荐了南通的国医大师，说他曾治好了她的变态血管炎。而他女儿传承了他的医术。我就很是心动，打算去看看。不去北京、上海找医院里名中医的原因是挂号太难了，排队也要排很久。其他的中医院都没有这个这么打动我。我还是很心急，谁知道下次荨麻疹什么时候光顾呢，所以决定跑一趟南通。

刚好有南通的病友蚞儿说她认识朱大夫，直接就帮我办好了预约，我真是觉得太幸福太顺利了。我打算到那里吃七天药，然后调一下方子，再带回长期吃的药。连来带去，预计十天。期待满满地出发了。走之前看看地图，发现南通离苏州、上海很近，想想在南通待七天多无聊啊，不如就近去苏州、上海玩玩儿。于是信心满满地玩心大增地计划了江南的旅程。

朱大夫强调中医是治人不是治病，先要给我调理肺。我虽然觉得治疗荨麻疹是我的当务之急，不过听她说的有点儿道理，也就打算吃吃看。先开七天的药要一千六百六十二块钱。从来没吃过这么贵的中药啊。看看药方，有蜈蚣、抱山甲、南北沙参和太子参，都是大处方。一味药都二三十克，最多的一味药金荞麦六十克。中成药还开了三盒，一盒一百八十块。如果当时让她给我开三十天的药，不得近万块钱啊。这严重超出预算啊！不过既然来了，就吃吃试试吧，也许贵有贵的道理。请医院给煎好药。我带了车载冰箱和冰盒，以保证我拿到他们煎制好的药可以妥善地冷藏保管七天。我用这七天，去上海和苏州玩。

我天生贪玩，到一个地方，一定想走走逛逛，而且平时还有超强的体力，走五六个小时一点儿问题都没有，爬山逛街都不在话下。于是在南通的时候，就对苏州和上海之行充满期待。

可惜，从开始吃上这个药，我就浑身乏力。那种乏力的感觉，比严重甲减还难受。是那种浑身酸痛，像连续发烧好几天以后的那种乏力。很久以后，我才知道，这是肝中毒的表现。这样乏力地到了苏州，王大姐在地铁口接我。见面才知道是一位慈祥善良已经退休的老大姐。无双也从七都赶过来。早就熟识但却从未谋面的海螺大哥请客，我们一起在石路附近小聚。大家一见如故，相谈甚欢。第二天我游拙政园，就发现身体疲乏得厉害。当时没有意识到是吃中药的问题，还认为自己是因为碘治疗时间太短造成的乏力，加上坐车辛苦造成的。第三天简单游了虎丘，王大姐和无双带着小宝陪着我，晚上王大姐又带我逛了七里西塘。我和无双是老朋友了，她是个乐观积极又向上的女子，豁达爽朗又有侠义，现在无双又一次奔走在创业的路上。王大姐细心又周到，处处想为我省钱。王大姐特别想请我吃苏帮菜，想带我好好玩玩儿苏州，无奈我吃中药太多的忌口，几乎全素，所以好吃的吃不到了，王大姐就觉得特别遗憾。到一个陌生的城市，有朋友那么热情的招待和陪伴，让我很开心很感动啊。唯一的遗憾，就是体力不支，不能尽兴。

吃药第四天，从苏州到上海，疲劳感越来越严重。以至于我从上海的地铁口出来找格林豪泰酒店时，竟然觉得寸步难行。人在严重疲劳的时候脑子是不够用的。找了半天，好容易找到酒店，房间又潮又吵，又换到了汉庭。到了汉庭才发现药丢了。药丢了，跟战士上战场枪丢了一样啊。本来想尽快休息，也不能休息了。格林豪泰给我调出监控录像，发现我进门就没拿着它。我又打算到吃饭的店里去看。打车打不到。看看导航，大概十分钟的路，就决定走过去。那时候太阳正烈，我已经很疲劳很乏力了，坚持着走走停停。多亏了病友Fiona的帮助，我很顺利地找到了吃饭的那条路。到了店里，也没有。这时出租车公司也回应，没有发现我的药袋子。我此时确定，这个药是找不回来了。

还没来得及沮丧和自责的时候，荨麻疹起了。在烈日下走，加上心里着急，荨麻疹就不期而至了。站在上海车流滚滚的街头，我真觉得恍惚。必须马上回去休息！幸亏随身带着过敏药，赶快吃上了。那时候想，如果此时再像前两次那样休克倒在上海的街头，我必死无疑。路上脑子里还做好如果在酒店发病的预案。还好，我安全回到酒店，冲凉，休息。荨麻疹慢慢地下去了。此时我顿悟：没有什么东西不能舍弃。如果命都没了，药还有什么用。现在想想，早知如此，当时就没有必要再去花那么多时间找药。在苏州的时候，和无双有一个下午的长谈，聊起关于放弃的话题，无双有个金句"舍弃就是止损"，没想到这么快就体会到了。放弃之后竟然突然觉得特别轻松。我是个非常念旧的人，以前扔掉东西或者舍弃情感总觉得是特别难过的一件事情，现在发现，竟然还有一种如释重负的轻松。

晚上，躺在旅店里反省自己的时候，Fiona的到来，让我觉得，亲人来了。和Fiona之前也没有在网上聊过。Fiona很理性，思维缜密，逻辑清晰，寥寥数语就让我发现她是学霸，突然心生了很多信任，愿意和她说一些烦恼。这对我来说，并不多见。几年以来，几乎都是别人找我寻求安慰和帮助，都是我来安慰别人，我想要吐露的烦恼，常常因为没有合适的人听只好自己心里压着。这次看到她，我就忽然觉得很有安全感而愿意倾诉。她说这次我来上海，一定要见见我，不为找我说病，就是聊聊天、说说话，单纯而美好。Fiona告诉我，她时常在难过的时候，在深夜，打开我的博客，对着我的文章，轻轻地哭泣，仿佛和我做无声的交流。哭过了，再继续自己的明天。我又被深深地感动了。和她度过愉快的晚上，我因为丢药而略有沮丧的阴霾情绪一扫而光。

原定上海的淘宝行，被迫取消了，这种疲劳乏力的程度实在太严重了。除了和多年没见面的两个高中美女同学小聚了一下，其他时间，我都在酒店里睡觉。

回到南通，南通病友吴先生接我到旅店。在上海时吴先生给我留言，去南通的话他到车站接我。同样的，我之前也没有和吴先生在网上聊过。这次却和吴先生很有一见如故的感觉。我们竟然从下午3点一直聊到晚上10点没有停顿，猛然发现已经这么晚了才匆匆告别。

再次见到朱大夫，告诉她我浑身乏力。她很不认可，坚持说根本不是中药的原因，非要我再吃三天药。我建议她把重点放到我的荨麻疹上面，她很不耐烦，说中药是调人不调病啊，我不懂中医啊，然后就是不停地说找她看病看好了的例子……在她的坚持下，我退了车票，多留三天吃药。

可是这三天，在南通，身体就像是被抽筋扒皮，自己就好像是一个把骨头和筋都抽掉了的水母，软绵绵的，站不住，浑身发麻。连牙齿都是酸软的，牙龈也出血，我怀疑这药加速了我钙的流失，临时加了钙片才好转。肠胃就像开锅了一样咕咕乱响。这让我想起我曾经吃五毒到最后中毒快昏迷时的那个样子。这三天，我真是连下楼吃个饭的力气都没有。又刚好是上海变成海上看海的日子，下大雨，天气凉得要命，于是我百无聊赖地在南通偏僻的开发区汉庭酒店盖着被子躺了三天。

三天后再找朱大夫，告诉她我还是浑身没劲儿的时候，她说已经给我换了个思路调药，怎么还是没劲儿呢，绝对不可能。然后还是不停地给我找图片，看微信，说谁谁谁好了，说哪哪的人来采访她爸爸啦，还嫌我不在她那里住院……此时我发现她极没有自信，高明的医术，不需要别人来验证。我不是第一次吃中药，药效好的中药几服药下去身体就有感觉。我从来没有这么难受过。其实我那时都不打算拿药走了。但是又觉得都说中药来得慢，它在排毒也不一定，还是拿一部分药吧，就拿了十四天的药。

从南通回石家庄的时候，又是吴先生特意开车一个小时从开发区把我送到火车站，顺利地结束江南之行。此行最幸福的事情，就是一路都有病友照顾和接待，满满的幸福和温暖。

　　总算回家了。带着十四天的药剂。这药剂也吓到我了。之前是在他们这里煎药的，所以药剂看不到。这药剂都是大药方，每味药都几十克，药量很大，一服药重五百克左右。回家以后用大号的药锅都盛得满满的，熬出来的药满满一海碗。我吃了早上的药，胃里灌得满满的，中午饭都吃不下。下午吃了药，晚饭就省了。而且自己熬的药明显比在医院里熬的药浓度大，因为有蜈蚣什么的，又腥又苦。药浓了，药性更重了，我就彻底起不来床了。这一躺，就是七天。这七天，基本跟半昏迷差不多了。

　　到第七天，我已经觉得快崩溃了。除了浑身无力酸软之外，头疼，头皮一阵一阵地发炸发麻，眼珠子像要蹦出来一样。胃疼，想吐又吐不出来。反反复复地要吐不吐的时候，一低头，就感觉大量的血往上涌，像要把整个血管撑爆了一样。终于吐出来之后，我哭了，真不想活了。我再也不吃这药了！

　　虽然药是不吃了，但是无力感还是没有马上减轻。好多天，连爬的力气都没有。反而因为特别疲乏，抵抗力下降，感冒了。等我实在难熬去校医院看病，才知道这么疲乏，是因为这些药的毒性太大，药性又烈又猛，导致我的肝功能严重不正常。肝功能受损，转氨酶高，才浑身没劲儿。医生让我赶快停药，赶快吃药保肝。我又吃了几天保肝药，体力才慢慢好转了。想起曾经看到过报道，很多中药因为毒性不确定，吃药后导致肝肾损伤的例子特别多，不禁后怕。之前吃五毒中药后就查出来多了一个肝部的囊肿，不知道这次吃药还会给我带来什么影响。

　　呜呜呜……上哪儿买后悔药呢？又一次失败的就医经历！

　　我无意批评朱大夫的医术。去那里的人还是很多的，他们拿手的是风湿和强直型脊髓炎，可能对我的病不适合。我只是对他们的大处方很不满。熬药的时候，我真心觉得这药可以分两天或者三天喝完。至于中药损伤肝脏的问题，其实她是有预料的，所以她给我的中成药是保肝的，但是看来这个保肝药的作用不足以抵消她开的药对肝的损伤。也许是个体差异，反正对我是极其不适合的。我也通过这次肝中毒的反应，才体会到爸爸生命最后那段时间难受乏力的痛苦感觉。共情，就是要有过相似的经历，才能有相似的体会，才能对别人有更多的理解。

从南通回来以后我又发了一次严重的荨麻疹过敏。还好，及时吃了药，控制住了。现在我都随身带着地塞米松和针管，以备不时之需。但是每次过敏发作后，身体就跟被扒了层皮一样，比之前的无力感更重了。整个夏天，只能乖乖地在床上躺着，还不能开空调开电扇，只用最古老的蒲扇偶尔扇扇风。40℃的高温呀，狼狈的日子啊！

从开始打听吃中药治荨麻疹开始，病友们就热情地给我帮助。好多信息和方案可以参考，真是让我省了很多力气。群里的病友知道我要去苏州和上海玩，还有好多病友都给我留言要请我吃饭，陪我逛街，所以此行，虽然看病的目的没有达到，除去喝药的那些苦涩和把药丢了的狼狈，仍然觉得大大的幸福。

病友相见的感悟

一路上见到病友们的感动，除了幸福，还有满满的收获。和大家相见，相互了解，也让我对自己有了更多的认识，对病情有了更多的反思、更多的感悟和感慨。

海螺大哥，四十多岁，是滤泡性甲癌，全身多发性骨转移。做过八次碘-131治疗，总计1650毫居，比我的服碘量还多。幸运的是他还能吸碘。TG值控制得相当好，比我的低很多。他曾经还做过化疗的保骨治疗，当时每个月都去上海挂水，很辛苦，好几万花出去了，但是没有效果。第七次碘治疗之后，发现了糖尿病，又马上住院打胰岛素降血糖。现在不仅是低碘饮食，而且还要低糖饮食。第八次碘治疗之后，发现肾上腺有结节，又马上住院查结节的性质，还好是良性的，暂时搁置。曾经的海螺大哥也是一线的教师，后来因病调整工作到校图书馆，开始还担任管理职位，后来因为病情的不断恶化，海螺大哥主动辞去了各种职务，做了最普通的一名图书管理员。每天9点半准时上床睡觉，休养生息。海螺大哥的治疗也和我一样，走了很多弯路，现在的目标也是带癌生存。

我和海螺大哥的经历极其相似，很久以前我和海螺大哥在帖子里的留言，就曾经在网上引起过一轮关于中医和西医的大讨论。所以这次虽然是第一次相见，却是老朋友一样的熟悉和亲切。我们的感受高度契合，在我们看来，甲癌还可以控制，但是这个碘-131带来的问题，就很严重，甚至让自己措手不及。他是碘治疗引发糖尿病和肾上腺结节，而我是碘治疗引发乳腺瘤和现在的急性荨麻疹过敏。这些问题层出不穷，始料不及，这些附加的病比甲癌更难对付，更麻烦，更棘手。所以说，虽然碘-131的治疗或许可以对甲癌有效果，但是它诱发身体的其他疾病，对身体的伤害也是很大的。可能不进行碘治疗，一样会发病，但是碘治疗，使得发病提前了，比如海螺大哥的糖尿病。另外碘治疗会诱发其他疾病，比如我的乳腺结节、荨麻疹和他的肾上腺结节，这些都是之前从来没有的。很多病友后来也都反映，他们碘-131治疗之后，都不同程度地出现了荨麻疹过敏的现象。也因为我们的吸碘剂量都是非常高的总量，所以表现的情况就比较严重了。对于只有几十或者几百毫居总量的病友可能表现不明显，因此病情轻微的病友也不必恐慌。但是，总量累积够一定数量后，就必须慎重考虑碘治疗带来的副作用了。

看到海螺大哥，我从心底佩服，佩服的是他的彻底放下。他能够把自己的工作和生活彻底地调整到一个病人的状态，安心踏实地养病，不问外界的匆忙，每天按时吃药，按时睡觉，心静如水，风过无痕。海螺大哥是个好榜样，我离他的境界还有好几个段位的差距。我突然发现，我一直没有认真善待自己的身体。回到家之后，我也开始认认真真地要求自己好好吃饭，按时睡觉了。

再说吴先生。吴先生五十多岁，南通某国企工会的摄影师，江苏省摄影家协会会员。2014年手术，乳头状癌，淋巴转移，碘治疗不吸碘。停药时TG的涨幅为百倍增长。甲状旁腺全切。当时在为甲状旁腺的无故缺失打官司。因为补钙的药在江苏省不在医保范围内，术后吴先生用大量的时间找有效又便宜的钙片和活性VD。自费吃罗盖全是一笔巨大的开销，自己负担不起。现在每周都需要验血钙，保证自己的血钙指标正常。为了得到更低的低血钙值，被司法鉴定认可，冒险停钙片和罗盖全十天，血钙检测只有1.59，甲状旁腺素只有0.06。停药十天后出现手抽筋成鸡爪样，脸麻手麻脚麻，半条腿麻，坐到马桶上自己站不起来的程度。为了取证让自己低钙到这样危险的状态，吴先生也是蛮拼的。在一年多的甲癌治疗中，吴先生瘦了三十多斤。他给我看手术之前的照片，和眼前的人真是判若两人。这一年多的时间和精力，全都用来处理手术之后的各种问题。说起这个手术，他也感慨万千，生命从此就进入了另一个状态，是从来没有想到的人生境遇。吴先生对待治疗的态度积极，执着又坚定，而且很有效率。看到吴先生就像是看到了曾经的我，好熟悉，好心疼，好感慨，好无奈！

和吴先生交流，我们的共同体会就是甲癌手术的重要性。在这里我和吴先生再一次希望能提醒将要手术的甲癌患者，谨慎再谨慎，一定要找经验丰富的一流医生，认真讨论甲状旁腺的处理问题，才能避免悲剧的发生。甲癌本身不可怕，即使转移，大部分情况下也是可控的，但是，手术后的甲状旁腺缺失却是非常痛苦的。这个问题，比起甲状腺的缺失更复杂，更麻烦。市场上补钙的产品虽然繁多，但是对于甲状旁腺完全缺失的人来说，高效又安全的药品并不多。而且因为每天都需要补充，如果不在医保内的话，就是一笔昂贵的费用，老百姓真是负担不起。可是在医保内的补钙药品，药效并不完美，往往要吃很大的量才行，而且副作用也很多，比如肾结石，等等。长期吃药的话，就必须综合考虑其影响。另外甲状旁腺不仅仅合成钙，还有磷、镁等很多微量元素。甲状旁腺缺失了，这些微量元素的合成都会受到影响。但是，市面上补充磷、镁的药品就很少，单纯饮食补充达不到预期的效果。长期电解质微量元素的紊乱和不足，必然会导致身体免疫系统的问题，身体的其他状况就开始出现了。我和吴先生都深深体会到，补钙需要的精力远远超过补优甲乐。对于甲状旁腺缺失的人来说，补钙的功课更多，更艰难，更复杂。两者都要补，就更加费神费心了。下半辈子最重要的功课，就是围绕着它做，生活质量严重受到影响。这是我们手术后甲状旁腺完全缺失的甲癌患者共同的痛苦。

后来还和一位梅州的病友莫言交流，她也是甲状旁腺全切，因为钙不稳定，她怀孕生孩子的可能都没有了。还有的病友常年打钙针，这一天两天打针好熬，常年打针的日子，就不是常人能忍受的。我打过六个多月的针，吴先生在一年多的时间里每个星期都要抽血，这都是非常无奈又痛苦的事情。保留一些甲状旁腺的病友就不用如此惶恐，一般的补钙足矣。

庆幸的是，可以自费注射纳米碳混悬注射液，注射后将淋巴结显现出来与其他组织区隔，可以保护甲状旁腺、声带和神经，能从源头上保护好甲状旁腺。自费，一千六百元左右，普通人还是能负担得起的，大力推荐有医疗条件的医院和病人采用这样的方式保护甲状旁腺。

　　我到苏州、上海、南通，包括到全国的其他地方，每到一地，都有病友朋友见面，照顾我，帮助我，让我这个出门很少、经验不多的人，感觉不到出行的困难，一切都很顺利，对我来说真是幸福满满的。当我说起我的感动时，大家都说是因为我的文章给予了他们力量。

　　王大姐说，是看了我的文字才解除心理负担的。也是因为看了我的文字，才非常心疼我，所以我来苏州，就想让我好好地感受一下苏州的特色。吴先生把我的文字用A4纸打印出厚厚的一本送给了不会上网的病友。海螺大哥说，有病友对他诉苦的时候，他就推荐他们去看我的博客。无双说，这是种善因，结善果。Fiona告诉我，是我的博客陪着她度过了那些难过的夜晚。当我跟她说起自己的烦恼时，Fiona说："你看，你不是名人，也不是政要，可是你每到一地，就有人不辞辛苦地接你送你，大老远地想见你，是你的粉丝，这就是你的价值。"

　　曾经在天涯上发文章的目的，是以我为鉴，以我为戒，把我失败的经历写出来，让别的病人少走弯路。后来写书的目的，仍然是记录自己比较失败的治疗，让大家引以为戒。我的人生，我认了。如果能够通过我的经历，让别人从中得到借鉴，能够获益，我就不枉此生。我只希望，生活里少几个像我一样的倒霉蛋。但是随着生活的继续，随着事情的发展，更多想让我记录下来、分享给大家的，不是我的倒霉经历，而是这些陌生人之间的无私的爱。

　　这些陌生病友之间的爱，充盈着我这几年的生活。和大家在网络上的互动，让我的生活发生了翻天覆地的变化。这些变化是我在天涯发表文章之前，根本不可能想象到的。在第二次手术之前，我的生活圈子很小。可是，现在我在全国甚至全世界都有朋友。现在的我，总是被大家各种各样的爱感动着、温暖着。本来我的初衷是帮助别人，可是现在却是得到了更多人的爱。也正是这些爱，这些无私的帮助，让我的治疗有了一次又一次的转机，让我的生活充满了温暖，这真是一件意想不到的礼物。每每想到这些，我都热泪盈眶。

在这个老人倒了没人敢扶的时代，在这个诈骗短信满天飞的时代，人和人之间的冷漠，不用过多言语。但是，在我们的甲癌群体里，却有这样一个温馨的角落，大家相互关爱，互相帮助，共同协作，一起抗癌。也许癌症给我们的生活带来了阴霾和晦暗，但是我们却在网络里，找到了色彩鲜艳明亮的真情。有这些真情在，生活里就多了很多的美好。

我相信，如果每个人都努力，这样的美好一样可以在生活中盛开。这些盛开的美好，也一定会给我们每个人带来更加精彩的生活。

未知的路

我的碘–131治疗，彻底结束了。总体来说，是失败的治疗。由于对甲癌和碘–131的认识了解不足，前面的治疗浪费了宝贵的时机，同时也浪费了大量的金钱和时间。后面的治疗，虽然有了重大转机，但是因为错过机会，所以非常被动。现在，再无可能去利用这个最有效的抗癌武器了。各种中药尝试，也都是失败的，教训是惨痛的。

在知道没有任何后续手段治疗的时候，心理又开始了一个颓败期。我怎么肯甘心束手无策，坐以待毙呢？努力试过很多方法调整，仍然不能找到很好的情绪上的改变方法，我决定求助专业人士。心理咨询师赵老师是英明姐的好朋友，她听我哭了整整一个上午。

赵老师给我做了专业的测评，是中度焦虑和中度抑郁。说我由于长时间接收其他病友的焦虑压抑等负面情绪，导致我情绪的焦虑和压抑。因为我不是心理专家，这些积压的负面情绪，我不会排遣，加上我自己的病情反复、父亲去世等因素影响导致的抑郁和焦虑。她说我是在掏空自己帮助别人。这样掏空自己又得不到滋养的帮助对我的身体和精神都是严重的损害，要求我必须立刻停止一切关于疾病的交流。她告诉我应该在自我满溢的情况下，才能帮助别人。于是我暂时停止了在QQ平台上的对话，并且开始专心地进行心理治疗。通过一段时间的沙盘疗愈，自己的心理状态调整了不少，感觉很获益。几个月之后，我的精神状态有了很大的恢复。

通过心理咨询，我发现癌症病人适当通过求助心理医生的专业帮助，来缓解巨大的精神压力，也不失一个办法。因为癌症患者的精神压力巨大，不是常人能够体会的，普通人的安慰作用不大。适当的专业的心理干预，对癌症患者的身心调整有好处。我也认识到，我对自己的认知，还有不少需要调整和改善的地方。每个人都需要先让自己好，在有能力的基础上，再去帮助别人。一个连自己都照顾不好的人，是谈不上帮助别人的。活好自己，不是自私和狭隘，不需要用道德标尺绑架行为。认真地、真实地活好自己其实很重要。只要是发自本心地做一个善良的人，按照自己的能力和意愿做事情就很好。有了这样的平和心态，我的精神状态恢复得很快。

虽然停止了和病友面对面的交流，但是心里仍然有很多不舍。因为我知道，在他们最惶恐的时候，我的几句安慰，就能让他们安心踏实。但是我越来越发现，我个人的力量太单薄了。大家也还是应该学会自救，完成自我认识和自我救赎。只有了解甲癌，才能更好地治疗。锦姑娘建议我开通公众号，这样既利于我的身体和精神调养，也可以和病友们有沟通和联结。我就考虑给大家分享一些甲癌的相关文章以及养生的和调整心理的文章。慢慢地通过学习，也许大家都可以了解甲癌的知识，完成自我救赎。

于是2015年7月20日，我开通了"风吹海棠阵阵香"的微信公众平台。我希望继续和甲癌病友们一起，提高甲癌患者的生活品质，分享生活的美好。没想到，短短一个星期的时间，就有六百多位病友关注。公众号开通四个月时，已经有三千八百多人关注了。

后面该怎么治疗，我也不知道。经历了那么多失败，那么多周折，还是不能有一个比较满意的结果，我有些失落。不过我不认可那种一定要把癌赶尽杀绝、不惜一切代价去喝药，然后把自己的脏器伤得面目全非甚至失去生命的治疗方式，我已经为此付出了巨大的代价。而且我的病友虞鹏、塔伦蒂诺都已经为此付出了生命的代价。我现在选择和癌症温和地相处，只要还能让我保证能够自理，能自由行动的状态，我就非常满意了。与癌共生，未必不是一个好的选择。但是与魔鬼抗争的日子还会继续，生命不息，抗争不止。

暂时我还不考虑索拉非尼的靶向治疗。因为看到爸爸服用索拉非尼的痛苦情形，我决定暂时不去尝试。等到万不得已的时候，我再去考虑。我知道有的病友TG指标高达一万七千五百，还活着，虽然他的情况很严重，但仍在积极治疗。因此作为对照，我的TG几百不过是个零头。所以尽管仍然是高危，我却觉得甲癌引起的死亡，未必能那么快。我对自己还有信心。林大夫也跟我说，我虽然不吸碘了，也仍然有较长时间的生存期。有很多索拉非尼的靶向治疗的患者，治疗以后反倒身体很受伤，所以我决定暂缓治疗。我的重点是提高免疫力，解决由于钙的问题和身体免疫力下降导致的急性荨麻疹，或者血钙不合适而导致的病症。这些病症会要命的。相比来讲，单纯的甲癌算是温和的。如果有机会，有可能的话，我还考虑去美国的医院看看，去试试那个甲状旁腺片能不能给我缺钙的身体带来改善。不过美国看病很昂贵，我目前没有这个经济能力。

虽然不知道前方还有什么，但是我依然相信还有期待。我很期待3D打印技术的进步，说不定哪天就能够把甲状旁腺或者甲状腺腺体打印出来，同时能够让腺体有功能，那真的就太好了。虽然现在想这些都是天方夜谭，但是科技进步日新月异，只要能够活着，也许能等到这样的时刻。我对这样的时刻，充满信心。

没有了一定要治愈的心理负担，心态也就平和了很多。生活上，这几年的连续高强度的奔波和操劳，已经让我很疲惫，在从南通回来卧床的一个月里，我好好地反思自己对待身体的态度。于是从源头上开始，从饮食上调理自己的身体。我开始学着做饭。竟然很有成就，中秋节的时候，我都能照着菜谱做一桌子菜了。通过针灸和艾灸的治疗，荨麻疹也有了改善。再加上食补，我的气色比以前好多了。

精神上放松了，我又发现了生活里更多的乐趣，生活的色彩更加明亮。很多人和我第二次手术之前一样，全部精力都放在工作上，几乎没有生活。其实，活着不是只有工作一件事情，生活是人生里重要的一部分。保持对生活的兴趣，保持对身边其他事物的感知，保持对美的发现和敏感，都很重要。我慢慢开始学茶艺，学厨艺，做做缝纫，做做烘焙，发现这些事情都能让人得到快乐。我也更享受和家人朋友们在一起的乐趣。那种享受当下的时刻，很重要，很幸福。享受每一缕阳光带来的温暖，每一片树叶带来的生机，每一声鸟鸣带来的愉悦，每一份精美食物带来的满足，每一盏好茶带来的安宁，都是幸福的。和家人的每一次聊天，和朋友的每一次欢聚都是幸福的。活在当下，就是幸福的。活着，就是要好好地体会每一个当下。认真地活在当下，很重要。

生活里的各种爱带给我的震撼，让我反而对生有了更多的留恋。我越来越热爱生活了，已经不仅仅是原来要求自己的各种责任，而是对生活发自内心由衷的热爱。因为生活每天都给我带来新的感受，经常有意想不到的感动和温暖。我一直被各种爱包围着，被那么多人爱着的感觉真好。在这几年里，西安嘟嘟乐大姐给我寄书送药，安徽一杯茶给我寄来正宗的霍山米斛，东北九月菊大姐帮我买真正的灵芝，雪从西藏给我寄明信片，又在厦门一下飞机就去看我，turn在西班牙帮我找药，Lily在北京给我找住处，秀兰大姐帮我排队，保定小宏帮我挂号……素不相识从未谋面的病友们的温暖关爱，这些例子我还能举出一大堆。我身边的生活里朋友们的亲切关怀就更不用说了。在各种大大小小的感动中，我总是沉浸在心一想事就成的幸福里。这些爱，让我觉得生活充满乐趣。既对当下的生活充满感激，又对未来的生活充满希望，所以现在我的幸福感爆棚。除了身体有恙之外，已经没有什么苦恼了。我有幸福的家庭，有不离不弃的老公，有可爱的孩子，有身体健康的妈妈和婆婆，有相亲相爱的妹妹，有一大堆陪我一起经历困难的死党朋友，远方还有很多不知名的病友的关心和牵挂。这样的生活，对我来说，就是很大很大的幸福。

更重要的是，现在我内心的强大和富足。从2010年开始，经历过手术、八次碘–131治疗、两百多天的输液，经历过我的爸爸、叔叔、舅舅、朋友的相继去世，也经历了被家人、亲人、朋友和全国那么多陌生人的关爱之后，我觉得，这一路走来，虽然坎坷，但是仍然很精彩。这么多的经历，也许是别人一辈子都不会经历的。流过的泪、流过的血、挨过的针扎、受过的辐射，也是别人一辈子没有受过的。那些痛虽然刻骨，但是我的获得也比别人来的丰厚，幸福感也更强烈。经历了这么多生生死死、波波折折，已经没有什么可以让我害怕、让我恐惧的东西了，没有什么困难可以击倒我。这种感觉让我心里特别踏实。

属于命运范畴的东西，我能坦然接受。需要和命运拼一把的事情，我都放手一搏了，所有的机会我都努力尝试了，这感觉超级棒！现在的我无所畏惧，现在我的生活全是美好和幸福啦！

苦难是智慧，爱是财富

不知道为什么，在治疗方面，我总是不走运。不管是中医还是西医，不管是小时候还是现在，我所有看病的经历，都是不顺畅的；所有的治疗，都是被动的，失败的。我不知道，其他人是否都比我幸运，我只是非常希望，像我一样的波折经历、倒霉遭遇，能够越少越好。这也是我写出我的经历最主要的动机。我希望，大家能够通过我的治疗经历，了解甲癌，减少一些对甲癌的惶恐，多一些经验；让生活里，少一个倒霉蛋儿，多一些幸运儿。

出去旅游的时候，一个偶然的机会，听到导游给讲解佛法。当他讲解起佛陀身边的阿难和迦叶时说，阿难和迦叶分别代表知行合一，他们一个过目不忘，一个常修苦行。为什么修苦行呢，因为苦难能带给人智慧。我当时特别有触动。任何苦难，都会给人带来智慧。

这五年的经历，算得上波折。说不上是苦难，但是至少是非常丰富的经历。这些经历，给予我很多感悟。现在的“我”和五年以前的“我”，是完全不一样。现在的我变得豁达多了、开朗多了、大气多了，很多事情都看开了、看淡了。我的烦恼少了，我的快乐更多了。我更喜欢现在的我，大家也更喜欢现在的我。所以生活带给人们的，不止有苦难，还有收获。我特别感谢这五年的阅历，它把我变成了一个全新的“我”。不是什么“凤凰涅槃”或者“浴火重生"，只是一段让我变得更好的经历。就是一个普通人经历了一段不太普通的事，成为一个更好一些的普通人。如果让我在"五年前的我"和"现在的我"面前做一个选择，我还会毫不犹豫的选择成为现在的这个我。虽然需要经历这么多痛苦和波折，但是我仍然无怨无悔。这是上天给我的特殊的考验，也是特殊的礼物。我很高兴，我得到了一份超值的人生大礼包。

人们通常在做事情的时候喜欢讲回报。可其实，生活就是这么有趣，当你讲回报的时候，不管怎么付出，都觉得不满足。常常即使是锦衣玉食，也不一定快乐。过于看重结果，反而会没有结果。现在我发现，只要做的这件事，是发自你的本心，那么只要你认认真真地把这件事情做好，不要去想它给你带来什么，而是想它能发挥什么样的价值，如果有可能，就去努力把它做到极致，那一定会有意想不到的收获。这些收获，往往超出你的想象，也会让你的生活变得更加顺畅，更加快乐幸福。

这几年的经历让我深深体会到：没有什么命运不能接受，没有什么人生不能改变，也没有什么名利不能放下。

没有什么命运不能接受。曾经的我，一想起小时候的手术，一想起自己这二十多年的境遇，总觉得是命运不公，造化弄人。现在，经历过那么多亲人的去世，已经不再去纠结这些了。有些东西是宿命，是注定的，只能接受。老天对每个人都是公平的，我们每个人，都有各自的人生功课。我需要修习的，就是这样的功课。别的人也许不需要经历我这么多身体的痛苦，但是未必就不经历其他的痛苦。每一个人的功课是不一样的。怎样做好自己的功课，是比自怨自艾更重要的事情。只有接受它，才能有机会改变它。

没有什么人生不能改变。命运已经给了自己功课，怎样修好学分，是每个人的必修课。虽然有些东西是无力挽回的，不能控制的，但是不等于什么都不做。只要努力，就一定会有结果。只要有信念，就一定有收获。只要敢挑战，也一定有转机。如果我没有想过分享自己的失败经验，那么现在，我就不会获得更多的治疗信息和全国病友的帮助，从而获得自己的治疗转机。虽然通过网络自己摸索也会有其他办法，但是我深信，现在的结果是最好的。除了获得了治疗的转机，我还获得了人生的转折。这份人生转折，是我做梦都梦不到的，怎么猜都猜不到的。我的命运竟因此而改变。这些改变，让我的人生更加精彩。所以面对困境的时候，如果一直不能有所突破，就请尝试着，换个角度，换种心态，换个活法。只要你想，就总能有所收获。现在的我深信，所有的困境，都是考验，也都是礼物。每一份美好的礼物，都是需要通过努力获得的。而命运擅长给予的礼物，通常都包装丑陋，但是它仍然是一份珍贵的、无价的宝物，值得追寻，值得拥有。

没有什么名利不能放弃。现在大家对成功的定义，通常是有钱，有权，有名，有房，有车。几乎每个人都在通过这些功名利禄来证明自己活得很好，可是没了生命，没了健康，全是浮云。生死面前，没有什么不能放弃。如果不是出现生死抉择，很少能有人愿意去思考生死。一旦生病，几支针，几瓶药，分分钟让人倾家荡产。再耀眼的明星，死神也不会通融。没有健康，其他都是零。我很庆幸，命运给了我机会去体会生死，还给了我机会去改变自己。那些像磨盘上的驴子一样停不下来的追逐，其实是可以适度放弃的。舍弃是止损。只有舍弃，才能更好地拥有。把那些迷住双眼的浮华放下吧，当我们再也不被这些外物负累的时候，才能有机会真正地追寻自己的内心，问清楚什么样的生活是自己真正想要的，也才能真正获得幸福。

唯一不能放弃的，是爱。和爱比起来，名利权情都是渺小的。爱是一种强大的力量，爱能包容一切痛苦，爱能改变生活。这几年，我最大的收获，是爱。现在我拥有的巨大财富，也是爱。不管是生活里还是网络上，我收获的，都是满满的爱，经常让我感动得掉眼泪。现在我生活的快乐，远远超过我的痛苦。能被那么多人爱着，是非常幸福的。而且我也深深地体会到，爱具有巨大的力量。爱是我坚持下去的动力和源泉。正是这些爱，让我变成了更好的自己。这些爱，让我即使面对未知的境遇，也无所畏惧。

这五年来，虽然几经生死，但是，却让我打开了一个生活的维度。人们常说如果不能决定生命的长度，那就扩展生命的宽度，我做到了。这些生命历程、这些情感经历带给我的生命体验，也许是别人几年、几十年都无法体会到的。而我，收获满满。在这个大家都说浮躁的现世，我却体会了最美的人间真情。

世上什么最无价，是真情！我愿意把这些善意和爱，与大家分享。也希望大家，都能获得满满的爱，获得满满的幸福。

感谢甲癌，让我遇到了更好的自己。感谢爱，让我遇到更好的生活。

人生之路，每个人都是孤独的行者，这种孤独无人能替代。唯一能做的，就是让孤独的旅途不寂寞。唯有爱在心里，唯有爱在身边，才能让这一径长途，绿草如茵，鲜花满地，一路欢歌！

第四部分

难解的心结

下面的内容是我对甲癌的一些思考，是针对我和三千多位病友，一起面临的生活中共同的困难和纠结。我不能说自己的观点就都对，但是也许可以给大家一些帮助和启迪。这才是我写这本书的真正意义和它存在的真正价值。我仍然希望，能够为广大的甲癌病友，尽自己的绵薄之力。希望能够通过我的书，让更多的人了解甲癌，关注甲癌，关爱甲癌患者。

大部分甲癌患者，预后都很好，虽然不能治愈，但是可以有一个比较长的带癌生存期。正是这个比较长的带癌生存期，使我们甲癌患者的生活与其他癌症患者的生活内容有了很大的不同。有些问题，其他癌症患者没有时间涉及就离世了。可是癌症对心理的影响，对心态的影响，对甲癌患者生活的影响却是巨大的。这些问题，足以成为一个社会现象。

目前随着癌症筛查，B超检查等癌症预防观念更新和科学技术水平的提高，2毫米的甲癌癌变都可以通过B超看到。2毫米的甲癌没有手术指征，白让患者多了对癌症的惶恐。大部分甲癌患者都是微小癌，可以通过几次碘-131治疗完成治愈。但是，这个"癌"字却会伴随终生。不管是健康人还是甲癌患者，对它的看法都会有很严重的恐惧和误解。甲癌对生活，对工作，对婚姻，对家庭，都有非常重要的影响。这些影响，涉及范围广，作用时间长，对甲癌患者来说，是个躲不过的弯，绕不过的坎。我们调整心态，适应生活的时间，需要好多年。如果全社会能够对这些问题有个认识，引起关注，对甲癌患者多一些关爱和理解，那么将极大提高甲癌患者的生活环境和心理健康，对甲癌患者的生活质量和生存质量都会有好处的。

希望通过我的这些调查和探讨，能够让健康人对甲癌患者少一些隔阂，对甲癌患者多一些理解，多一些宽容。让甲癌患者这个特殊群体，能够更好地继续生活，更好地提高生活品质。

交一张生命的答卷

几乎每个人第一次听到自己患癌，都觉得跟做了一场梦一样，那么虚幻，那么不真实。因为很多人都没有临床症状表现，不疼也不痒，跟好人一样，就是因为一个体检，或者一次偶然的照镜子发现的。自己感觉就是一个小包包的东西，怎么就是癌了？难道自己就要死了？太不可思议了。基本上，刚刚得知自己患甲癌的时候，都是这样的表现。

每一个知道自己患癌的人都会问，我还能活多久，我转移了，我还有多少时间？如果时间不多了，我要做些什么？这是每个人对生命的敬畏和尊重。

因为每一个人听到这个"癌"字，第一时间就是想到了死亡。这是一件多么可怕的事情。没有人在知道自己马上就面临死亡的时候能够淡定。除了恐惧，还有对生命的不舍和对自己亲人的牵挂，以及每个人身上重重的责任。

如果是其他的癌，这些真的就是马上就要思考和着手去办理的事情。因为其他的癌，来势凶猛，必须分秒必争。

庆幸的是，这个是甲癌。因为它温柔的特性，可以给人大量的时间做好心理准备，坦然面对，去迎接死亡，去思考人生，过好活着的每一天。甲癌，其实是给了大家一个考验，一次警醒，一次面对生死的重新思索。但遗憾的是，被甲癌控制的人很多，不只是控制身体，更多的是控制精神。

面对突发事件时，人和人的心理调整时间有很大差距。只有用最短的时间来接受患癌的现实，才能用最快的速度脱离痛苦，重新回到正常的生活轨道上来。有的人，可以很快接受现实，面对疾病，接受治疗。而更多的人，开始胆战心惊，如履薄冰，每天都在小心翼翼提心吊胆地生活。我说小心翼翼，是因为大多数人都给自己戴上了一个枷锁，都是戴着枷锁的舞者。他们的头上戴着"癌症"的帽子，不愿也不敢摘下来。他们每天一睁开眼睛就是，我还能活多久，每一天一张口，就是这个东西能不能吃，每天做的每一件事情，就是我是癌症患者，我能不能承受，会不会要我的命。太多太多的人，从生病的那一刻开始，把自己从一个无知无畏的人，变成了一个做什么都有顾虑的人。

化验单上的每一个变化，都能让大家睡不着。身体里的每一丁点儿不适，大家都胆战心惊，哪怕是一个小感冒，轻微的腿疼、皮炎，任何八竿子打不着的情况，生病之前从来不在意的身体反应，他们都认为自己的病情加重了，自己要死掉了。于是每天惶惶不可终日。

每次跟病友说，去正常生活，但是我发现，很多人都做不到。有时候，我也做不到，尤其是化验单上的数值出现重大起伏的时候。恐惧，就像空气，弥散在生活的每个部分、思想的每一角落。虽然没有被甲癌要了命，但是却被甲癌变成了俘虏，永无自由之日。

如果这个恐惧只有短短的几个月，那么无可厚非，每个人都会有这样的一个适应过程，但是很遗憾，这种恐惧令好多人好几年都挥之不去。不能看到自己身体的任何一点儿不适，也不能看到别人任何一点儿不适，只要有病友说到自己的一点儿情况，立刻有大堆的人马上呈惊悚状，没完没了地问自己是不是也是这样，这是不是复发的迹象，是不是转移，是不是马上就要挂了。

甲癌确实是癌，也确实有病友因为甲癌而故去，因为甲癌导致的肺转移、骨转移，到后期的肝转移而离开。甲癌对死亡的威胁，确实不能小觑。可是甲癌比起其他的癌种，到底是温和很多，快速死亡的概率很低很低。

有时候，我就想，如果把这个"癌"字换掉，改成"炎"或者"症"之类的慢性病字眼，大家还会不会这样惶恐呢？就像有好多人有高血压、糖尿病，也需要终生服药，也是不可能治好的，但是大家就很容易接受，没几个人每天因为高血压要死要活的。可是甲癌为什么不行呢？就因为这个"癌"字吗？

群里有个上海的病友叫蛤蟆，高富帅，在一家德国的外企工作，生活富足，性格纠结。从自己检查出疑似患癌到手术，每个白天以泪洗面，夜晚噩梦连床。确诊之前特意带全家人出国度假，手术之前还写了八万多字的遗书，把自己的身后事一一托付。手术病理是乳头状癌，但是他就是纠结自己确诊之前的PET-CT的结果很高，怀疑自己是未分化。每次到群里来，都是不停地担心自己要死了，为什么是乳头状，而PET-CT的结果有未分化的倾向，到底哪个是对的。他的表现真是让人抓狂。他自己也说，住院的时候，他因为紧张而闻名全科。每次他上线都被大家说一顿，告诉他没问题。过不了几天，他又恢复原形，天天喊怕。发现耳朵上起个小包包，立刻觉得自己是复发了，仍然纠结自己是不是要死了，每天惶惶不可终日。

江苏的茶禅一味，手术四天后就拿着自己的病理，从南京转战北京、天津，跑了两地五家医院，请了六位专家做病理，来判断自己到底是不是癌症。六名专家只有一位认为是癌，其他的专家都认为是良性。于是她又去了三家南方的大医院做病理检查，两家认为是癌症，一家认为是高度疑似。为了一个病理，她跑遍了全国有名的大医院，找知名专家，当得出的结果不尽相同的时候，她就无比纠结。仍然不甘心就此罢休，她还打算奔赴上海的各大医院。最后群里的病友一致认为她太折腾了，这个结果比一致认为是癌强多了，完全没有必要为了一个病理跑遍全国。在大家的劝说下，她才打消了去上海接着做病理的念头。

还是这个茶禅一味，服碘以后感冒了，她就不知道自己能不能吃退烧药了，愣烧了三天，到群里问了大家知道能吃药，感冒该怎么治，才回去吃药。

黑龙江的一个病友，我忘记名字了，也不知道怎么看的优甲乐的说明书。说明上是说要求空腹服药，这位大姐就每天定凌晨4点的闹钟起床吃药，吃完药再接着回去睡觉，生生把正常的睡眠时间打乱了。其实早上5点到7点起床，吃药半小时后再吃早饭就完全可以了。

甲癌指南上有个危重病情分级，其中有一项是按年龄分的。说所有四十五岁以下的，不管病情具体情况，都算低危；所有四十五岁以上的，不管多轻，都算高危。就这一个分类，把一群人吓死了。好多病情不是很严重的病友，就因为这个年龄，就一定要说自己是高危患者，差一天四十五岁的，都认为自己是高危患者。好多病友跟我说病情的时候，就一直强调他的年龄，以证明自己是个高危患者。新西兰的周先生，每次问我问题，都在不停地强调他的年龄，真的让我很抓狂。还有群里的黄山狗尾草，尽信书，照本宣科得厉害，整天拿着所谓的指南用大大的红色黑体字指责别人的治疗不规范，他的理念非常激进，病情有一条疑似符合他就跟人说是高危，让本来心态很轻松的病友立刻高度紧张，诚惶诚恐。搞得群里人心惶惶，好多人一见他来就躲。我个人认为这个按年龄的划分，是个非常粗的线条。它只是说年龄越大，发展的可能更大一些，但是一定不是绝对肯定的。人为地把自己分为高危，那什么都不一样了。他们非要按高危的要求吃优甲乐，把本来可以控制在TSH正常值下线的，一定要控制在TSH0.1甚至0.01以下。人为地加大了优甲乐的药量，成为明显的甲亢或者亚甲亢状态，置自己的心脏于不顾，然后发现心脏不耐受了，出汗哪，心慌啊，手抖哇，心脏早搏呀，大家又开始纠结了。在心脏不耐受和只是极少有复发可能的选择题面前，他们宁可放弃自己的心脏，也不要这个微乎其微的复发可能。

深圳的南山2012，基本治愈，停药TG0.3，但是有一天检查，TG变成0.4了，开始惶恐，认为自己复发了，担心得好几晚上睡不着觉，家人也跟着一通大哭。还有好多病友，见不得自己的TG结果有一点儿涨幅。宝葫芦的老公，TG从39到三个月后的42，宝葫芦就开始闹心了，担心她老公是不是复发了。大家对这个数值太敏感了，都无视医院的机器是有误差的，这些在误差范围的数值，是可以完全忽略不计的。如果数值是由高变低，哪怕只有0.01，就狂喜；如果由低变高，哪怕也是0.01，就惊惧。

甲癌患者要求低碘饮食，这一个标准就能把好多病人弄晕。每天有人纠结什么能吃什么不能吃。除了营养品里的海参能不能吃，人参能不能吃，灵芝能不能吃外，连生活里最常见的东西都要问问能不能吃，牛肉能不能吃，羊肉能不能吃，土豆能不能吃，香芋能不能吃，鸡蛋能不能吃，巧克力能不能吃，牛奶能不能喝，咖啡能不能喝，红茶绿茶能不能喝……基本上只要入口的东西都会问一个遍。有碘含量表参考的也不行。更可爱的是，郑州的Jane买了个海藻泥的面膜也拿到群里问能不能用，担心高碘饮食对自己的影响。大家的面膜是用来贴的不是吃的，这个和高碘不高碘又有什么关系呢？她后来也自嘲精神紧张。

凡此种种，都是对癌症恐惧的表现。自从得了癌，身体里就住进了一个魔鬼，它总是伺机而动，只要稍微有个机会，一定出来显示一下它的淫威，发誓要让每一个病人都匍匐在它的脚下，对它言听计从，任它指手画脚。新病号惧怕它的淫威，老病号有时候也是难逃魔掌。平时都还好，一旦有个突发事件，那好不容易建立的心理城墙就很容易坍塌。有时候我也不能例外。尽管我对甲癌的种种早有预见，心理准备已经做得很足，但是遇到想不到的事件，我也一样闹心。比如在S医院做颈胸增强CT的时候，意外地发现肝区有个囊肿，乳腺有个结节。我也是一晚上没睡着。我不怀疑它们是甲癌的转移，而是听说甲癌患者也容易同时得乳腺癌，成为双原发癌，如果真是这样，我应该以哪个治疗为主，先治甲癌还是先治乳腺癌？反正同样也是心里七上八下，直到排除乳腺癌症可能，心里才踏实。

老病号老胡的刀口里突然长了个小疙瘩，几天时间越长越大，很浅，就是在皮肤的肌肉里。其实就是一个炎性包块。这个小疙瘩，如果长在其他地方，老胡也不会注意，巧的是长在刀口这个位置上，老胡立刻紧张了。医生要求穿刺，结果要隔天才能出，就在等结果的这一天，老胡一夜没睡，全家人也跟着紧张。尽管凭着几年的经验，也觉得不应该是甲癌的复发，但是就是不放心，一定要拿到结果，确定了是个子丑寅卯，才能踏实睡觉。

其实，很多甲癌患者的病情，可以完全无视这个"癌"字的。那些微小癌，那些只有几个淋巴结转移的，那些只有淋巴结转移，没有任何远端转移的患者，完全可以通过手术和一到两次的碘-131治疗治愈的，他们就完全不用再戴着这个甲癌的帽子了。可是很多人舍不得，他们不敢，仍然以为自己离死不远而不知自己离生更近。而那些即使有远端转移、肺转移、骨转移、纵隔转移的病友，只要不是像我这样特别严重（我服药TG都在100以上），也是可以通过几次碘-131治疗治愈的，或者可以控制发展与癌共生的。

真正让人恐慌的，是那些未分化癌、低分化癌，它们才是致命的杀手，要高度重视。而就算是我这样病情严重、病龄时间长，也是有可能带癌生存比较长的时间。所以，死亡还是不那么容易追来的。而把有限的时间活出质量、活出精彩，我认为才是比能不能活更重要的命题。

但是，很多人不敢。这种怕死的纠结的心态，跟年龄无关，跟性别无关，跟有没有文化无关，跟有没有钱无关，跟当多大的官无关，只跟有没有面对生死的气度和魄力有关。在生死面前，人人平等。名利权情，都是浮云。

不仅仅是对于病情，生活的各个方面也都受到了影响。大家在被病情困扰的时候，对自己的工作生活也不得不做出调整。好多病友生病以后，才三四十岁就办了病退，真的准备颐养天年安心受死了。原来拼了命的事业，都扔掉不要了。其实这个病，根本没有那么严重，完全可以承担正常的劳动强度。

甲癌还使好多人对自己的人生规划发生重大的变化。美女无双，本来要到外地创业，因为生病，只好重新规划自己的事业了。美女上风，刚刚得知自己患病的时候，把自己在丽江的旺铺卖了，她说她当时想，自己都要死了，留着钱有什么用，还是好好地享受人生吧。后来她的旺铺翻着跟头地涨价，悔得肠子都青了。早知道自己死不了，干吗卖掉呀？长江大哥知道自己生病了，也把自己如火如荼的生意全部停掉了。他说自己之前就是太要强、太拼命了，所以现在要改变自己，让自己好好享受生活。

其实，如果早点儿对甲癌有所了解，知道自己还可以有很长的生存期，还会这么冲动地卖房子关店铺吗？还会改变自己对未来梦想的追求吗？如果冷静下来好好地规划一下，也许会有更好的未来。

我和无双聊天的时候，她最大的困惑是对未来没有把握，不知道自己能不能承担将来未知的变故。我也一样，当我最绝望的时候，所有的功课都停了，原定的学习计划搁浅了。那时候我就想，如果我还有十年，我现在应该好好地把这些功课学完。可是如果我只有一两年，那我还学这些劳什子干什么，还不抓紧时间享受人生！就是这么忽忽悠悠的，一会儿十年，一会儿两年，大把的时光，被这个不确定性给荒废了，回头再看，满满的遗憾和惋惜。

面对甲癌这个魔鬼，我们每个病人都需要付出更多的坚决、坚强、坚定的信心，和它做彻彻底底的、彻骨彻心的战斗。因为和"我还有多久要死掉"比起来，如何让现在活着的每一天过得更好，才是更重要的一个命题、更重要的一个挑战。和甲癌的这场战斗是一场旷日持久的战役，生命不息，战斗不止。

其实，我觉得在这场和甲癌的战役中，从精神上战胜它，把它变为一个契机、一个转折、一个节点、一种挑战，从而开始另一种人生，也是完全有可能的。从这个方面讲，甲癌是一个非常有"禅意"的癌。它让我们每个人开始停下急匆匆的脚步，去思考什么是人生最重要的事情。它让我们从名利权情中解脱出来去寻找生活的本真，追寻生活最珍贵的内涵。这些思考，没有生病的人很少会主动或者有时间去思考的。这些思考，会让患者后面的人生焕发新的能量和活力。这些都是生活的正能量。

甲癌让很多熬夜的人，生病以后按时作息了，在最科学的晚上10点钟上床睡觉。上海的海，做得特好，他不管在群里聊得多热闹，到点准撤，绝不留恋。按时作息，早睡早起，让自己的生活变得有规律，绝对是健康的。这件事情，没有患甲癌之前，很多病友是绝对无法做到的，他们有很多更重要的事情去做，要加班，要应酬，要消遣，反正没时间睡觉。现在生病了，乖乖地去休息，强制自己进入正常的作息规律中。有了健康的睡眠，才能有更多的日子，可以加班，可以消遣，可以和家人在一起呀。你说，这是不是甲癌的功劳一件？

很多病友生病之后，开始自觉地戒烟、戒酒。这在生病之前，也是绝对办不到的。有那么多局要应酬，有那么多客户要陪，有那么多烦恼要借烟酒消愁，平白无故地戒烟戒酒，难死。现在不用说，准高度自觉。没有哪个病友愿意拿自己的生命开玩笑，"明知山有虎，偏向虎山行"地置健康于不顾。你都患癌了，那些酒友烟友也都不好意思硬让你抽烟喝酒，有的还会给你当监督，再也不让你偷偷地做这事了。这又是一个让身体健康的开始吧。

家里只要有一个癌症病人，全家人都是养生专家，都会自觉主动地调整饮食结构，注重饮食营养，让自己和家人在吃的方面，更注重健康和养生。肯定不会再像以前一样，饥一顿饱一顿，有了撑着，没了饿着，一日三餐拿麦当劳、肯德基和方便面当主食充饥。他们这样，家属都不干。我们群里的病友，几乎人手一份碘含量表，这是入群讨论的基础扫盲课。入群之后基本上都会要求先去群共享里下载，日常生活里参照执行。进一步的，基本上都有食物的酸碱性表。按照最新的科学研究，碱性食物有助于身体健康，大家也都会平衡饮食里的酸碱性。既然病了，大手术也做过了，碘-131治疗也做过了，肯定会补充营养的，所以营养结构和营养指数，肯定比正常人高。

说实话，经过上面这样的营养指南，有个半年，保证吃得比一般没生病的人好。因为这些营养都被正式地提到议事日程里来了，长此以往坚持下去，肯定会改善身体的基础体质的。

这方面我做得不好，群里好多做得特别好的病友，俨然是养生专家了。上海的天天快乐和广东的自在浮云，他们都能根据一些身体情况，判断出是不是湿气重了，该怎么祛湿呀，到了什么季节吃什么汤养生呀。群里经常有他们的科普介绍和养生分享，只要留心，当半个养生专家都没问题。

要想身体好，光吃是不行的，必须加强身体素质的锻炼。适当地开始一些体育运动，是必需的。运动强度要根据个人的情况和爱好，找一个自己喜欢的，又能坚持下去的锻炼方式，坚持下去，提高自己的身体素质。身体素质高了，自身的免疫力才更强，才能防止和杜绝癌症的复发。

很多病友都是生病以后，才意识到运动的重要性。生病之前，从来没有跑过步、打过球，因为没时间没精力。那时候有时间的话，会看电视、打麻将、K歌、睡懒觉，就是不锻炼。生病之后反思自己，发现这样不行，都开始了自觉自愿的体育锻炼活动了。

有了上面这些健康的生活方式，不熬夜，不睡懒觉，注重营养，又锻炼身体增强体质，将来的身体一定会好起来。这对于那些微小癌，和已经临床治愈毕业的病友们来说，是保证不再复发非常重要的手段。

没有生命就没有一切，没有健康就没有一切。

所以，当我后来和老病号们（病龄三年以上的朋友）聊天的时候，他们都说，这几年来，都变得更加豁达，更加积极。每个人讲起自己的手术和碘-131治疗的经历，都是一个长篇故事，都是一本书。在这本书里，现在续写的，是他们每个人如何接受现实面对甲癌、善待身边的亲人、认真检查吃药和复查的积极生活，每天都充实而饱满。这就应该算是甲癌的一件大大的功劳。

这是一堂无以替代的人生大课，叫"经历生死"。这堂课的老师，叫甲癌。

这也是一张重要的人生考卷，出题的考官，叫甲癌。

我希望我和我所有的病友，都能交出优质答卷——坦然面对，微笑接纳。

甲癌患者的饮食纠结

甲癌患者最纠结的一件事，应该是饮食。吃什么，能不能吃，成了每天都有人问的问题。甲癌患者，被要求低碘饮食。碘这个元素，除了平时生活里的加碘盐和碘有关，还真是没有引起重视。好像大众更多关注地是怎么补钙。关于怎样控制碘，都没有经验。我们的生活里，多了一个"低碘饮食"的紧箍咒，也就多了很多很多的麻烦。再加上自己患癌了，手术了，需要好好补养，于是吃，就成了生活里的第一要务。

刚手术的人问吃什么补，手术以后的人问吃什么养，吃中药的人问吃什么忌口，做碘治疗的问还有啥能吃。平时没事的时候，见个东西就问是不是高碘。总之，任何入口的东西，基本上都被问到了。好多病人在吃方面的表现，就跟每天走路要先迈哪条腿一样，烦琐啰唆，胆战心惊。

中国人人性里有个特别典型的劣根性，叫作"盲从"。就是遇到事情，不分析，不思考，别人说什么，他就跟着说什么。也正因如此，才会闹出日本核辐射时中国人抢碘盐的笑话。也才有好多像张悟本这样的人趁机钻空子，弄个绿豆汤出来骗人，还愣有人上当。这些事情，从我记事时就开始流行的养海宝、打鸡血、练香功、吃生泥鳅，到喝绿豆汤，从未间断。真是不知道为什么总有那么多人偏激盲从，白白地让骗子忽悠。

在甲癌的事情上，病人必须有思考能力。我当时手术的时候，就是张悟本最火的时候。有十好几拨人告诉我，让我喝绿豆汤，送我《病是吃出来的》一书。中国的饮食文化历史悠久，博大精深，如果这个绿豆汤真是包治百病，早就被皇上拿去用了，还会等到现在吗？怎么人参鹿茸鱼翅燕窝早就让皇上包了呢，他怎么不天天喝绿豆汤呢？其实很多事情，只要认真思考一下其中的道理，就知道这些东西能不能信，该不该吃。

甲癌患者要低碘饮食，这是原则。这是由甲癌细胞嗜碘的特性决定的。高碘饮食会让甲癌细胞营养充足而发展得更快，因此要尽量选择含碘量低的食物。可是所有的食物都含碘，碘是食物里必不可少的微量元素。因此完全没有碘的东西是不存在的，所以根本没有"禁碘"这个词，因为碘根本禁不了。只能忌碘，高碘的食物少吃而已。不是不吃，是少吃。碘含量表里一般前十名不吃就可以了。讲究点儿的前二十名不吃就可以。不讲究的，只要海带、紫菜、虾皮、虾酱不吃，可乐不喝，也完全没问题。

但是这些都不是绝对的。什么事情都要依据实际情况而定。要具体问题具体分析，不能一概而论。群里经常有病人问，怎么我的医生没说要我低碘呀，他告诉我该怎么吃就怎么吃。有的就说了，甲癌患者就必须低碘饮食，你的医生不懂。经常见到病友因为这话抬杠的。说来说去，他们还是拿这个事情一刀切了。那些已经甲状腺全切、碘-131治疗临床治愈的，还有只有甲状腺癌变，没有淋巴结转移的，手术之后一切正常的，当然可以不用严格忌口了。因为他甲状腺都没有了，甲癌也都杀得差不多干净了，就是有一点点高碘的东西，它也吸收不了那么多，就可以完全没必要低碘。当然适当地讲究一些，还是好的，但是不用绝对低碘。

有远端转移的患者，就必须低碘饮食了。做碘-131治疗之前的饮食，也要求尽量低碘，以保证将来碘-131充分被甲癌细胞吸收。所以碘治疗之前严格控制饮食是必要的，但是也不用一点儿含碘的食物都绝对不吃，那跟绝食快差不多了。啥都不吃，免疫力低下，碘治疗的效果也不好。所以什么都要因势而为，到什么时候做什么事。

工作生活，难免有应酬，难免受条件所限没办法选择，饭里面就是有紫菜，有海带，有虾皮，要是不吃就只能饿着，怎么办？偶尔吃一次高碘也完全没问题，不会因为一顿高碘饮食就立刻挂掉的。嘴馋了，吃一次海鲜，吃几口尝鲜，都是可以的，不会要命的，所以完全没必要有那么大的心理负担。

好多病友一提碘含量就吓死。他们谨小慎微到连鸡蛋、牛肉都不吃。鸡蛋、牛肉这些日常生活必需食品的碘含量，跟海带、紫菜、裙带菜这类食物的碘含量比起来，差十万八千里呢，根本不是一个数量级的。连这些都不吃，维持生活的基本营养都没有了，怎么有力气跟癌细胞接着打仗呀。祈祷的母亲坚决控制孩子的饮食，她女儿十三岁生病，到十八岁，个子才155厘米，很瘦弱，就是长期营养不良造成的。小羊乖乖的母亲，坚决不让小羊吃鸡蛋、牛肉，小羊认为她妈妈限制她自由，而小羊妈妈却觉得她为了小羊好，工作事业都放弃了，专心地照顾她，她还不领情，觉得委屈得不得了。因为吃什么引起家庭矛盾的，因为吃什么弄得自己没饭吃的病友太多了！我觉得对待低碘饮食这么高度紧张，完全没必要。因为甲癌是个持久战，要是好几十年这样吃，好几十年都这样紧张，那生活的乐趣就少太多了，生活质量也就低太多了。

有人说，家里有小孩子，这个盐怎么吃。吃不吃碘盐还是因人而异的。前面说的可以不用低碘饮食的，就可以跟孩子一起吃碘盐。那些远端转移的，就最好是无碘盐喽。反正饮食有要求就是个麻烦事，还有好多病友真是不嫌麻烦，出去吃饭都自带无碘盐，让厨子给单独做饭的。孩子光吃无碘盐不行，影响智力，咋办？要么做饭的时候分开，孩子的一份单独放碘盐。反正就是有点儿烦琐。一日三餐都这么做，很辛苦。要么就让孩子平时多吃些海带、紫菜汤，多吃点儿鱼类、海鲜。我家是常备波利海苔，孩子就拿这个补碘，海苔碘含量那么高，吃几片就顶事。反正有很多办法解决问题，真没必要天天纠结。

这只是低碘饮食问题。低碘是西医的理论。别忘了，还有中医呢。还有更让人抓狂的呢！

基本上大家都知道中医中药里有好多忌口。吃药的时候，好多的药是忌食生冷、油腻、辛辣、海鲜的。中医里还有个讲法叫不吃发物，说牛肉、羊肉、鸡肉、驴肉、鱼肉、海鲜、香椿、韭菜都是发物，是发病的，不能吃。要吃肉就只能吃鸭肉。

于是，善于结合的病友就开始了，低碘不吃，生冷不吃，油腻不吃，辛辣不吃，外加上发物不吃。然后他就苦闷啦，现在剩下能吃的东西已经没几样了。因为他也不知道能不能吃，为了保险起见，干脆啥都不吃，然后自己就没得吃了！

管理学里面有个手表定律，说的是人有一块表的时候，知道时间，如果他同时拥有两块表，他就不知道时间了。因为同时做主的时候，不知道听谁的。西医和中医也是如此。要么听西医的，就是低碘饮食；要么听中医的，按照发物忌口。如果两个都听，只能是让自己特别难受。

其实，我觉得完全不用这么折磨自己。吃不吃中药都需要低碘饮食，这是前提。吃中药的时候，医生让忌口什么，就忌口什么，发物、辛辣、油腻之类的，就别吃，保证药效（喝中药时是不能停优甲乐的）。不吃中药的时候，低碘饮食就可以。长期什么都不吃，没有营养哪成呢？

有好多人又说了，不吃就不吃呗，吃素多好呀，和尚尼姑都吃素，都挺好的啊。可是好多人不是不想吃素吗？反正我吃中药的时候，忌口相当多，出去吃饭，能吃的东西没两样，我都是饿着回来的。家里的菜都不知道怎么做，这样不能吃，那样也不能吃，严重缺乏营养。每天都是数着手指头算还有多少天可以不忌口了，可以吃肉了。

人生啊，是个漫长的过程。古人云："食色，性也。"食欲是人最基本的欲望。如果常年连饭都没得吃，活着的乐趣又在哪里呢？都是肉体凡胎，常年克制自己的食欲是一件多么灭绝人性的事情啊！

所以我个人认为，在吃的方面更重要的是合理膳食，营养搭配。当然，这只是我个人的思想，那些坚决喜欢吃素，忌口也能耐得住寂寞的病友，就义无反顾地管住自己的嘴吧！我崇拜你哟！

这些只是日常的饮食，还有补品呢！

每个人手术以后，最不缺的就是补品和保健品，人参、鹿茸、冬虫夏草、灵芝、灵芝孢子粉、海参、阿胶、乌鸡、甲鱼、螺旋藻……我要是一一列举还能有一长溜。但还是有人天天到群里来问，能不能吃？

这些东西，手术之后完全可以吃，但是不能长期吃。手术的时候，身体虚弱，需要一些补品，让身体尽快好起来，这些滋补品是有帮助的，所以适当吃一些无妨。我说的是适当。补太多，对身体没好处，因为癌之所以成为癌，是因为基因突变导致它的生长能力比正常的细胞强，它对营养的吸收优于正常组织。所以长期大量地吃，有可能会助长癌细胞的增长。还有就是这些补品性热，吃不好会全身发燥、上火、流鼻血。

不建议吃这些补品的另一个方面，因为碘含量不明。碘含量排行表里只有日常生活里用到的食品。这些滋补品都没有涉及。不清楚碘的含量，如果里面是高碘的，你长期吃，不就和低碘饮食相悖了吗？我列举的这些补品里面，海参是高碘，不能吃。另外，这些补品大部分含有激素。甲癌是激素类癌，激素水平是对全身都有影响的。长期吃这类补品对性激素肯定是有影响的，容易导致乳腺和卵巢子宫方面的问题。

无双生病以后，家里给她大补，黑鱼和甲鱼她基本上就没停过。三年来她大概吃了上百只甲鱼，吃到最后看到甲鱼都想吐。但是她的淋巴结，始终不停地长。别人做过碘–131治疗之后，都能遏制住，她不行，所以她做了三次淋巴结的清扫和三次碘–131治疗。后来我看中医何裕民的讲座，里面就提到了甲鱼，她不停复发的原因，跟总吃甲鱼有一定的关系。

除了这些，还有呢！茶能不能喝？咖啡能不能喝？蓝莓果酱能不能吃？巧克力能不能吃？……

说真的，我每天被这些病友问得都快疯掉了。我也不知道能不能喝，这些碘含量表里也没有！

反正我就一个原则，这些东西我都吃，但不是每天都吃。谁知道是不是高碘，偶尔吃一次无妨。我们病人太缺乏一张食物丰富的碘含量表啦，可是世界上的食品成千上万，专家怎么可能测得过来！差不多就行啦。

我发现在各种食物标签上标明的营养含量表里，有能量、蛋白质、脂肪、碳水化合物、钠、钙、锌、铁，就是没有碘。在此我特别呼吁国家有关部门，引起高度重视，制定相应政策，像普及钙铁含量那样，让各种食品的生产厂家把食物中的碘含量加入营养含量表里，以助于甲癌患者饮食参考。食物的含碘量可是甲癌患者一辈子都想弄明白的事情啊。

除了食品，还有药品。坚决不能吃的就是高碘药品，比如西药里的华素片。华素片是碘含片，坚决不能吃。之前有朋友告诉我，中药里面含碘高的东西特别多，海藻、昆布、夏枯草、浙贝母、牡蛎、黄药子都是高碘，都不能吃。所以连王老吉、加多宝的凉茶我都不喝，因为里面有夏枯草。但是前年我在《中华中医药学刊》里找到了一篇文章，里面详细地测定了常用软坚散结中药及复方碘含量。那篇文章里说，海藻、昆布在煎煮前后碘含量都是极其丰富的。其他具有软坚散结消瘿功效的中药如夏枯草、牡蛎、浙贝母、黄药子的碘含量不高，与不具有软坚散结消瘿作用的中药当归、生地的碘含量相当。所以，除了海藻、昆布不能吃，其他的药还是可以用的。不过我还是不喝凉茶，因为味道不喜欢，跟是不是高碘无关啦。提醒病友们，如果吃中药，药方里有海藻、昆布的，就请医生调方。

我认为，和天天看啥能吃啥不能吃比起来，均衡营养更重要；和吃什么比起来，调整好心态，锻炼身体更重要。

甲癌患者的心理鸿沟

甲癌患者大多是女性，大家都爱美。可是甲癌手术以后，美不了了。甲癌手术的疤痕都是在脖子上。漂亮的手术疤痕是在锁骨附近浅浅的一条线，酷似颈部自然的纹路。做过清扫的脖子上的疤痕就大多了，好多都是从颈下一直延伸到耳后。这样的疤痕最容易被看到了。如果在身体的其他部位，穿衣服都遮住了，没那么多烦恼。可是我们的疤痕在脖子上。冬天还好说，有高领衣服和围巾，可以挡住。夏天就不好办了，有好多病友就买特大的项链遮挡。没有遮挡的，只好突兀地露着，特别醒目。Lily特逗，买衣服不管冬夏，不管好看不好看，只要是高领她就觉得靠谱，所以大夏天她也是穿高领衫，为的就是挡住疤痕。刚做完手术的朋友，基本都到群里打听过疤痕灵、美皮护之类的东西。有的刀口恢复得特别漂亮，几年以后，就是浅浅的一道印痕。有的人是疤痕体质，疤痕滚滚，像蚯蚓一样弯弯曲曲地卧在光洁的脖子上，分外醒目。

我们都极不情愿把自己带疤痕的脖子暴露出来。一个是不好看，一个是因为有太多人会用好奇的另类眼光看我们。这种眼光很恐怖。

我就是一路在这样好奇的惊悚疑惑的眼光中长大的。从十一岁开始，接触过的眼神，真是数不胜数了。这些眼神，说实话极其不友善。太多的人看到我的疤痕后目光中的潜台词就是："呀，这人脖子上有好大的疤！""她是怎么回事，有这样的疤？""她得的什么病？"有些素养的人，会用眼光表达他的疑问和好奇，顶多多看两眼。没素养的，干脆就直接问过来，不管认不认识，只管他的好奇。更甚者，会在问的同时，伸手去摸！我小时候经常走着路就被人拦住问我，你的疤痕怎么回事？你得过什么病？总是毫不留情地把问题抛过来，根本无视我的尴尬。而基本上我交往的朋友、同事，都会在认识一段时间之后，仍然忍不住好奇，要抛出他们的疑问。他们是问爽快了，而我很不爽！

我第二次手术后去婆婆家探亲，老公带着我去村边的地头儿玩。村里的小路上有好多老乡，见到我都围过来，很关心的样子。有个人问过来的同时，手就伸出来，直直地冲着我的刀口来了。我警醒地躲开了，挡住了她的手，告诉她，别摸，我刚手术两个月。她嘴里说着知道了，还是不甘心，到底是找了个机会在我脖子上撮了一把。疼死我了！可是又不好发火，只好赶快走开了，但是真心不爽。一个疤痕而已，有必要这么好奇吗？

好在我在近二十年的时光里，练就了一身本领，穿上了金刚铁甲护体，可以无视这些眼光。而我也早就把这个疤痕印在身体里了，所以夏天的时候，我可以无视我的疤痕，想穿什么样的衣服就穿什么样的衣服，露着就露着，反正我自己看不见。

新患病的病友就不行了，因为这个疤痕，多了好多烦恼。夏

316

天，戴项链太沉，磨得皮肤疼；戴丝巾太热，而且有点儿此地无银三百两的意思。所以经常有人上群里来问，有什么办法可以把这个难看的疤痕遮住。基本上每个女病友都有好多条围巾。丝巾情结基本上都是由此而生的。其实不仅仅是为了美，更多的是为了让自己回归正常人的模样，遮住"自己是病人"这个标签。

经常和Lily聊天，她对这个疤痕甚至在意到去复诊看大夫的时候，都要把脖子弄得严严实实，贴好几层的美皮护。"自己是病人"这个词，始终在她脑海里挥之不去。她说这是自己的心结，自己的短，永远不能让自己跟健康人在一个起跑线上，因为没有底气。

我教给她，去照镜子，端详你的疤痕，把它的样子印到你的脑子里，直到你感觉它就是你的一部分，它就是从小到大印在那里的。什么时候你不看镜子也能清晰地知道自己疤痕的位置和样子了，什么时候你就可以正视这个疤痕了，你也就可以无视它，你就自由了。但是她说她做不到。也正因为如此，她只要看到这个疤痕，就想到自己是病人，这个时时刻刻的提醒，总是让人沮丧。这个疤，让她工作上没了拼搏坚持的勇气，生活中也没有了爱的勇气。

其实疤痕只是外在的表现，更重要的是跟正常人心理上的差距。这个差距就像一根刺，深深地扎在每个甲癌患者的身体里。平时它深藏于此，不碰到它感觉不到，一旦遇到事情，它立刻尖耸直立，显示它的硕大无比，展现它的淫威，让人不能无视。这个心魔就这么在你的心房里扎根、生长，让你总是隐隐作痛。

工作的时候，当别人要加班苦战的时候，病人自然就会担心，自己是个病人，现在还能不能承受这样高强度的工作呢？你这么想，别人也这么想。所以很多人生病以后的郁闷，就是本来有可能升迁的机会没了，因为没人愿意任用一个癌症病人，尽管你告诉他你完全可以胜任，但是没人肯相信，而自己也没有底气去信誓旦旦地承诺。

　　一旦知道自己死不了还可以正常生存很多年的时候，很多人都纠结。有的甚至还被领导从本来重要的部门，打发到了闲职，社会地位的落差让患者心理的落差更大。病了不等于工作能力降低了呀，但是没人肯给你机会证明自己。

　　当爱情来临，一切都顺理成章的时候，因为甲癌，爱情走了，有时候连挽留的底气也没有。你连健康都没有，拿什么许给别人明天呢？这个问题放到后面详细说。

　　凡此种种，都成为甲癌患者的心结，沉重而无奈。有时候，从某些方面看，这是比癌症本身更让甲癌患者受伤的东西。

　　不仅自己心里有坎过不去，心里有结打不开，正常人也给我们压力。那些健康人总是有意无意地站到高处，用一种俯瞰的姿态和病人对话，有意无意地在中间画出了一条明显的界河，河这侧，是健康；河那侧，是病魔。

　　无知的人总是那么多。癌症患者和传染病患者不一样，不传染！没必要像躲鬼一样躲着我们！很多人的行为，真是让癌症患者很受伤。有病友告诉我，他们单位的同事，看到另一个患了乳癌的同事，说话都躲得远远的。乳癌病人摸过的所有东西，他都要消毒，说脏。这个朋友看到同事的表现，心里寒如严冬，然后暗自庆幸，幸亏自己的病没有告诉单位的这些同事们。好多曾经好到用一个杯子喝水、用一双筷子吃饭的哥们儿姐们儿，知道病友得甲癌，立刻如临大敌，退避三舍，像躲瘟疫一样躲开他们，让人心里好不舒服哇。我觉得其实对这些人也无可厚非，人家注意卫生总是好的，不过最好别做得那么明显，那么不留情面吧。

　　还有些人的说话模式是这样的：你看他怎样怎样，难怪他得癌呢！他要是个好人，能得癌吗？还有好多人用所谓的轮回说：他上辈子造了多少孽呀，现在报应了吧！还有的本是善良的本意，劝导别人的话也会说，你跟他较什么劲呀，他都是癌了。

　　这种俯视的姿态、怜悯的口吻真是让人难过。这种人每个病友都遇到过，我总是看到我的病友伤心，我总是听到病友在面对这些人时满腹的委屈。我们只是甲状腺上出现了一点儿问题，别那么快意吧，别那么恶毒吧。为什么不能包容一些呢？你能保证你自己一辈子不生病吗？嘴下留情吧。生病而已，跟人性无关。是人都会生病的，每个人都会死的。别在人伤口上撒盐吧，病人已经够难受的了。生命真是和好人坏人无关的呀，生病不是惩罚啊。

　　其实对那些陌生人，可以完全不必在意，因为这样的人不会总是在你的生活里出现。有时候，总是伤你的，触碰你软肋的人，是你的朋友。

　　我生病休养的时候，朋友们来了，看到我正在劳动，他们会说："你看你，一个病人还做这做那。"有时看到我衣着整齐，形象讲究，他们会说："你看看你，都病了还这么在意自己的形象。"我的文章获奖了，他们会说："你可真行，都生病了还能得奖。"帮朋友做了点儿事情，朋友说："我的事情，让你一个病人给解决了，我该怎么感谢你呢？"

　　说这些话的都是我的朋友，他们的话里充满了关心，我知道他们在爱着我。我深切了解我的朋友们对我的爱，他们是担心我的身体不能承受重负，担心我的内心不能承受重压。看到我一如往常的时候，他们在由衷地替我高兴。但是他们说的话里，分明给我贴上了一个大大的标签。它就像是如来佛祖压在五行山上的那张写着咒语的字符，看似轻飘飘，却沉得让人透不过气来。

　　我是病了，但是仍然能够自理，有什么理由天天赖在床上？我是病了，但是不等于从此以后，我就一定是一个头发蓬松衣着邋遢每天以泪洗面的人吧？我是病了，不等于我的智商也跟着病一起归零吧？不等于我就必须要放弃自己的人生追求吧？怎么就不能做些事情呢？我不喜欢被给予不同待遇，人为地将我特殊对待。所以我尽力要求自己，从身体状态到精神面貌都像正常人、健康人。反正我觉得没必要天天做濒死的样子，我倒觉得如果真是那样，会完全没人心疼，只会让人生厌。不仅仅是这五年，从我十一岁起，我所有的努力，都是要求自己像健康人一样，融入健康人的生活。这个过程好难好难。我尚且如此，那些刚生病的病友就更是如此了。不能被一视同仁的伤害，就像一根永远也拔不出的刺，总是在不经意的时候，竖起来让我们痛一下。

不过也有一些病友，喜欢说自己是癌症，或者是利用自己的甲癌，获得更多的怜悯和迁就。我管这个叫倚病卖病。走到哪里都是"我是癌，你要让着我"的样子，换得别人一点儿可怜的同情和怜悯。公交车上想让人让座，就说自己是病人。想加塞儿，就说自己是病人。反正只要有能利用甲癌带来好处的地方，绝对不忘自己的这个标签。其实背后除了别人的一声轻叹，换不来更多的尊重。

在家里和爱人吵架，这个癌症也是个"撒手锏"。

北斗跟老婆吵架了，原因是抢电视遥控器。生病以前都是他让着老婆，老婆看哪个他就看哪个。这次他心情不好，坚决不让，就要老婆陪她看球。老婆不肯让步，他也不肯退步。最后他把遥控器摔了。老婆骂他："你有病呀。"他答："对，我是有病——癌症，你不知道啊！"老婆扭头就走了。阳光嫂子曾经跟我聊天，说起有一段时间阳光大哥的心情很不好，很任性，总是跟嫂子吵架。而每次嫂子反驳的时候，阳光大哥就爱说："我都癌症了，我都是要死的人啦，你还跟我吵！"嫂子立刻举手投降，不跟他争辩了。

甲癌在用各种形式折磨患者的内心，什么时候能不被这个癌症纠缠坦然自若呢？和正常人不一样的感觉，总是给大家很多压力，而且找不到出口。甲癌患者很重要的一门功课，就是梳理自己的羽毛，拔掉藏在身体里的这些刺，抚平自己看不见的伤口，然后像正常人一样生活。

隐瞒还是坦诚

面对甲癌，该坦诚还是隐瞒？这是一个考验人性的问题。

我们的病友们经常在群里求人拿主意：这个病，是该坦白地告诉别人呢，还是该隐瞒下来不为人知呢？

该对谁坦白呢？对单位的领导能坦白吗？对同事能坦白吗？对爱人能坦白吗？对未婚妻或未婚夫能坦白吗？对男友或女友能坦白吗？对父母坦白吗？对子女坦白吗？

不管是隐瞒还是坦白，后果如何？

之所以有这么多顾虑，后面我会详细阐述。

如果没有甲癌，一切都会按部就班地进行，升迁、结婚、恋爱，都会顺理成章。但是，甲癌这道题出来以后，答案就千奇百怪了。

很多人做手术之前请假的时候，告诉老板，我是癌症，要手术了。老板的反应不一样，病友的下场就差之千里，天上地下啊。

有的老板亲自探望，术前慰问，术后关怀，对病人还特殊照顾。病友的心暖暖的，工作热情高高的。北京的穆，就这么幸运。他的老板知道他生病之后，反而给穆加了薪，说穆现在正需要钱。穆感动得不得了，主动在工作中给予老板更多的回报。

可是更多的老板就不是这样喽！有的立刻找理由辞掉病友，告诉他已经不适合这个工作了。有的表面不动声色，打着照顾病友的旗号，将其调离原来的工作岗位，调到一个一百年也不会有升迁加薪机会的闲职，工资奖金都少很多。原来的工作主力瞬间变成废人，却没有争辩的本钱。说起来人家还是照顾他的身体，不让他承受高强度的工作。病友心里很不爽啊，尤其是那些已经治愈，基本可以像正常人一样生活很多年的病友，他们的心理落差和现实落差太大了。

面对这样的老板，病友们悔得肠子都青了，早知道自己还能正常工作，现在落得这样的下场，当初告诉他干啥？还不如当初请个年休假之类的，神不知鬼不觉地把手术做了，再回来上班多好。

所以我说，甲癌是块试金石，人性的试金石，用它可以看到涉及的每个人的人性，直指本心。

对老板坦白的结果是这个，隐瞒呢？如果隐瞒了病情，老板可能还会像以前一样，让你疯狂加班，频繁出差，没完没了地应酬。病友又开始纠结了：我是癌症啊，身体受不了啊，我需要休养啊。

其实每件事情都有利有弊，就看你看重什么了。你要是觉得自己是个病人，以后也需要特殊照顾，那就别一天到晚想升迁想挣钱，趁早断了这个念头，也别不平衡，老老实实地找个安生的地方养老。如果你觉得自己完全可以适应正常人的生活节奏，那就还按原来的生活进行，顶多自己多加注意，饮食、保养方面都要好好地调理。所有这些的前提，就是对自己的病情有充分了解，对自己的生活有清醒的认识。

对老板坦白了，就等于对同事坦白了。有些唯恐天下不乱的人，会造谣生事，散布谣言。尤其是那些对甲癌完全不了解的人，可能以为患者几个月就挂掉了，也能把病友想象成传染病。即使是关心慰问也是对人廉价地怜悯，他们的不友善会毫不遮掩。如果恰好曾经是竞争对手，那对方不定背地里笑翻过多少回了。这种人不用多，有一个就够受的。当然，同事中朋友肯定会更多的，他们会给予病友更多的关爱和照顾，他们会替病友分担一些负担，这些就让病友心里好受多了。

所以不管是善意的关心还是恶意的眼神，病友都需要练就强大的内心来承受。这才是甲癌给予患者的重要一课。单纯的手术、碘-131治疗面临生死，不算什么，深处江湖而能处变不惊，才是修炼的更高境界。

患者的父母岁数大了，子女就想隐瞒，怕老人承受不了。患者的孩子年纪太小，父母就想隐瞒，怕孩子有心理压力。还有好多人，不肯让病人自己知道自己的真实病情，怕当事者承受不了。

这种隐瞒是人之常情，我觉得都可以理解，但是我却由衷地不认同。

不认同的理由是自己的身体状态只有自己最了解。身体哪里不适，出现什么问题，只有自己最清楚。自己能够对自己的身体负责，能及时发现异常。而发现不适及时就医，这个非常重要。如果隐瞒了病情，有些和病情相关的症状，因为病人自己的不了解，把该重视的症状忽略了，错过了最佳治疗时机，不是可惜吗？

如果是患病的老人，我觉得只要他能配合治疗，隐瞒就隐瞒吧，难得让他舒心。但是有的老人非常固执，如果不告诉他真实情况，该忌口的不忌口，该吃药的不吃药，该检查的怕花钱、怕受罪就是拖着不检查，我觉得对病情没有任何好处，不利于控制病情，不利于身体恢复。我觉得可以轻描淡写地告诉老人一些相关情况，让他自己多加注意，也未尝不可。

对于孩子，隐瞒是善意的，太小的孩子就必须隐瞒，没必要让他有太多的心理负担。但是，面临一个问题，就是该在什么时候告诉他真相呢？孩子早晚有一天大了，要独立了，要学会自己照顾自己的时候，我觉得就是该告诉他真相的时候。有的家长总是担心告诉孩子之后，孩子不能承受压力；或者觉得反正他现在挺好的，何必再谈这个话题呢，就一拖再拖。等到孩子知道的时候，很多事情也许都无法挽回了。

　　我就是这样过来的。父母总是觉得我的病已经好了，平时见我不疼不痒的，没必要再说什么，却误了大事。早点儿知道，早点儿注意定期检查，我的病不会拖成肺转的，淋巴转移也好多年了。早点儿治疗，完全有治愈的希望，现在只能祈求不发展，保命就好了。父母悔得肠子都青了。我觉得这样隐瞒的代价太大了。

　　和我一样，父母隐瞒病情而导致病情发展的还有好多，天津的斌哥和浙江的双双，和我的情况惊人相似。当他们得知自己患癌好久发展到肺转的时候，非常气愤呀，不理解为什么父母要把这么大的事情隐瞒这么久，问我恨不恨父母。我说不恨，因为他们的隐瞒，至少让我过了一段没有心理负担的生活。

　　下面是我和斌哥的一段对话，我想每个父母的初衷都是这样的，他们也不愿意看到自己的孩子病情发展得那么厉害。说到底还是对甲癌的无知造成的，所以还是原谅父母善意的隐瞒吧。

　　斌哥-天津：海棠姐你恨过你的父母吗？二十年没有告诉过你。婚后也没告诉你。

　　海棠：有意义吗？人生不可能重来的。

　　斌哥-天津：我也曾经这样想过！可我想不通，二十年我的父母没有给我监控过。我现在是两个孩子的父亲，我真的无法想通他们这二十年是怎么想的！海棠姐你是不是觉得我很自私？

　　海棠：我给你说说老人的心态，这是我理解的他们为什么隐瞒。①所有的人闻癌色变，他们不愿意让你有心理负担。②事情过去很久之后，没有提起它的理由。看你活得挺好，就觉得没必要让你再去考虑这个问题。我相信他们是善意的。③不监控，是因为他们不懂。我父母也不懂。这个不能责怪他们。

　　斌哥-天津：我觉得你太伟大了，比雷锋还要伟大。真的，发自内心的。

　　海棠：雷锋是英雄，我不是。

　　尽管可以释怀，但是我仍然不愿意这样的事情再发生在其他小朋友身上。告诉孩子甲癌的相关知识，告诉孩子应该注意的事项，定期检查，坚持吃药，对孩子的一生是重要的，很有好处的。

　　说实话，哪个孩子也不愿意自己是甲癌患者，哪个孩子也不愿意自己终生服药，终生低碘饮食。可是如果知道自己的病情了，他一定会好好地正视问题的。他还在成长，会学着照顾好自己的。毕竟父母不可能跟着孩子一辈子。

　　我之所以这样说，是因为我曾经任性地停优甲乐半年，我就是不愿意终生服药。父母也没敢告诉我，我是绝对不能停药的。停药半年之后发现身体不适——反应迟钝、动作迟缓、乏力、呆滞，自己才乖乖地接着吃药了。可是这半年，也许就对后来的复发有很大的影响。如果知道自己得的是癌症，我是不会停药的。

　　小羊乖乖要随意吃东西，妈妈不让，可是又不敢告诉小羊真相，小羊认为妈妈限制她自由。如果小羊知道自己的真实病情，她会那么放纵自己的饮食吗？还有好多在外地上学的病友孩子，无法由父母监管，饮食完全靠自觉。学校食堂的汤里，海带、紫菜是最常用的配菜，如果他不了解病情，天天吃，不成问题吗？

　　这种情况，我认为就没有隐瞒的必要。孩子已经有了自己思考的能力，有了自己面对事物的权利，就应该学会面对一切。这不仅仅是一种锻炼，也是成长的必经之路。只要他自己对甲癌能充分了解，我相信可以没有太多心理负担的。

　　最没有必要隐瞒的，是已经成年的病人。好多病友家属，都选择自己承担恐惧，担心病友知道真相之后压力重重。这种情况还多数是女家属，好像都是自己很坚强，老公很怯弱似的。有的是家里的父母或者老人要求她不能告诉病人真相。我就很不理解，凭什么你就断定他一定没有承担压力的能力呢，你有他为什么没有？

　　我的群在最早的时候有个绕烟情冢大姐。她老公是病人。老公的父母和姐姐坚决反对大姐将真实病情告诉她老公，认为隐瞒才能对他的身体有利。他们结婚十多年，在这十多年里，所有对甲癌的恐惧和担心，都是大姐自己一人默默承受的，经常自己偷偷地哭。可是她老公毫不领情，每次大姐让他去医院检查，他都不耐烦，嫌她事多，还嫌她管得宽，不让他吃这吃那。好多次她都想脱口而出告诉他实情，但是想起家人的态度只好默默忍受。十多年来，一如既往地照顾他。可惜，并没有换来他对大姐的感恩和感谢。老公移情别恋，坚决要和她离婚，原因就是她老是担心他的身体，让他检查，对他没信心。当她和我聊天的时候，我建议她告诉老公真相。她特别凄凉地说，现在她说什么老公根本就听不进去。当她最后一次拿着老公的B超结果问我情况的时候，告诉我，他现在复发不复发已经和她没关系了，她老公坚决要跟她离婚了。

　　如果早点儿告诉他结果会怎样呢？他自己的身体，本应该自己负责啊！哪能让别人这么受折磨呢？

　　我觉得父母、家属这样对病人隐瞒太自私了些，凭什么就剥夺别人获知真相的权利呢，凭什么就判断人家一定是怯弱不堪的呢？如果他知道你隐瞒了真相而耽误病情，他会体谅你的苦心吗？反正我觉得这样的做法可取之处不多。因为甲癌患者可以长期存活，他需要自己对自己长期监管。

　　不管是隐瞒还是坦白，碰到的人不一样，结果就不一样，接下来的人生就不一样。

甲癌患者婚姻家庭的纠结

对每一个甲癌患者来说，甲癌改变了患者的人生。但是改变人生的程度，却不尽相同。有的患者，只是自己身体上和精神上的影响，生活方式的调整，家庭生活依然稳定，没有大的起伏。有时候反而因为甲癌，使家庭更加和睦、融洽，所谓历经风雨，历久弥坚。但是也有很多人的整个人生状态，都因为甲癌而改变。这个改变，将长久地影响他们未来的人生。

关于婚姻爱情中的烦恼，甲癌患者更明显，更具有代表性。其他的癌发展得比较快，虽然也会出现爱情和婚姻方面的种种，但是因为病人存活时间短，可能还来不及发生什么，病人就离开了，所以也不会太有人关注。只有甲癌患者，可以长期带癌生存，涉及生孩子和婚变等一系列问题。

甲癌使好多病友的情感生活、家庭生活，发生了翻天覆地的变化，有时都是始料未及、无可挽回的。

年轻的女孩子、男孩子，不知道自己将来还能不能生育，能不能拥有婚姻，面对感情，也踯躅不前了，觉得自己不配拥有爱了，不敢追求爱了。正恋爱的男孩子女孩子，因为甲癌分手了，有的是不想拖累对方，主动放弃了，有的是对方变卦了，有的是对方因为父母家庭的压力。本来很快就可以牵手步入婚姻的，因为甲癌，伊人远去爱成空。好多结了婚的病友，因为这个病离婚了。有的是因为早有矛盾，患病是导火索。有的就是因为甲癌，对方觉得病人是个大累赘，趁早摆脱。原本完整的一家，人变了，家散了。

　　甲癌对于每个甲癌患者的爱人、亲人，都是一次人性的考验。甲癌是一块巨大的试金石。

　　我特别幸运，生病的时候，身边的老公、亲人、朋友都经受住了这样的考验。他们对我不离不弃，对我呵护有加。这些温暖的爱，让我一路走来不孤单、不寂寞。

　　像我这样幸运的人有很多，像阳光大哥、长江大哥。两个嫂子看到大哥生病的时候，都是无微不至地尽心照顾。这些不离不弃的温暖，让阳光大哥和长江大哥的幸福溢于言表。长江大哥总是感慨，当年没时间好好对待嫂子，现在要好好地补偿她，所以手术以后经常陪嫂子逛公园、看电影。也正是经历了这些，他们的婚姻更加坚固，感情历久弥坚。

　　深圳的帅哥苹果，手术以后经历过三个女孩子。苹果说："第一个不爱我，我告诉她我是癌症，她就跑了。第二个女孩子有一点儿爱我，我告诉她我可以活五到十年，她也跑了。第三个女孩子，很爱很爱我，我告诉她我可以活十年到二十年，她留下来了，我们就结婚了。她爱吃大闸蟹，我就找了个朋友学做大闸蟹，现在我做大闸蟹最拿手了，老婆吃不够。我要给她做一辈子的大闸蟹。"

　　深圳的小雯，人漂亮，工作也非常好。手术之前，本来都谈婚论嫁了，但是手术后，男孩子说迫于父母的压力，要跟她分手。跟她分手的理由竟然是：你死了，我一个人该多孤单哪。不管小雯怎么告诉他自己的病不影响寿命，也不影响生孩子，可是他就是听不进去。多年的感情，说扔掉就扔掉了。不到半年，男孩儿就结婚了。这样的决绝，让人唏嘘。很长一段时间小雯的个性签名都是"愿得一心人，白首不相离"。庆幸的是，美女小雯还是找到了一个真正爱她的老公，她的老公是甲乳科的大夫，真正从内心接纳了小雯，开始了幸福的婚姻生活。类似小雯这样因病被分手的，我知道的还有北京的云淡风轻、河南的缘分天空。

北京的雅雅，结婚之前的一个月发现患癌。男友面对她突然患病无所适从，消失了。雅雅手术的时候，男友也没有来。她术后调养也是在父亲那里。她都觉得婚姻无望了。男友在她发病之前特别满意雅雅，带着她见过了所有的亲朋好友。她突然发病，男友承受不了。经过了一段时间的思考，也许是骑虎难下，还是和雅雅结婚了，但是心里始终有个结。用雅雅的话说，是不定期抽风。雅雅为了证明自己是个正常的女人，决定生孩子。用她的话说是冒着生命危险生孩子。从怀孕到生产四十周的时间，她老公就从外地回来看过她两次，还是出差顺便回来，一次都没有专程探望过她。他对孩子也是心存顾忌，总是问孩子傻不傻。直到看到孩子四个月之后，哪儿都没问题，一点儿都不傻，才对孩子亲了些。所以，当我在北京见到大肚子的她时，我的一个拥抱，竟让雅雅哭了。她当时承受的压力有多大，可想而知。

Lily患癌正在找医院准备手术的时候，她婆婆竟然当着她的面，对Lily的老公说，你快别这么忙活了，钱都给她花了，她死了，你怎么办呀。手术后老公对Lily越来越冷淡，回家的时间越来越晚。终于有一天，Lily发现老公在外面找小姐，Lily果断提出离婚。第二年，Lily发现肺转移，要第二次手术，请她老公帮忙看孩子，他才关心了她一下。离婚之后一年时间里对她不闻不问，他们曾经共同生活了十多年呀，没有感情，也该有亲情啊。Lily带着他和孩子来探望我，他看到做过七次碘–131治疗的我活蹦乱跳，精神很好，才恍然大悟，原来甲癌不是马上就挂掉的。从石家庄回去之后，他对Lily的关心才渐渐多了起来。但是Lily已经决定不和他复婚了。Lily的肺转移发展得那么快，除了是乳头状中分化的原因之外，跟她在这期间婚姻的不幸有很大关系。

新加坡的小草在患病之前，老公就有个情人，她一直在纠结要不要离婚。后来她患病了，她老公正好有借口，只在手术当天陪了她一下，第二天就去找小三儿了，再也不管她了。

河南的小草患病以后，准婆婆要儿子跟她分手，她跟准婆婆吵得不可开交。后来她退群了，不知道后面的事情了。

有个病友手术后，男朋友拿着一千块钱跟她说，他是以普通朋友的名义来探望她的。之后男孩儿就销声匿迹了。

还有个病友手术的时候，老公带着银行卡，扔下孩子，跑了。

群里的病友因为甲癌分手、离婚的，真是太多太多了。真是应了那句话，夫妻本是同林鸟，大难临头各自飞。看着真是让人心寒。甲癌真是一块试金石呀，人性的善恶，人情的冷暖，在这生死时刻毫无遮掩，一览无余。

我和那些因为甲癌分手的病友说，他跟你分手了是好事。他根本没有勇气和毅力陪你走过任何一关，他对你们的未来没有任何信心。跟这样的人一起，结了婚也是负担，没有这个坎，还有下个坎。所以庆幸他没选择你吧，你可以找到一个真正爱你的人。

不过反过来想想，哪个人在有其他选择的时候，愿意去找癌症病人做伴侣啊。那些不离不弃，坚持让患病的女友变成妻子的人，毕竟凤毛麟角。又有哪个家长愿意让自己的孩子选一个癌症病人做伴侣呀，放着大把的健康人不选，选癌症病人？这个成本和代价都太高了！

选择癌症病人做妻子，就意味着大把的医疗费用要等着他承担。她还有可能生活不能自理，他需要花很多年的时间照顾她，有可能一辈子不能有孩子。还有可能死掉，将来还要重新找老婆。这些现实的问题，就是和尚头上的虱子，明摆着的。有多高尚的爱，可以冲破这些阻力呢？当别人挣了钱买房子买车的时候，他的钱要去交药费，甚至有可能要去卖房子卖车。别人的孩子都健健康康的，他的孩子也许有遗传。当别人K歌打牌旅游的时候，他可能需要跑医院通宵熬夜照顾病人。这样的生活方式，当有其他选择的时候，他还会坚持吗？有多浓的爱、多大的勇气和毅力，能支持他选择这样的婚姻呢？设身处地，你的选择又是怎样的呢？爱情在病魔面前，显得如此无力。

我觉得未婚的癌症病人应该面对一个事实，人家离开你是理所应当的，不离开你才是意外之喜，一定要好好珍惜这个选择坚持的人。

可是这样的事情一旦发生，可怜的还是我们病人哪。人家可以一个转身，找到新欢，很快结婚生子，开始人家的快意人生。我们呢？有感情的都不选我们，那些还没有建立感情的陌生人会选择我们病人吗？我们只能在婚姻外面徘徊吗？

那些因为手术离婚的，也许芥蒂已经存在，手术不过是一个加速婚姻破灭的导火索。索性有个了断。可是好多患者都已步入中年或老年了，没病离婚的人都不容易找到伴侣，别说患癌的人了。晚年真的就要孤独终老吗？谁愿意重新建立家庭的时候，选择一个将来要负担大笔治疗费用和需要身体护理的病人呢？

最不幸的是那些从小患病的，还在青春期就患病的小病友。他们连爱的权利恐怕都被剥夺了。他们最纠结的就是，我将来还能生孩子吗？我能和别人结婚吗？谁会爱我呀！这严重阻碍了孩子正常的心理成长。脖子上的疤痕和终生服药已经让孩子自卑了。就算是优甲乐每天只吃一顿，也没人愿意一辈子不离它。追求爱情的底气，无疑就比别人少了一大截。连健康都不能保证的人，怎么许给别人未来？

我的人生，就是这样惶恐着走过来的。当时的年代，没有网络，这方面的信息可获得的途径非常少，所以根本没有办法认识和正视这件事情。如果我出生在现在的时代，我会重新选择，一定会积极地过好我的青春。我当时的情况是庸人自扰，现在像我这样思考和顾虑的病友，依然很多。

下面是天涯的一个病友的留言和我的回复。他的想法也代表了相当一部分病友的纠结。

uleadphoto：

海棠大姐，最近我挺纠结的。我说下我的病情吧，我是在2009年体检时发现右甲状腺有问题的，有个大小为0.8mm×0.6mm大小的结节，其他一切都好，随后每三个月一次B超复查，一年间大小都没有变化。在去年的4月我还是决定手术切除，哪知道手术结果不大理想，极小的概率被我碰上了。最终病理结果右甲状腺乳头状微小癌0.2cm，我的术式是患侧右侧全切+峡部切除，没有进行中央淋巴清扫。主治医生说术中没有发现周围组织异常，不必做清扫。术后一直每天清晨两粒50um优甲乐，到现在已经有一年两个多月了，期间复查过五次甲状腺功能化验，两次甲状腺+浅表淋巴结B超，结果都很理想，这就是我现在的情况。我今年三十一岁了，跟我妻子是大学认识的，去年（2009年）结的婚，到现在还没有宝宝（也在去年5月份，怀孕两个月的妻子出现自然流产）。我很爱她，她也很爱我，但现在问题是，我得了这病，觉得很对不起她，我一直有这么一个想法，在目前还没宝宝的情况，我想跟她离婚。我不能耽误她，又不知该怎么说。

风吹海棠阵阵香：

这不是疾病的问题，这是心理问题，感情问题。

我一直用"戴枷的行者"来形容自己，我总是有这样的一种负担，当我青春年少的时候，我就一直为我能不能是个完整的女人，能不能生孩子而纠结着。每当有优秀的男孩儿向我示好时，每当感情有发展时，就有一种强烈的负罪感包围着我，我总觉得他和我在一起是他的不幸，他和任何一个女人在一起都会比跟我在一起幸福，我只有放弃。不是不愿意争取，而是这种负罪感太强了。所以我一直有爱他不一定得到他，只要他幸福的理念。你能体会放弃一个你深爱的人的感受吗？多少个夜晚垂泪到天明呀。现在我很庆幸，遇到了我老公，而且这些年的生活让我发现，原来我是完整的女人，我可以生孩子。但整个过程又是如此如履薄冰，我每时每刻都做好了离婚的准备，如果老公因此提出离婚，我随时答应。过后才发现那些担心都是多余的，完全没有意义。现在，我生活得很好。可时常又会有一丝的想法提问我，如果当时不放弃，现在的生活是什么样子的。可惜生活永远没有如果。

你现在的病情对你将来生孩子完全没有影响，你还愿意放弃你深爱的人吗？

uleadphoto：

非常感谢海棠大姐。你所说的，完全是我现在的心理写照。我想我已经有了明确的答案。

上面说的病友的这些纠结，医生是不会管的，他们只管身体的健康。可是这个病，对家庭婚姻的影响巨大，这些愁苦，去向谁说呢？每个人碰到的情况都不一样，碰到的人都不一样，所以结果各不相同。经常看到群里的病友在倾吐自己婚姻家庭的烦恼。我也因能为大家建立这样一个平台而高兴，可以相互倾诉，取暖。至少在面临婚姻和爱情的问题的时候，可以有有经验的病友帮忙开导，心情就会好很多。

此外，大家还在纠结如果重新开始一段感情，患者应不应该将真实的病情告诉即将交往的人呢？

之所以有这些顾虑，还是因为对甲癌的恐惧和不了解。有健康人可选，选择病人的概率太低了。除非深爱，深深爱。可是我们患者总是要正常生活的，总是渴望爱情和婚姻的。怎么处理这个问题更好呢？如果告诉他，他也许就离开了；如果隐瞒，这段感情就可能维系下去。本身也不是大事，就是定期吃药而已。可是这个又涉及道德问题。这么大的事情隐瞒了，将来对方知道了会不会原谅自己，能不能接着过下去？

广州的浮萍大姐跟我说："我喜欢这个人，他很喜欢我。我也想和他相处，可是我就是不知道该不该告诉他我是癌症了。之前有好多人，一听我是癌症了，就吓跑了。现在不告诉他，也许能结婚呢。可是不告诉人家，又有点儿不道德，他有知道的权利呀。海棠啊，我该怎么办哪？"

类似浮萍这样的事情几乎每天都有讨论。大家的观点各不相同。有的病友说，要告诉他，给他一个选择。有的病友说，告诉他肯定就没戏，啥时候发现啥时候说，至少还能过几年正常生活。

我无权评价上面的做法是对是错，我只是觉得很痛心。如果你告诉爱人，你有高血压或者糖尿病，他会选择逃开吗？说到底还是因为大家对甲癌的无知。

健康人和患者都对甲癌不了解，以为甲癌和其他的癌一样，没几天就挂了，需要放疗化疗，花好多钱，禁不起折腾。希望所有的健康人能够了解甲癌的特性，知道甲癌患者是可以长期生存的，可以生孩子，可以像正常人一样生活，只是需要长期服药，不过优甲乐的药费也不贵，算不上大负担。如果大家都对甲癌有了解的话，像Lily那样令人遗憾的事情就会少很多了。多希望那些曾经的爱人，能够有足够的勇气，接着牵手拥抱我们的甲癌病友哇。

庆幸还有好多人对患病的爱人没有放弃。常州一帆的男友是甲癌。一帆和男友都是医生，两人感情很好。男友患病后，一帆的父母强烈要求一帆和男友分手。一帆给我打来很多次电话讨论甲癌患者的生存期和生活质量等问题，后来她毅然决定不因为甲癌而放弃这个优秀的男人。这期间她和父母闹得很僵。她一直努力给家人做工作。可喜的是，最后一帆的父母同意了，有情人终成眷属。当她告诉我这个喜讯的时候，我说我代表甲癌患者对你由衷地表示感谢。

　　也还有好多人对患病的爱人依然呵护，更加珍惜。他们通过甲癌获得了对爱情对婚姻和对生活更多的体会和感悟。天涯帖子里的一位家属生命洗礼的留言，很让人感动。希望每个病友，都能拥有这么一位通情达理的爱人。

生命洗礼：

　　我是患者的家属，太太（28岁）第一次检查查出为甲CA，我们年轻没有小孩儿，而且没有扩散。回首过去一个月，感觉天堂地狱之间，也真正领悟到2010年网上最热的词汇"一切都是浮云"的真谛。曾经打算放弃现在的事业，陪着太太快乐走过余生。在老婆的鼓励下，重新回到了岗位，回到了海外常驻地。遗憾于没有早一点儿陪着老婆检查，遗憾于老婆检查出结果时让她独自一人面对医生，没有陪在身边，后悔过去没有为老婆做更多。感觉一次生命的洗礼真的让自己懂得了很多，明白了珍惜的含义。百年修得同船渡，千年修得共枕眠。感谢上天让我们在一起，有个我好好照顾她的机会，只希望用余生好好报答这份缘。曾经理性的自己在面对生命的考验时变得有些感性。说得有些多了。

　　我们甲癌病友的人生，是不是真的就因为甲癌开始一路向下，再也找不到原来了呢？我们甲癌患者，是不是再也没有拥有爱的权利、拥有家庭的权利了呢？如果是，这将是我们所有甲癌病人的悲哀。我希望能够通过我的书让大家明白，甲癌患者没有那么恐怖，可以和正常人一样结婚生子，拥有爱，拥有家。希望大家能够对甲癌患者，多些关心和理解。

但愿每一个甲癌患者，都可以获得最简单的幸福，有人爱，被人疼。

写给健康朋友的建议

我的很多朋友问我，我们健康人需要注意些什么呢？说真的，谁都说不好怎么做就能不患甲癌。但是患甲癌的人一定是有一些共性的。我们大家也会常常反思，到底是什么导致自己患癌的？

我在我的公众号里发起了邀请，请大家写写自己的患癌经历，很多病友都发来了信件。我想大家的这些反思对健康的朋友，应该有借鉴意义。

dqdy留言：

我自己分析可能的原因如下：

（1）从小生活在东北农村，冬天经常感冒，也曾得过肺炎。每次感冒都要打点滴、拍胸片。因此，甲状腺有可能接触X射线。

（2）爱吃咸的东西，有可能摄碘过多。

（3）工作起来非常认真，脾气强，爱生气。发病前曾因工作上的事，一度使自己的情绪非常不好。

（4）近五年因为工作忙，生活中缺少了朋友，缺少了锻炼，没有发泄的机会。

向日葵留言：

现在仔细想想那段日子，的确是自己把自己逼着生病的。2012年年底特别忙，加班是常事，一直到除夕的前一天放假，人极度疲倦。晚上稍稍受了点儿凉就感冒了，因为身体之前一直很好，没怎么在意。回娘家拜年，我爸爸逼着我去打针，我都没去。初七回来上班，感觉扛不住了，咳嗽严重，只好去打针，打了四五天也不见好，就去看肺，肺没有问题。公司到外地开年会，我就在外地又接着打针。回来后其他症状没有，咳嗽就没好过，然后就是过敏性鼻炎，见冷空气就打喷嚏、流鼻涕。2013年经历了妈妈的两次手术，就白天上班，晚上守床。想起来真的很傻，就在这种状态下，还坚持上班，没请一天假休息。中途也吃了中药，还是不见好转。慢慢地就特别怕冷，然后就特别容易过敏，一旦过敏就打喷嚏、流鼻涕、咳嗽、口腔溃疡，晚上也睡不好。期间，人变得烦躁、多疑、爱哭。经常老公在枕边鼾声四起，我躺那儿默默流泪。没有具体原因，很小一件事情，自己都想不开，然后无故地发脾气。忙工作的时候看着像个好人，闲下来就觉得烦躁无聊。提醒大家，情绪长期不好可能使身体出问题。

广州小苹果留言：

我想，人在这个世界上，还有多少年华，或者是多少天，都是未知，但，选择了相对健康的生活方式，年华终将会长些。关于未来的人生，是没有如果的，也没有刚刚好，只有接受现状和改变现状。日子是苦难还是美好，都是最好的安排。愿一切都好！

很多人平时不注意健康的生活方式！熬夜、嗜烟酒如命、暴饮暴食、颓废度日、追求金钱、名利、各种压力、不运动……致使身体处于各种慢性病、亚健康状态……直至身体只好用一场大病来警告，把人逼到生命的最底层，让人看看自己的无知、脆弱、渺小；也让人从身体小宇宙的复杂多变，体会宇宙人生的深邃和奥妙。后面的话来自李开复！

天天快乐（北漂）留言：

我比以前注重养生了：不吃海鲜、不吃碘盐（偶尔在外边吃饭难避免）、少吃辛辣食物；加强锻炼，上班时只要天气允许，坚持步行（我家距离公司3.8千米），一路好风景尽收眼底，身心清爽、愉快。

更重要的是我的心态有了质的变化：做事情不再较真，很少生气了（一旦生气，马上找自我调节），很容易被生活中的真善美打动，及时表达和感恩帮助过自己的人。

我感觉得这个病的人都有相同的特点：做事爱较真想不开、心地善良有担当、脾气急躁爱生气等，但绝对都是不愿伤害别人的大好人；反正恶人是不会得这个病的，因为他们满身负能量，把不好的东西都发泄给别人了；剩下的不得肿瘤的人是高人，我们得向他们学习了，因为他们知道生活中什么最重要，会及时排解心中的烦恼，就像一位癌症病人临终前留下的一段话："世上的事情，除了生死，都是小事。千万不要总生气，真的容易生病。少和让你生气的人在一起，少和事多的人在一起，少和不懂感恩的人在一起。让自己多活几年！"

郑州水云间留言：

每天早上起来洗漱的时候，一看见脖子上的真皮项链，我就提醒自己，时刻谨慎，除了坚持锻炼，还要不断地给自己充电。我也学会了用艺术的眼光审视生活。确实，我们需要隐藏瑕疵，将最好的一面展示于众，这样我们的抱怨会越来越少，快乐会越来越多。正因此，我每天充实而又开心，我和老公的关系明显改善。对文学的热衷，让我更加明晰生活，同时写作也给予我一个发泄和倾诉的平台。感谢生活，也感谢命运，给了我这样的一次经历，让我收获了暖暖的亲情、友情，并重拾爱情，还可以重新认识自己，清理负面情绪，开启一段新的生活。我不再在微信里刷朋友圈了，也不再迷恋淘宝，不再聊天。空闲的时候，看书、运动、写点儿文字，每一天都要有意义。

吉林爱骁骁留言：

现在，我依然在单位正常工作，当然因为是在机关工作，强度还可以，有时候也会跟着大家加班。一段时间后，我发现自己总会觉得累、困、乏。为了增强体能，我开始尽量走路上下班，有时会和爱人去爬山、游泳，利用午休时间去练习瑜伽和形体。一开始，我还妄想自己能瘦下来，但是收效甚微，不过身体紧实了，体重也没再那么肆无忌惮地长，重要的是体力好了。体力好了，心情就好了，对生活也充满信心了。所以，希望病友们都能动起来。尤其值得表扬的是我爱人，经历这些事情后，他对我更贴心、更有责任感、更有担当了。周末，我们一有时间就会领着孩子去外面走走看看，感受一下生活。我感觉到了前所未有的幸福。我原来是一个很好强的人，对自己有很高的要求，对老公、对孩子也是，生病后我就放下了。虽然看到同龄人取得小成就，也会有点儿小纠结和小挣扎。但是，慢慢我告诉自己：放下吧，量力而行，平常的生活就是最美好的生活。因为"甲癌"我看到了很多生活的美。亲情、爱情、友情，我收获满满。

蓝莲花留言：

土地上总是要长一样植物的。人心和土地一样，总要住着一样什么。让痛苦住进来的时候，人就会觉得苦；让爱住进来的时候，人就会愉悦。爱花，浇水的时候你会愉悦；爱身体，给自己调配科学膳食时你会愉悦；爱父母，你给他们添衣物时很愉悦；爱他人，举手之劳时很愉悦。当你让爱住进来，让感恩住进来，你一定是快乐的。情绪对我们太重要了。时刻提醒自己：要微笑，要微笑！

我们大家总结下来，大概有三方面原因容易患甲癌。第一是生活方式不正确，经常熬夜，生活不规律，饮食不健康，缺乏锻炼。第二是甲癌患者都有完美倾向的性格，过于纠结，过于敏感，放不下和太计较，同时常常有压抑、自责、自卑、内疚等负面情绪。这些综合原因容易导致甲癌的发病，所以我们需要从源头上改变，从性格上改变自己。第三是在患病之前的一段时间里，有使自己严重悲伤、难过、郁闷的生活变故和高压的工作强度。这些可能产生较长时间的痛苦、悲伤、压抑等负面情绪，而这些负面情绪容易引起甲状腺的疾病。

甲状腺疾病本身是个情智的病。总是情绪不好，会导致甲状腺发病，而甲状腺病了，又会反过来导致情绪不好，变得易怒，爱哭，爱发脾气。脾气暴躁又加上性格敏感，就更加重甲状腺的疾病。时间长了，甲状腺就容易出问题。常有病友说他们在检查出患甲癌之前，脾气暴得点炮就响，常常一句话说不对，就能掀桌子，恨不得点房子，而且脾气起来的时候，根本就收不住。

甲癌患者的性格有共性。就是都有完美追求的倾向，都是对工作对生活要求高的人，都是很纠结，很计较，很敏感，脾气急躁又爱生气的性格。我的这些群里，经常有人因为一点点小事情吵架的，几句话就能吵翻了。就是因为大家都爱钻牛角尖，谁也说服不了谁，谁的话都听不进去。也经常有因为一点事情犹豫不定找大家拿主意的。翻来覆去各种对比，有时候其实自己已经有主意了还是不行。纠结至死，为了一个决定多少天吃不下、睡不香、拿不定主意。看到他们，觉得跟自己太像了。大家有的是在这个上面纠结，有的是在那个上面纠结，其实都是性格问题。而性格问题，其实是思维方式的问题。

思维方式问题是可以改变的。有意识地去做，就可以让自己的生活有改观。我以前一出状况，就责备自己。我觉得这是自卑的惯性思维，对自己不接纳的缘故。出现问题之后，我几乎立刻会想怎么这么不小心啊，当时怎么想的呢，为什么这样啊，如果当时不这样做多好，总之是各种假设如果这件事当时没有那么做，不发生状况该多好。总是处于后悔自己当时怎么不小心的状态。这种责备，往往让自己心虚，羞愧，脸红，心跳加快，越来越慌张而越来越处理不好事情。后来我慢慢地学着在接受事实的同时，不去责怪自己。而是去想，已经这样了，该怎么解决，先把问题解决了再说责任。后来我发现，思维方式的改变，真的能让人的情绪发生很大变化，性格也慢慢就变了。我发现如果没有自责，自己就可以很平静地处理问题。而且往往自责的开始，是因为不愿意面对由于自己的失误造成的后果。这些向内的情绪，对身体非常不利。所以，遇到事情之后，需要勇敢一点儿、坦然一点儿地接受失败和失误，勇于承担责任，做个磊落的人。这样不但可以很快地处理问题，还有助于身体健康。我正在为此积极努力地改变。

为什么大家经常特别纠结呢？我想了很久。找到的一个原因是怕输，因为输不起。因为一旦选择错误，成本非常昂贵，所以我们的每一步、每一个选择，都希望达到最优化、利益最大化。因此，常常在这样的惶恐中迷失自己。

选工作的时候纠结，是因为怕这份工作不是自己想要的，或者带不来期待的高薪或者自我价值实现，或者不知道现在的工作是否能让我几年内有能力付房子的首付；恋爱的时候纠结，不知道是不是自己爱的，是不是自己愿意结婚的；想离婚的纠结该不该离，不离不开心，离了也许会单身很久也找不到更合适的，要不要凑合；该不该生孩子，生了孩子还能不能升职，还有没有自我；孩子能上哪个幼儿园，上哪个幼儿园能上好小学，上哪个小学能上好初中，上好初中是不是必须要学奥数；能不能买房，该不该卖股票，值不值得投资……这些生活问题对每一个人都是考验，每个人都会面临选择。不同的是，有的人很快就能搞定，有的人患得患失，犹犹豫豫，前怕狼后怕虎，磨磨叽叽拿不定主意，犹豫好多年，错过了好时机的时候又后悔懊恼。我之前很多年，就是这样过的。因为我总想得到最好的选择，不想做最差的那个倒霉蛋。而过于计较的人，其实运气都不会太好。至少，他把本来应该享受生活的大把时间都用来做选择题了。可是这个选择题不管怎样选，都只能有一个答案，而每个答案都不一定当下就能看到是对还是错。所以如果对事情还是特别纠结，觉得不能解决，无法接受，也许是自己的视野太小了，也许是自己的平台太低了。试着把这个问题放在全局的视野里，不去单纯看事情的输赢，而是把事情放大放远地去看，也许这时就会有不同的视野和格局。想起毛主席的一句诗，与大家共勉："牢骚太盛防肠断，风物长宜放眼量。"不是常有句话说"一切都是最好的安排"吗？那就是怎样做都好。做到这些不容易，但是如果能够这样做，至少会快乐很多。那些心宽体胖、心胸豁达、不计得失、错了从头儿再来的人，他们获得的快乐更多。

另外一个特别典型的问题就是生活和工作中的高压状态和悲伤压抑情绪。比如工作强度大、压力大，患病之前两三年有过换工作、升学、升职、创业等高压工作的人，容易患甲癌。因为大部分甲癌患者在面对压力的时候，有过度要求自己的倾向，往往不善于发泄和转移压力，导致这些压力都扛在自己身上。时间久了，甲状腺这个控制情绪的器官就会出问题。最近两三年里有过失恋、婚姻破裂、婆媳关系紧张、产后家庭矛盾突出、最爱的亲人去世等情况，也非常容易导致甲癌的发生。群里有相当多的病友，就是在确诊甲癌之前的两三年里有过类似的情感痛苦经历。长期处于情绪压抑的状态对身体极其不好。如果健康的你最近正经历这些痛苦难以自拔，总是不能及时调整好这些让你心痛得无以复加的情绪，建议尽早离开这个痛苦的处境，或者尽早找个心理疏导师进行情绪化解。

愤怒、压抑、羞耻、悔恨等消极的情绪，具有极高的负能量，它极大地消耗人的精力，对身体健康有很大影响。笑一笑，十年少。

2015年是抗日战争胜利70周年，很多电视台都在播采访抗战老兵的节目。我发现那些参加过抗战的老兵很多都是一百多岁的老人，而且体格健壮，精神矍铄，目光炯炯有神，谈吐有条有理，表达清晰。我不由得感慨，他们可真厉害。后来仔细想想，他们一定会长寿，因为他们经历过最残酷的战争，生死早就置之度外了。他们的人生态度，一定是非常豁达的，从枪林弹雨里走出来的老兵，不仅能获得国家和人们给予的最高荣誉，更能获得上天最好的厚待，那就是健康长寿。

心理健康的人，患各种癌症的概率比较低。所以对自己宽容一点儿，让自己大气一点儿，让自己能够承担选择的错误，勇于担当出现问题的后果，不自责，积极地想办法解决问题，是爱自己最好的方式。请努力增强调整自己心态的能力，增加面对各种困难的勇气，拥有承担责任的魄力。

这几年我常常想，活着什么最重要？我的感受是生活得快乐最重要，健康的心态最重要，爱和被爱最重要。开开心心地充实地过好每一天，用自己的力量爱着别人，熟悉的和陌生的，同时也被这样的人爱着，才是证明自己来过这个世界，有价值、有意义的活法。

这些年，我深深体会到帮助别人能给自己带来快乐。帮助别人是不图回报的，却是有回报的，这些回报是自己内心的满足，是大家对我人格的肯定，对我的所作所为真诚的赞许。这些为我增添了很多自信和动力。这种内心的满足感带给我的喜悦，是任何金钱和物质不能替代的。这些满足感带来的身心愉悦才是最好的良药，而且花多少钱也买不到。

这几年的经历也让我深信，善良可以相互传递并不断扩散。在我的看病经历里，那么多素未谋面的病友在我需要的时候给予我热心的帮助，总是让我感动。在我的各个病友群里，大家都在无私地分享着自己看病的经验、吃药的感受、各种医疗信息、各种治疗动态。抗癌的路上，不是一个个孤独的身影，而是很多人一起结伴前行。这样的旅途，少了恐惧，多了温暖，少了哭泣，多了笑声。在我们病友之间，大家相互鼓励，相互安慰，共同抗争。这是多么和谐的氛围啊。很多病友都在群里说，到了这里，就像找到了家一样，有心事可以说出来排遣，有喜悦大家一起庆祝，都是满满的感动和温暖。我相信大家在群里这样做，不仅仅是因为我们都是癌症患者，同病相怜，而是感受到这样的相互帮助带给自己和大家的是真正的快乐。因为癌症患者们体会生活的真谛更加深刻。

所以，如果你希望自己更健康，那么不妨伸出你的手，在别人需要的时候，拉一把，帮一下。也许对你是举手之劳，但是对于别人，或许就是巨大的力量。一个真诚的微笑，一个亲切的问候，一个大大的拥抱，一个发自内心的尊重和肯定，都可以给别人带来喜悦，更能给你自己带来内心的富足。擅长给予的人才是真正的富翁。一个富有爱心的人，一定是快乐的；一个快乐的人，更有利于健康。聪明是一种天赋，可是善良是一种选择。做一个善良的人，在帮助别人的同时，其实也在帮助自己，帮助自己获得快乐和健康。

最后，海棠祝每一位读者，身体健康，生活幸福，万事如意！

写在最后

终于把要说的、想说的，写完了。写了好久，断断续续。如果没有病友桑桑姐的支持和推荐，如果没有我的一干朋友的鼓励和支持，可能这书就写不出来了。

好累呀，我写了好几年。进度好慢啊。整个过程非常痛苦，数度想过要放弃了。

写这些文章的初衷，就是希望继天涯的帖子之后能更多地帮助到各位病友。但是这个过程真的是痛苦的。就好像我好容易经过了疼痛，结痂长好的伤疤，现在要把它打开来，重新看一遍，这里哪儿是沟哪儿是坎，这是怎样的一种痛，这是怎样的一个苦，个中滋味，酸甜苦辣，重新来过一遍。这是对我的又一次考验。我可以在经历癌症打击的时候无畏，但是让我重新来过一遍的时候，却很难做到淡然，甚至常常为此夜不能寐。那种感觉就像心头有一块伤疤，鲜血淋淋而不能愈合，那么的痛。常常是写过一段之后，就忍不住痛哭一场。也偶尔有过，发现还能从容面对这些经历，这时不禁眉梢一扬。这些文字，就这样伴着泪和笑完成了。其间经历过我的治疗低谷，经历过父亲的病情反复，经历过自己的颓废困顿，艰难挣扎。每每至此，我都无法静下来回忆曾经的过往，也无法重新面对好容易已经过去的人生波折，所以一度停笔。觉得与其这样用痛苦的回忆折磨自己，还不如好好地活在当下，照顾好我身边的人，照顾好父亲、孩子，当好女儿、母亲。我的朋友也总是劝我，一切以身体为重，如果觉得痛，就不要写了。我告诉自己，什么时候我可以从容地面对这些过去的经历，可以当作段子讲故事给大家听的时候，才是我真正面对了这些痛苦的时候。于是，很多的时候，虽然停笔了，但心思仍然在这里辗转。不过常常又觉得太过凄厉，这感觉，就像我曾经想要好好地面对我第一次手术的病历一样，每一次拿起，都是泪流满面。而对于一个从来没有进行过长篇写作的人来说，这么大的篇幅无疑是一个艰巨的任务。曾经三次改稿，因为里面有太多的内容不知道该如何取舍。就是现在写的内容，也是挂一漏万的。这个过程，对我来说，是我人生中从来没有遇到的尝试。所以虽然屡屡停笔，但心里还是觉得不应该放弃。我想我还是倔强的，总是觉得该把这件事情做完做好，这是我的责任。所幸，我坚持下来了，完成了又一个人生的挑战。我很开心。

相信我的经历可以对别的病友有帮助，我的痛苦应该是有价值的。仍然希望能够尽我所能帮助到我的病友，也希望能尽我所能让更多的人了解甲癌，战胜这个住进我们身体里和心里的魔鬼。所以和自传部分比起来，我觉得后面的关于甲癌的治疗经验和患者心结才是更有意义的。这也是我更加花心血的地方。小小一个我的经历不足道，让更多的甲癌患者不惶恐、不惧怕，才是我之所愿。

　　这里面提到的众多病友的情况，都是真实的。不过因为病友太多了，病友名字经常更改，病友之间的流动又很大，可能有把名字记错的情况，请大家不要一一对应就好了。我无意跟任何人纠葛，本意就是想把甲癌患者的各种情况摆出来。如果提到谁的事情有不是特别准确的地方，请原谅。我只是单纯地希望通过病友的例子，让更多的人了解甲癌，了解甲癌患者；希望在目前甲状腺疾病越来越高发的时期能对社会做一点儿贡献。

　　我的文字2014年在网络上连载至今，访问量已经达到四十五万次。《魔鬼住进你的身体——甲癌患者术后后遗症总揽》点击访问量已经超过十八万。这些都是写文章时没有想到的。病友告诉我，他们自发地用A4纸五号字一页一页打印出来，打成了十多厘米厚厚的书自己保存。有的病友把它打印出来送给不会上网的老病友。有的病友认真地做读书笔记。病友告诉我，他们拿着我的书，列出条目，一条一条地和他的手术医生进行讨论，确保自己的手术方式是最安全最合适的。病友告诉我，他们在夜深人静的时候，对着我的文章，轻轻地哭泣，仿佛在和我做无声的交流。哭过了，再继续自己的明天。病友还告诉我，大家把我书里的经典语句做成图片，在群里流传。这些都是病友给我的反馈。我非常感动。最近我发起了邀请函，希望大家写写自己的经历，这才发现，大家给我的信里，原来早就与我结缘，而我自己竟浑然不知。我又被深深地感动了。正是这些年我收获的这些爱，给予了我巨大的力量。现在我知道，曾经花了几年的时间和心血，带着痛带着泪写出来的书，对大家是有帮助的，这才是最重要的。这是这本书的意义和价值。

　　每个突然发现自己身患癌症的人，都像掉进了一个无边的黑洞。那种恐惧，只有身在其中的人才能体味。我愿做他们身边的一支蜡烛，点一豆烛光，用我的经历，用我尝过的苦痛，帮助他们看清脚下的路，拂去他们眼中的慌乱和惶恐，告诉他们：别怕，请跟我来！

如果能选择，我宁愿此生不曾来过。可是来了，就要拼尽全力！

此生有憾。但，不悔！

风吹海棠阵阵香

2016年1月10日

附 录

交一张生命的答卷

感谢河北教育出版社把我的一段人生经历出版成书——《风舞胡杨》，我才有机会坐在这里和大家聊聊天，讲讲故事，谈谈这段人生经历和收获。

我是2010年查出患甲癌复发。1987年第一次手术。术后后遗症很多，但是被父母隐瞒病情。二十三年后复发，甲癌弥散性肺转移。颈部全切清扫术后又进行8次碘－131治疗，累计1500毫居后不吸碘。第二次手术以后甲状旁腺全切，术后终身补钙。打了200天钙针，打到血管都烂了，后改服药物。因为前面的治疗不规范，浪费了宝贵的时间和大量的金钱，导致后期治疗被动。目前由于体质太差暂时不考虑进行靶向治疗。在调整体质期间，TG指标反而持续降低。2011年，术后一年时在"天涯社区"发表了关于甲癌患者术后后遗症和碘治疗注意事项的帖子，一年之后上了"女人世界"的头条条目二，并且在很长一段时间里，在这个搜索引擎里搜甲癌术后等文章都是排名第一。后来就开设QQ平台和病友交流。几年下来，有七个病友群，上万名病友交流。 在治疗期间，由病友帮助找到了两种仅国外才有的药品，对晚期甲癌患者碘治疗有帮助，并且率先试用。之后我把这个药品的说明书和使用方法分享给病友，这个帖子当时在浏览器里排名第一。我在帮助病友的同时，自己也获得了治疗的转机。《风舞胡杨》讲述的就是在复发后这五年的时间里的一段人生经历。

同时在我2010年第二次手术后几天，父亲被查出罹患肝癌。父亲顽强又艰难地和癌症抗争四年三个月后离世。在我2010年复发手术后至今的六年时间里，还相继有叔叔患结肠癌发现后四个月离世；大舅无法确诊是什么癌，发现后一个月离世；二舅患癌发现后两个月离世；大表哥患神经内分泌小细胞癌骨转移七年多，术后就瘫痪在床，化疗二十八个疗程，在2018年秋天去世。最近八年的经历，我既是一名癌症患者，又是一名癌症患者家属。这个双重身份，让我对癌症带给整个家庭的影响深有感触。

天涯的文章得到了广大甲癌病友的认可，感谢甲癌病友对我的信任，在后来几年的时间里，我接触了近万人次的病友，充当了一个听"国王长着驴耳朵"那样的大树洞，很多不愿意对别人倾诉的苦恼，病友们都对我诉说着。我有机会看到了更多的世间冷暖，这让我对癌症或生死有了更多的感受和思考。

今天，我的演讲题目是《交一张生命的答卷》。为什么是这样的一个题目呢？因为在我看来，这八年，对我来说，就是一场考试、一个考验。我就像一路答题一样，暂时完成了一场考试。我的考试还会继续，但是我还是愿意和大家分享一下这场考试后的一些经验和收获。

今天就和大家聊聊癌症，癌症带给我们生活的改变，以及我现在感悟到的关于生死、因果、选择还有人性的一些看法。不过我要说明的是，每个人对生死都有不同的看法和定义，每一种活法都有其存在的必要，无所谓对错，也无所谓好坏。我下面谈论的观点，仅代表我个人的人生观、价值观和世界观。

为什么大家谈癌色变？因为癌症紧邻死亡。我们的文化是一个不敢谈论死亡的文化。我们的日常生活里对死亡极其忌讳，但是其实每个人都会面临死亡，死亡是终极结果。这是一个永久的哲学命题。我是谁？我从哪里来？到哪里去？我如何生，又如何死去？这几个问题是哲学的永久命题。其实这也是我们每个人都必须思考的永久命题，谁都逃不掉。经过这几年的经历，我特别认可哲学是第一大学科。因为只有弄清楚自己是谁，怎么生，怎么死，才能更好地生活。

在《风舞胡杨》的书里我也写到，甲癌是一个有禅意的癌。它让我们有时间思考、反省和改善。我特别庆幸我得的是甲癌。这个甲癌的生存期相对较长，让我有时间去思考我是谁和怎样生、怎样死的问题，也让我有机会、有时间去改变我曾经的生活，让我成为一个更好的自己。

我在演讲之前一直有个担心——会不会这个话题太过沉重和理性，让很多人不敢听。但是死亡这件事是不以任何人的意志为转移的，它一定会来。我今天就冒一下这个禁忌，和大家谈论一下关于癌症和死亡的相关思考。

我有幸经历过那么多人，那么多故事。我作为一个患者，又作为患者家属，可能有更多的感受，所以跟大家分享一下。我在此之前搜过网络，发现还没有人对癌症带给家庭和生活的影响有过系统的思考。我来填补一下这个空白吧。这是我的一些思考和感受，一家之言，有不对的地方，大家姑且听之。

在患癌抗癌过程中，在对抗死亡的过程中，到底会有什么发生？我们先看看患癌，或者家属患癌之后，会发生些什么样的改变，对家庭有什么影响，考验了你的哪种能力。同时通过这些思考，我们来倒推一下，我们平时的生活应该注意什么，应该积累哪些能力。这样才能让我们现在的生活，过得更好。今天我所指的癌症包括但不限于甲癌。

先看看癌症带给我们哪些影响和改变。

一、患癌是一个不断失去的过程

1. 失去功能

一些生理机能的丧失。患者手术以后的生理和心灵面临巨大的痛苦。癌症患者会不断地失去一些东西，比如一些器官，或者失去身体的一些功能。乳腺癌患者会失去一个或两个乳房，肝癌患者会失去部分肝，甲状腺癌患者会失去甲状腺，或者同时还失去甲状旁腺，子宫癌患者会失去子宫，卵巢癌患者会失去卵巢，结肠癌患者会失去肛门，等等。还比如化疗会失去一头浓密的头发，一方面是失去生理功能给身体带来的不适和痛苦，另一方面是面对新的因身体变化带来的精神压力和心灵痛苦。很多人在重新适应社会的时候，有压力。比如有疤痕面对别人的眼光的时候，乳腺癌失去乳房面对别人眼光的时候，结肠癌患者带着造口参加社会活动的时候，都有心理压力。如此等等。

2. 失去自由

包括饮食的自由，行动的自由等。比如我们甲癌患者需要低碘饮食。我从手术后，海带、紫菜、虾皮就没有吃过，八年了。其实特别想吃。有一次看孩子喝紫菜汤，我特别馋，就想尝一口，但是孩子把勺子送到了嘴边，我还是放弃了。儿子问我："妈你是不是吃紫菜有罪恶感。"我说："有。"很多好吃的都不敢吃了。因为我还缺钙，引起钙质流失的东西我都不敢吃。咖啡、茶，喝了就有表现。大量患者吃药都有忌口。

有的患者病情发展后会逐渐失去行动能力，从能自由行走，到卧床不起需要人照顾；从逐渐失去自理能力，翻身也需要别人的帮助，到生命的后期，也许大小便都需要别人帮助才能完成；直至最后，癌症患者失去生命。这个过程时间长短不一，也许几个月，也许几年，也许十几年。尽管这很残酷，但是每个癌症患者都需要有这个思想准备去面对。

3. 失去正常的工作和生活

生活节奏被打乱，生活方式被改变。大量的精力都被迫用在寻医看病、检查治疗上面。由于医疗资源的紧张，这些看病的过程非常复杂。好几个月都不一定能有结果，而且常常需要到外地奔波。这些都给每个癌症家庭的生活造成影响。

而且生病以后，你的生活几乎都是被复查、检查间隔开来的。每三个月一次检查，检查完结果不错，再过三个月；结果不好，重新开始一遍看病程序，挂号、找医生做检查治疗。到生病后期，几乎大量的时间都是在医院或者去医院的路上度过的。

4. 失去金钱

大量的治疗费用。医保负担的是基础医疗。对于癌症患者来说，能报销的医药费实在是少得可怜。因为这里会有大量的各种自费药，都是非常昂贵的。此外还有营养品、补品和大量的衍生费用，看病的路费、旅店费用、黄牛号等。这是最现实的问题，治疗癌症需要花钱。到我父亲去世，四年三个月花了五十万，卖了一套房子。我光打针就花费了一辆车的价钱了，而且现在还看不到头儿。

5. 失去生命

前面所做的一切，都是为了挽救生命，但是很多癌症患者仍然会离开我们。

6. 失去亲人

失去亲人对家庭的影响。尤其是目前独生子女成长起来，青壮年癌症患者去世后对失独老人的影响，老人的养老问题，配偶的婚姻问题，都在影响着我们的生活。

这些问题，就是我们大家一发现患癌，就开始遇到的难题。这就是我们的考试题目。为什么大家一谈癌就色变，因为它对生活和生命的影响是全方位的。

此外还有什么？

二、抗癌是一场持久战

一直到患者去世，这根弦就会一直绷着。坚持三个月，全家人就要高度紧张三个月；坚持六个月，就要高度紧张六个月；坚持三年，就要高度紧张三年。对于长期生存的癌症患者来说，也是一种煎熬。任何时候，身体一旦有反应，第一时间就会担心是不是复发，就会开始又一轮的看病过程。这是一场非常消耗心力的持久战，而且极其挑战人的意志力。如果是长期持久抗癌，三年以上的情况，对患者和整个家庭来说都是巨大的消耗。意志力的消耗，精神的消耗，体力的消耗，经济的消耗，甚至包括情感的消耗。很多病人由于意志力不够坚定，加上身体的痛苦、经济的消耗、人身的疲乏，最后就想一死解脱，一了百了。

三、抗癌是个系统工程

一个人患癌，对整个家庭的影响都是巨大的。不仅仅是看病治疗这么简单，还涉及对生活、对家庭经济、对家庭关系的影响很多方面，它极大地考验了每个癌患家庭的生活能力和生活智慧。这是一门重要的人生考试科目。

这些问题，都对癌症患者或者患者家属带来影响。因为，这不仅仅是患者、一个人的战斗，这是一个家庭的战斗。因为患者住院都需要人照顾，这影响的不仅仅是患者本身，甚至是决定一家人命运的重大问题。

这也是很多患者患病之后一蹶不振的原因。不仅仅是他要面临死亡者一件事，还有经济压力、情绪压力、家庭关系的协调，等等，这是一个复杂的系统的问题。这也是我为什么在《风舞胡杨》里说，亲属不要同情，患者需要的是共情。因为只有共情，你才能真正体会到他担心什么，惶恐什么。单纯是同情，说"别想了""想吃啥吃啥""想开点儿"，这些话对于癌症患者来说，真是一点儿用都没有。家人关心的是怎样解决患者痛苦，患者在意的是"我的痛你懂不懂"。因为每个人对于家庭都是有责任的，对于自己是有责任的。他们不可能做到什么都不想，胡吃海塞，他们会面临很多问题，会对整个家庭带来影响。

但是尽管有这么多困难，我们还是可以活得很精彩。因为活着的终极意义不是长度，而是深度和宽度。如果论时间的长度，很多人出生几个月就去世了，所以生命的长短不是唯一的衡量标准。当然我们每个人都会尽量想让自己活得更长一点儿，但是比起活得长短来讲，更重要的是来这一世活得是否精彩。生活远远比生命更重要。

其实就算没有癌症，人生也是无处不在面临挑战和突破。每一次挑战和突破，都是证明自己能力的一次机会。赢了，说明自己有能力；输了，说明自己这方面还有不足，需要再接再厉。我们克服困难的过程，是不断突破、不断收获的过程，而且困难越艰巨，收获也越大。遇到困难，挑战困难，战胜困难，才是有意义的人生。平时我们不也是经常这样说的吗？

面对癌症，更应该如此。只是生病之后的挑战更加艰巨而已。

那么我们现在看看抗癌过程中我们需要面临的问题和挑战，以及我们需要哪些能力来应对它。

四、抗癌是综合素质的集中体现

从找医生、找医院、挂号预约、排队检查、看病，到确定手术住院、排床位、手术以及确定各种治疗方案，等等，没有一项是轻轻松松就能搞定的。这些事情对每个患者或家庭成员来说，真的都是能力考核。就拿挂号来说，很多人花好多天都抢不到一个特需号。我们每次看病挂号、抢号都是力气活儿，有时候真的要天天抢号，抢一个月。可是有的病友就特别厉害，总能抢到号，及时看上病，还给我们大家总结出了挂号攻略。有的病人手术等病床，一等就是一个月，可是有的病友不用找人，就是跟医生直接沟通，就能很快住院。有的医生脾气臭，特别难说话，但是有的病人几句话就能让医生给他耐心详细地解释病情。这些事情都多了去了。我说的这些还真不是有权有势走绿色通道的患者的经历，都是真实的普通老百姓的看病经历。看病时最能凸显"八仙过海，各显神通"这句话了。

安排各种行程，处理看病和其他工作、生活的协调能力，这些都需要行动力。光说不做，落不到实处，拖延症，都不行。

具体都涉及哪些能力呢？

1.学习能力

学习能力很重要！

学习能力的高低，在后面的治疗过程中会有非常明显的差异表现。面对困难和问题时，有学习新东西的能力和解决问题的能力的人，是强大的。这个体会是我和很多病友共同的感悟。

一般大学学一种专业需要四年，而我们完全可以用不长的时间自学一些相关的医学知识。对于患者而言，不需要具备太高深的专业水准，基本的了解就可以对自己的病情大有帮助。对自己的病情了解得越充分，和医生交流讨论的时候就会越主动，也越不容易在治疗中走弯路。这点对于和时间赛跑的癌症患者来说，太重要了。

我一直有学习习惯。这个习惯坚持了很多年，从2004年开始，我一直在学习。我从2004年考取了人力资源管理的中级职称，当时我就是单位唯一一个有双职称的人。我在单位做摄像和视频的后期制作，为了这些，每年学一个专业，群文口向省市领导汇报的演出视频背景都是我做的，我还是河北省影视家协会的会员。从2007年我开始学习歌词写作，几乎都是自学。那时候为了写歌词，还需要学乐理知识、背诗词，做好多功课。我的第一首作品《淡紫色的马兰花》就获得了中国群众歌词创作一等奖，我的第一次投稿就在核心刊物《词刊》发表。三年的时间，我拿了好几个全国奖项。《风舞胡杨》里写到到常熟领奖，那是我拿到的最高奖项——文化部社文司主办的全国歌词创作大赛一等奖。复发前，我是中国音乐文学学会会员、河北省音协会员和石家庄音乐文学学会秘书长。我不是学霸，但是我始终是在学习状态。

这个学习习惯后来在抗癌过程中让我非常受益。我能很快进入学习状态。如果没有这个一直保持的学习习惯，上来就啃这么艰深晦涩的医学知识，会觉得特别特别困难。

我是在复发手术之后开始学习甲癌的相关知识的。我就当它是我一个需要学习的新专业，很快我就可以看懂B超、CT和验血结果了。这些知识的掌握，让我对病情更加从容。

生病以后除了甲癌的知识，我还专门去学了《逻辑》《宗教》《中外美术史》等，还看了很多关于哲学、心理学、营养学的书。生病后的这八年，我一直在进行各种学习。2017年我还考取了国家三级心理咨询师，这些对我调养身体、调整心态，都有很大的帮助。

我的病友紫云姨姐退休前是检验科的大夫，退休后罹患甲癌。她到我的群里是想寻求帮助的，但是到群里之后发现大家经常对看化验单发愁。姨姐想，这是她的专业呀，看了一辈子化验单了，现在可以帮大家看。但是她对甲癌不了解。于是姨姐就开始买书，学习相关的甲癌知识，边看边把自己学到的知识跟大家分享。现在姨姐不但对自己的病情有了清晰认识，还能很好地帮大家看化验单、分析病情。我和姨姐见面时聊天谈到患癌的感触，同时感慨——学习能力太重要了。

在我的甲癌群里，还有很多病友都是高学历学霸，他们患病之后能够非常迅速地在网上寻找相关的学习资料。在很短的时间，他们就对自己的病情了如指掌，对后续的治疗动态也都心里清楚，所以他们的情绪也容易调整好。恐惧是因为对事物有太多不了解、不能掌控造成的，一旦了解了，自然就没那么害怕了。学霸们经常在群里给大家分享他们找到的学习资料，让大家和他们一起学习。

但是很多人，没有学习能力，也往往没有学习意识。有的病了好几年，还是对病情一无所知，仍然总是在群里发泄负面情绪。有的病友好心提醒他们去学习一下群文件的资料，他们往往说看不懂、学不会。他们大多文化程度比较低，尤其是农村的病友，这样的情况比较多。

前一段时间，有个患者颈部的肿瘤在一年之内，就从枣粒大小长成了鹅蛋大小。当地医院化疗不起作用后，她的儿子到群里求助。当大家问起相关的病情、化验结果的时候，却是一问三不知。细问病史，患者已经患病六年了。有个博士病友就问他，六年的时间，都干什么去了？早点儿了解一些知识，何至于此？而且为什么看到肿瘤长大不治疗，生生拖着要等一年多，长到鹅蛋大小才着慌抓狂？我们大家都是又急又气。这个患者的儿子说，他们就是觉得手术了、出院了，就万事大吉了，不知道还有后面的事，也不知道该怎么治……类似的事情，经常出现。我们发现，越是文化程度高的人，对病情的治疗越主动，效果越好；越是文化程度低的人，对治疗越是没概念，不重视。还有的人认为看病完全是医生的事，自己完全不走心，等出现问题再找医生，可是那时候又不知道该找什么医生。那才真是哭都没有泪了。

建议甲癌患者自己学习相关甲癌知识。因为甲癌一般发展缓慢，而且甲癌患者又有饮食要求，所以自己学习些相关知识，心里有底了，康复的会比较快。尤其甲癌患者需要低碘饮食，还是患者自己注意饮食比较好。其他癌症患者，建议家属学习相关癌症知识。因为大癌种疾病发展得比较快，患者一方面精力可能达不到，另一方面就是心理压力比较大，所以家属了解相关治疗比较好。

除了学习这些知识的能力，学习能力中还有对阅读理解和逻辑思维能力的特别要求。很多人逻辑不清，阅读理解能力差，导致根本不能正确理解问题。甲状腺乳头状癌10年生存率为95%，就是说10年后甲癌还能存活的人，大约占到95%。什么意思？就是10年之后，几乎都还活着，但是很多人就认为只能活10年。同样，他一看到5年生存率，就说自己只能活5年。这样的阅读理解能力，不是自己吓唬自己吗？逻辑不清，明明缺钙，却不敢吃药，害怕高血钙；说不要过度碘治疗，他说不用碘怎么治呢？这些都是明显的内涵外延范围搞不清楚。

还有人搞不清小数点后面几个"0"，哪个大哪个小……这些属于基础常识，但是很多人因此看不懂化验单上的指标是升了还是降了，以及如何正确调药。

另外，就是关于哲学的学习。

哲学的学习非常重要。哲学的学习，帮助你用没有对错的思想看待生活里发生的任何事情。没有对错，不加评判。任何事情都有不同的方面，不同的人对事情的不同理解，产生对同样事情的不同反应和应对，才有不同的结果。

一旦陷入"我得了癌症我就是失败者"这个旋涡里，就很容易消极低落。得了癌症也不一定就是人生失败。也许对于别人来说，癌症就是让生活急转直下了。对我来说，反而是因为我面对这个癌症，找到了它的意义之后，生活为我带来了一个大转折，打开了一个新的世界。我才有机会出版《风舞胡杨》，才有机会坐在这里和大家聊天。所以，我应该感谢甲癌。

生活不是用来评判的，而是用来体验的。生命也是用来体验的，来什么，就接着什么。我这几年，体验到了各种各样的身体疼痛，所以别人一说他怎么疼，我就知道他问题在哪，这不就是经验吗？这经验不也是独一无二的财富吗？

除了学习知识，还需要有自省的能力。一定要自省、反思，为什么是自己患癌？找找原因。是因为外部环境，还是因为自己的生活习惯、生活理念，或者是自己的性格和思维方式造成的。只有找到问题的发端，才有可能从根本上改善身体，使自己增加康复的机会。只是一味依靠医疗而不去改善自己的不良习惯和问题，康复就永远是被动的。

另外，每一次治疗，效果好的时候要总结，效果不好的时候要思考。这些都是必需的能力。

自学和自省是放在一起的，一个是向外的，一个是向内的。只有内外兼修，才有可能让自己更好。

2. 公关能力

关于公关沟通能力，我们最主要的一项就是向医生求助。

和医生的公关能力，直接决定你看病的效果，同时也考验每个人的个人素质和修养。个人素质高的、修养好的、对人有礼貌的，就更容易跟人沟通。这个在平时的生活中就会有体验，只是在需要和医生沟通的时候，效果可能更显著。

我在这里说两句对医生的认识。现在社会上"医闹"特别多，我觉得我作为一名资深的患者，需要为医生说几句话。

首先我们要认识每个人的个体差异。癌症患者需要明白一件事：每个人都有个体差异。患癌这事，很大程度上，治疗和预后都要看运气。这个运气，指的是患者的癌种、癌症病灶的位置、癌症的基因分组以及每个人的个体体质，另外还有发现癌症的早晚。癌种不同，甲状腺癌、前列腺癌比起肝癌、肺癌、胰腺癌来说，发展就比较缓慢，相对的生存期就长。同样的癌种，细微分组不同，生存期和预后也会完全不同。都是甲癌，低分化和髓样癌的生存期远比乳头状和滤泡状癌生存期短，低分化的预后一般就是3—6个月，乳头状和滤泡状的预后也许是几年，甚至几十年。同样的甲癌乳头状癌，有的人是高分化，有的人是中分化或者低分化，病情发展的快慢也完全不同。有的病友停药准备碘－131时，甲状腺球蛋白（TG）指数两倍增长，有的病友却是百倍增长。病灶的位置也有很大是运气，有的是单发的，长的位置也不关键，可以手术，那就可以多活好久；有的运气不好，在器官的关键位置，又是密集多发，不能手术，生存预期就明显不乐观了。我爸爸的肝癌是多发性的，肿瘤不停地长，一长就是一大堆，他就要不停地做治疗；我妹妹同学的爸爸是单发性肝癌，手术把肿瘤拿掉以后十几年都没有复发。我们甲癌患者，大部分淋巴结可以清扫；但是有一个病友，他的淋巴结包绕了气管无法分离，所以只能做气管切除术，找了个金属管替代部分气管，术后他就不能说话，生活质量极大下降。对于远端转移，大部分都能做碘－131治疗，但有的人第一次就不吸碘。另外，癌细胞基因突变指数不一样，癌细胞活跃程度不一样，癌发展的快慢就不一样，生存期就有很大差别。此外，有的人除了癌症之外，可能还有心脏问题、肝功能问题、糖尿病问题、高血压问题，等等。也许有很多对别人治疗特别有效的手段，换成你就不行。这些情况都是有可能发生的。所有这些情况，都有非常非常大的不确定性。

因为有这个非常大的不确定性，所以治病的结果就有很大的差别，必须得能够正视这些差别。不能病治好了就觉得是医生应该做的，病治不好就觉得是医生害的。

对于医院和医生，我觉得一定要清楚一个立场：病人需要医生帮助，一起对抗癌症和死神。所以医生和病人，其实是同心协力、共同战斗的关系。想要你命的，是癌症，不是医生。如果你不能对你的医生充分信任，那你会对医生的建议和治疗打折扣，治疗就不会顺利。虽然现在社会上有很多医患矛盾，但是我相信绝大多数医生都是有责任感和使命感的。没有哪个医生想治死你，你要是不去找他看病，他可能这辈子都不会认识你。医生不是上帝，和我们普通人没有什么区别，有的只是职业差距。而且医学本身就是循证科学，很多未知领域，医生也没有办法。癌症至今仍是未解之谜，有些病情是超出医生和医学能力的事情。医生常做的事情，就是有时去治愈，常常去帮助，总是去安慰，所以不要期望医生去做超出他职业能力的事情。要理解医生治疗能力的局限，才能更好地和医生协作，治疗自己的疾病，能努力的地方一定全力以赴，该听天由命的地方就要听天由命。

很多人都跟我说，让我找第一次给我做手术的那两个实习生大夫打官司。是不是超过诉讼时效暂且放一边，我是不会找他们打官司的。因为医学就是一个实验科学，每一个医生都需要从实习生练习，才能一点儿一点儿地积累经验，最后成为专家。医学也是需要传承的。如果每一台手术都只有最好的专家去做，没有实习生的机会，那医学会断层的，最后受罪的还是病人。而且就算是我打了官司，赔我一笔钱，也改变不了我的人生。我的身体已经受损了，这个东西是拿多少钱也买不回来的，钱不是解决问题的唯一办法。而且本身生病这个事情，就是有一半不确定性在里面的。

所以无论你找哪个医生看病，都需要接受这个选择带给你的后果。我们每个人生活中都需要学会承担。

3. 统筹安排的能力

除了看病，我们还需要生活呀。怎么在生活里兼顾工作、家庭、孩子和老人，怎么把看病和其他的生活事件合理安排，都需要统筹安排的能力。否则家里就乱套了。而且抗癌是持久战，不是凑合三两天就能过去的事情。生活需要继续，合理安排各种身份、各项生活，让日子进行下去，挺具有挑战性。

我们家最要劲的时候，就是我爸妈同时住院。我爸手术，我妈高血压调药，还不在一个医院；我还要吃中药，我儿子要跆拳道过级；只有我，老公和我妹妹，妹夫在深圳，妹妹家孩子还小，我不能熬夜。只有我老公和我妹妹，分别在两个医院，照顾两个病人；两个半人，照顾俩人，外带俩孩子。一两个星期，你说难不难？但是我们安排得井井有条，什么都没耽误，把我爸我妈治疗好，孩子还考级通过了，中间还给我过了一个生日，老公还自己做的爱心牌蛋糕。而且有过这次经历之后，我们大家都觉得内心更强大了。每个人都说，还有什么难事呀，啥都能应付。还有什么比内心强大更让人愉悦的呢？

抗癌好几年，这个能力要没有，持续下去会很难。如果这种情况一直得不到改善，病人会觉得自己是个拖累，而打算放弃治疗，失去求生的欲望。只有病人觉得自己不是家庭的重大负担的时候，他才能有更多的意志力求生。

4.决策力和行动力

在癌症的治疗当中，会不断地同时出现各种问题，而且有时候有些治疗措施都是姑息的，有的甚至是相互矛盾的。爸爸后期肝腹水，肚胀得难受，抽了会舒服一点儿，但是腹水里是大量的蛋白质，一旦蛋白质大量流失，人很快就不行了。抽100毫升的腹水，损失的蛋白质需要10支人血白蛋白补充。这些状况本身是相互矛盾的。该怎么办？

在纷繁复杂的事情面前，你必须要做出唯一的选择。而到底选哪个，选定之后能不能执行，能不能付出行动，这些都是考验。在这些问题中，没有绝对的对和错、好与坏，甚至连适合不适合都不知道。但是有些状态下，必须有一些抉择。此时能不能抓大放小，能不能找到问题的主要矛盾和次要矛盾，能不能看到问题的核心本质，找到解决方案，都是对家庭决策力的考验。同时，有了想法，能不能迅速得到执行，能否实现，又是对执行力、行动力的考验。

以琥珀紫病友为例。肺部有积水，气管有结节，影响呼吸。连续一个多月，只能坐着睡觉。而且找的当地医生不敢给他手术，我给她出了治疗方案，请她去北京、天津，找大夫会诊。之后，没有行动力。半个月之后给我打电话哭，一问，还是什么都没干。这样的行动力，怎么行？

5.适应新的生活能力

从检查出患癌那天，生活就跟过去不一样了。

以后的生活节奏会比以前快得多，而且精神压力很大。怎样尽快地适应新的生活形式和生活节奏，也是一项考验。

很多人生病之前，只有工作和家庭。以前全力以赴是工作挣钱，朋友也少，爱好也少，生活像一个纸片一样，是个平面的。一旦手术，突然不工作了，人都是空的，生活也一锅粥了，精神世界很容易坍塌。因为这样的生活，非常容易被击穿。加上身体不舒服，新生活不适应，就更会增加痛苦的感觉，觉得生活一无是处，没有任何希望了。因为没有朋友，就会把全部压力全都压到家属一个人身上，一两天没事，时间长了，家属就受不了了。我知道有很多癌症患者离婚的。很多家属最后选择离开，就是因为难以承受这么高强度的压力。本来身体就垮了，一离婚，生活就更觉得天塌地陷了。

我手术以后，吃中药期间有段时间抑郁。每天晚上一准备睡觉，就开始哭，连续哭了一周以后，我一有哭的想法，我老公就说："又来了。"我马上意识到，不能再在他面前哭了，压力不能只给一个人。所幸我有很多朋友。我可以今天见见这个朋友，明天见见那个朋友。我还有很多爱好，今天做点儿这事，明天做点儿那事，这些生活压力就比较容易缓解。而且我从发帖子之后，我打开了看向世界的另一扇窗。我的生活一点儿都不枯燥，对家庭、对生活的影响都非常小。

荨麻疹之后，我不敢跳舞了，什么运动都停了。开始觉得特别不甘心，特别不情愿，但是我很快就想通了。不能玩动的，咱就玩静的，我就学茶艺、做缝纫、写大字。后来还玩起了超轻黏土，那时我才发现，我对世界的观察太粗糙了。随着黏土水平的提高，我对世界的理解更加细腻了。我把静的玩出花样来，生活还是很有趣的。

所以说，增加丰富生活的维度，可以更好地应对生活的突变，同时可以多一些负面情绪的排遣途径。要努力把自己变成一个球状的。如果一个人平时朋友很多，又有很多生活爱好，同时还有除了工作单位之外的其他挣钱的能力，那么他受生活重创的程度就会小很多。压力大的时候，可以找几个朋友倾诉，这对抗癌、对婚姻家庭、对调整情绪都是非常必要的。

6. 情绪调节能力

抗癌是个系统工程。所以，作为癌症患者和患者家属，我们需要做的最重要的功课，就是接受现状，接受即将到来的生活和身体的变化。我们需要做的一个非常重要的功课，就是调整心态，接受事实，做好情绪调整。

不管是谁，拿到癌症诊断书，情绪都会崩溃的。但是情绪发泄解决不了问题。哭是不可避免的，但是哭过之后，还是需要认真对待现实，尽快进行情绪调整。

推荐大家看看美国著名的心理学专家M. 斯科特·派克的著作《少有人走的路》系列。这是有关心理学的图书，在美国连续二十五年占据畅销书排行榜。确切地说，这是一套关于心智成熟成长的书，其中三本我看了好几遍，看完以后感觉醍醐灌顶。我也推荐给了我的病友和朋友们，他们都觉得在这个时期看到它很受益，它让我们在遇到困难的时候心理更强大。不过这套书读起来并不容易，读完之后要真正有所改变也非常不容易，推荐先读第三本——《与心灵对话》。

在《与心灵对话》中提到，美国医学博士伊丽莎白·库伯勒·罗斯在《论死亡和濒临死亡》一书中总结说，人在濒死时会经历一些特定心理阶段。它们的顺序是这样的：否认→愤怒→商讨→抑郁→接受。

患者首先会否认，认为这一定是弄错了，它一定不会发生在自己身上。但是这种否认不会起太长时间作用。于是便开始愤怒，对医生、护士、亲人，甚至上帝愤怒。当愤怒不起作用的时候，进入商讨阶段，会说"没准我怎样怎样，病就会好转"。当这些都没有产生效果时，就会变得抑郁。如果能同抑郁进行抗争，那就到了第五个阶段——接受。这是一种难得的心灵上的宁静。但是多数人都未能达到第五个阶段，大部分人都是在第一到第四个阶段徘徊。

这个总结非常到位。我和我接触过的每个病友大多有过这样的情绪变化。开始都会哭个不停，觉得"怎么可能"，再然后觉得"为什么是我"，然后就是"好吧，我能怎么治疗呢，治了是不是就好了，难道我真的就要死了"，如果出现病情反复，有可能还会出现一遍又一遍的重复情绪波动。在愤怒和商讨的阶段，患者的大部分精力都是在发泄不满的情绪，想一切办法回到原来的生活轨道里去，动用一切资源企图把身体完全治愈，消灭治疗的后遗症。处在这个阶段的患者，经常会买大把大把地买保健品和补药，会不停地换医院、换医生去治疗。过度治疗也常会发生在这个阶段。此时如果如实告诉他，某些情况根本不可能恢复的时候，他们是完全听不进去的。此时的求助，更多不是求助，而是找个人宣泄情绪。即使别人给出中肯的建议，他也会因为和自己的理想偏差很大而拒绝思考和接受。他们带有非常强的结果倾向性，是最容易被忽悠、上当受骗的群体。但是也只有经历过这个阶段，现实生活不断地告诉他真相，他才可能从幻想中走出来。直到最后认命，"好吧，我就是癌症了，我就是这样了"，心态上才能相对平和一些。也只有心态平和些，患者才能在后面的治疗和康复中比较理性、比较主动，并且更愿意配合医生和家属，从而承受一定程度的痛苦来维持生命。

其实大家可以看到，《风舞胡杨》里讲述的就是我接受患癌这个现实，人生才得以改变的经历。我花了一年的时间来接受现实。开始我也一样，一拿起病历就哭。我就不能想。一想到我手术后要过的生活，我就觉得活着太没劲了，很痛苦。但是直到有一天，我接受我就是这样子了，不管怎么哭都不可能改变这个事实。我决定找到甲癌对我的人生意义，我才有写出这些经验的动力。分享出去之后，才有了我后来整个翻天覆地的人生变化。《风舞胡杨》就是一部女屌丝逆袭记。没有那篇"天涯"里发的帖子，就没有全国病友；没有那么多病友，就没有我自己的治疗转机；没有这些故事，也就不会有《风舞胡杨》这本书，也就不会有我今天在这里和大家分享感受。我是切身体会到了接受命运本身所带来的人生转变。谁说遭遇癌症就一定是坏事呢，我患癌带给我的这些人生转变，就是我没有患癌之前做梦都想不到的。

患者有这些情绪波动都是非常正常的，家属也不要因为一看到患者哭就抓狂。我们都有过这个心理过程，需要心理调适，慢慢调整和接受，只是有的人调整情绪快些，有的人调整情绪慢些。不过希望患者都能尽快调整好，严重的负面情绪会加重病情。

《心灵地图》里说，"差不多所有的疾病都是心理、心灵、社会、生理等综合因素的结果"，"生活就是在你已经规划好的事情之外所发生的事情"。

通过这几年身体力行的经历和反思，我觉得这些话是至理名言。生病、患癌是一个长期形成的过程，癌症不是一天之内形成的。癌症的发生，证明我们之前的生活有很长一段时间是不科学、不健康的。患癌是由于我们长期忽视了身体和心灵的健康才导致的，它其实是一个提醒，明确地告诉我们，曾经的生活方式、思维方式或者脾气性格都有不健康的地方。癌症让我们不得不停下来审视自己曾经的生活，让我们必须停下来好好休息、治疗、调整和改变。好比一趟很久都没有检修的疾驰的列车被突然拉急刹车，被迫从一条大道拐弯到一条荆棘密布的小道上。也许在小道上蜿蜒许久，也许是急停，但不管怎样，拐到这条小路上，都不是我们想要的生活。但是生活总有着在你的计划之外无法掌控的部分。常常看到，哲学家和身心灵大师在看待这些意外的时候，用了这两个词："接纳"和"臣服"。面对突然来临的癌症，除了接受，别无他法。虽然我们有一百个不情愿，但是没有比接受事实更切实际的做法了。

和出车祸、飞机失事、地震、突发心脏病等情况导致的突然死亡比起来，癌症患者的死亡应该可以说是命运之神很大的慈悲。因为癌症患者有时间思考和准备，清楚地知道自己的时间进入了倒计时，在有限的时间里，可以做自己认为最重要的事情，这就是死神给予癌症患者最大的恩赐，也是我觉得家属不能剥夺患者病情知情权的重要理由。

与其花大量的时间哭泣和不甘心，不如及早接受事实，充分利用所剩不多的宝贵时间，做自己认为最重要的事情，让自己的人间行最大限度地不留遗憾，这样才更重要吧。

调整负面情绪真的是一门重要的功课。

　　从发现患癌，到经历手术，再到出院康复，这个阶段中每个患者的情绪都会像过山车一样，各种情绪突如其来，呼啸而过，应接不暇。发现癌症时的震惊、害怕死亡的惶恐、不愿意听天由命的愤怒、为家人亲人的担心、对治疗的满怀期待、对亲朋好友关怀的感动、对手术疼痛的忍耐、术后反思的感慨、术后生活不便的失落、对后期治疗费用的焦虑等，很多很多说不清、道不明的复杂的情绪，可能一辈子没有经历过的情绪都会在这些天里密集地遭遇，而且会在治疗过程中不断反复这些情绪经历。这些经历是癌症患者独一无二的情感体验，我们没有选择，也不可能逃避。

　　我也不知道有什么好办法调整情绪，大量的病友都处在这种情绪之中。病友蛤蟆的表现太典型了。他是乳头状甲癌，病情轻微，患病时出了名的惶恐焦虑，写了八万字的遗言，术前带父母出国旅游。术后康复得很好，但是他仍然不放心，每天诚惶诚恐的在群里签到"阿弥陀佛，长命百岁"，已经坚持了三年，看样子还会继续坚持下去。我们几个病友曾经劝过他，康复很好，不要这样惶恐和焦虑，他的病情轻，完全没有生命危险，好好生活吧。但是他不愿意听。后来有病友总结，他是很享受这样的纠结。我每天看他这样签到，觉得很心疼。但是谁都叫不醒一个不愿意睁开眼睛的人。如果十年后他发现自己仍然好好活着，会不会后悔自己这十年都在严重焦虑中度过？明明他可以活得更有质量、更潇洒、更惬意。像他这样的病友太多太多了，总是非常焦虑、非常惶恐。

　　癌症这个可怕的字眼，像文身一样深深地刻在每个患者的心里。每一次检查结果的波动，都会让我们的情绪起伏好几天，担心、焦虑、惶恐这些情绪总是不请自来，又常常挥之不去。常有人说，癌症患者三分之一是吓死的，三分之一是过度治疗治死的，还有三分之一才是上帝要带去的。这个吓人的说法，其实就是因为负面情绪作祟。家属选择隐瞒病情，最大的考虑也是出于担心患者负面情绪太多导致病情恶化。

我总是用"戴枷的行者"来形容我们癌症患者。不管是早期癌症患者，还是晚期癌症患者，我们都有一顶枷锁在身上。正因为调整心态太难了，所以这是癌症患者最重要的一门功课。

我们每个人在经历治疗的过程中，有情绪的起伏很正常。不管男女老少，不管在白天还是夜晚，不管面对亲朋好友还是独自一人的哭泣，都是正常的、自然的、符合人情感需求的。那种为了表现自己坚强，不肯在人前流泪的也不足取。嘴上说一定要坚强，不过是口号。不是哭了就不坚强了，也不是不哭就一定坚强。

科学研究发现，真心流下的眼泪中含有大量与压力有关的激素和神经递质。眼泪是身体在压力下清除有害物质的途径，而忍住不哭也就让身体无法自然排毒，最终会导致免疫力、记忆力和消化能力都会受到影响。所以哭吧哭吧，不是罪。

但是长期的抑郁和悲观消极，对身体会产生多种伤害。血清素和多巴胺是大脑里两种跟快乐有关的神经递质，心情好时，它们的含量就高一些。血清素的另一个重要功能就是帮助降低痛感，有45%的抑郁症患者同时会伴有各种生理上的疼痛。所以，患者长期悲观消极不仅对身体不好，还会加重身体的痛感。

如果长时间压力过大，人会记忆力衰退、思维不严密、免疫力下降，生殖能力也会受到影响。压力还会激化过敏反应，在紧张状态下，患者的过敏症状会加剧2—4倍。

经常发怒对身体的影响相当大。不仅发怒的当下会导致血压升高，在怒火攻心后的整整一个星期里，只要争吵的情景回到脑海中，人体压力指数就会再次回升。手术后身体已经不适，还和家人吵了30分钟，那么身体要比原来再多花上一天才能完全恢复。如果患者的脾气历来火爆，一直很容易和人起争执，他的自我修复能力很可能要比其他人慢上整整一倍。

只有心情愉悦了，身体才能康复得更快。

有数据说，每当人体多分泌27%的能够令人心情振奋的β-内啡肽，帮助睡眠和细胞修复的人体生长激素含量会随之提高87%，而这只需要去看一部搞笑电影就能做到。而且，哪怕只是想笑而没笑出声来，也能够抑制与情绪低落相关的皮质醇和肾上腺素的分泌。人在大笑的同时会抑制许多不必要的压力，这也是我们总说"康复需要情绪平和，让自己保持精神愉悦"的原因。

当人体内催产素含量上升时，会随之释放出大量DHEA激素。DHEA不仅能够延缓衰老、缓解压力，更能够促进细胞重生。爱、感恩、满足感都会刺激催产素的生成。当心情开朗或有强烈的归属感时，心脏会分泌催产素，在它的作用下，神经系统渐渐放松，压力也得到舒缓。同时，体内组织的供氧量大幅增加，复原速度进一步提高。所以，让患者处于能够感受到爱的环境里，如果能感恩生活的一切赐予，增加自己生活的满足感、幸福感，也能够加快康复的进程。

医学界"肿瘤频道"有篇报道说，癌症是一种以局部组织异常生长为特征的全身性系统调控失常的疾病，具有一些特定性格特质（比如神经质、易怒、悲观或者孤僻）的人群更容易成为癌症患者。试验证明，器质性乐观与更高期望的个人在癌症治疗中效果显著相关。研究者认为，精神因素对癌症的发展有微妙的关系，需要引起重视。器质性乐观是对未来好结果的总体期望。研究者认为，乐观是一种人格特质，拥有较高器质性乐观的个体对未来的事件报以积极的期待，相信结果会向好的方面发展，这种乐观的特质会帮助个体更好地处理挫折，也会使个体具有更高的挫折承受力。

很多中医理论也在讲，每个脏器都主一种自然的正向能量，如果外界环境打破了身心平衡，就会产生相对应的负面情绪。负面情绪过多，就会堵塞脏器的经络而生病。胆主焦虑，肝主愤怒、指责，肺主悲伤，大肠经主懊悔烦恼，胃主急躁，脾主抱怨和委屈，等等，这些负面情绪和脏器功能都是相互影响的。父亲去世之后，我总是哭，悲伤的情绪很难化解，但是每次哭完，我都能感觉到肺的疼痛。

一个印度身心灵大师讲过一段话："每种情绪触动身体分泌特定化合物（例如酶、激素），而特定的化合物的分泌反过来也影响情绪，两者是相互依赖、相互影响的关系。情绪与激素的相互平衡，对保持身体免疫系统处于最佳状态担负着关键作用。如果能保持情绪与激素的平衡，遇事不过度反应，避免情绪化，将情绪控制在正常水平，可以避免疾病，包括癌症。如果能减轻情绪强度，将影响激素分泌。这样，就能在体内创造一种平衡，患癌风险将降低，如果已经患癌，癌细胞逆转正常的概率将会增加。所有的负面情绪都会导致生化反应及激素分泌的失调。"

一些心理学的文章的看法是：每种疾病都指向一个长期忽略的内在的情绪问题，身体上的症状使情绪问题能够在另一个层面为你所见。因此疾病有着提示的作用，它向你指出需要疗愈的地方。

总之各种理论都要求癌症患者需要积极乐观的情绪，避免负面情绪才能有利于病情的控制。所以在术后康复的漫长的日子里，经历过这些过激的复杂的情绪过山车之后，应该尽快让自己的心情平复下来。心态需要耐心地调整。

我们活着的目的是什么？只是单纯的活着呢，还是让我们每天都活得精彩呢？如果每天都是行尸走肉，或者沉浸在惶恐、焦虑、害怕、担心这样的情绪里，又怎么能体会活着的美好呢？

大家看，上面说到的所有的能力，是不是也是日常生活里，我们都需要学习的能力。只是患了癌症之后，让我们集中体现了这些能力的掌握情况。能力不高的，就会觉得日子没法过了，全是坎；能力高的，就能很好地协调这些问题，既把病看好，又能让家庭顺利地运转下去。如果问，为什么要孩子们好好学习，掌握这些能力？我觉得不是为了飞黄腾达，而是为了在这些紧要关头、危急时刻，能够有能力自救。

癌症让我学到什么？

1. 不要考验人性

抗癌是场持久战。一件事短时间去做，对于大家来说，都没有问题，有些困难，扛一扛就过去了。可是如果这件事情需要持续进行半年、一年、两年、五年……对一个家庭来说，就是一个大问题了。

长期抗癌，对家庭来说，最重要的不外乎两件事：钱和人。

首先说钱。这是最现实的问题，治疗癌症需要花钱。

目前我国的医保政策是给普通人的基本医疗保证，不包括特殊疾病治疗。各地虽然都有大病特病的优惠政策，但是这个政策对于癌症患者来说，杯水车薪。全国医疗资源严重倾斜，好医院都集中在北上广。有的病情复杂，在当地看不了，就必须要到外地看病。很多地区的医保政策限制很多，到外地看病能报销的范围很小，而且报销比例也比在当地低。到这些大医院看病，检查费都是非常贵的，一个CT一千多，一个核磁一千多，一个PETCT一万多，还是自费项目。可是为了弄清楚病情，就是得做呀。一万多的费用，有时候就是一家人大半年的收入哇。如果要手术，手术费用也是非常高的。

我做碘治疗的时候，需要一直打针不能停药。一支针便宜的时候一万五千元，贵的时候两万三千元，去北京住院进行一次碘治疗花了四万元。这些都是不能报销的。我在治疗期间卖了一套房子。

我爸爸吃了三个月靶向药物，一个月两万五千元。到后期弥留之际，每天打两支人血白蛋白，每天差不多花一千多元，一直打了二十多天。爸爸病了四年三个月，除去医保报销的部分，花了大概五十万。爸爸为了看病，也卖了一套房子。

除了治疗这一项之外，患者看病还有大笔的开销是需要自己负担的。如果去外地看病，车费、路费、住宿费、饭费、病人的营养费，都是一笔不小的花销。北上广的消费水平与二、三线城市甚至农村差别巨大。北京的快捷酒店一晚上都要三四百元，可是去北京看病的人那么多，看病那么难，到北京检查，等一周的时间都是快的。如果要手术的话，住个把月太常见了。这些住宿费都是一笔大的费用。所以北京的医院附近的地下室、民居的出租屋永远人满为患。因为这些地方的费用还相对便宜一些，普通人还能负担得起，不管条件多艰苦，病人和家属都会住。最能吃苦的，就是癌症病人和家属了，因为要看病，要活命。

还有路费。往往看病不是去一次就解决了，有的需要不停地复查。有的半年一次，有的三个月一次，还有的需要一个月一次。广州的病友海洋大姐的老公是甲癌，入组协和的靶向治疗两年了。虽然入组靶向治疗可以不用花靶向药物的钱，但是需要每半个月来一次北京。海洋大姐的老公自从吃了靶向药物开始，手足脱套，手和脚的第一个关节的皮肤都脱掉了，露出真皮。大哥说他每走一步，就像踩在玻璃渣子上。为了让大哥少受点儿罪，他们每次来京都选择坐飞机。每半个月一次飞机往返，光两人机票的费用，两年下来就是一笔巨额开支。还有很多病友吃的靶向药物不是免费的，一个月两三万的药费都是很平常的。

人生病之后，必须加强营养，各种营养品都很昂贵。冬虫夏草、灵石、石斛、人参、鹿茸、海参，都是病人家里的贵客。即便吃不起这些高级营养品，日常生活的饮食也需要调理。即使全家饿肚子，也要保证患者的营养。这些营养品是日常开销之外不能缺少的一部分。

如果人患病几个月，大多数家庭还是能承担得起的，但是病情如果就这样持续几年，有多少家底，也败光了。在房价升值这么快的时代，大家都在买房子等升值，可是很多癌症患者需要提前卖房子去治病，生活的巨大落差显而易见。如果不能有持续的经济来源，这样不停地看病治疗根本不能维系。所以到最后人财两空，就是残酷的现实。

钱只是一方面。比钱更重要的是人。

先说人手。长期患癌的家庭，急需人手。先说手术期间。家里有一个人做手术，几乎就是全家总动员，陪床的、做饭的、看护的，都不能少。住院期间的轮值，有人能替换，还不耽误多少事。难的是后期养护和病情发展时期，如果需要不停地去外地看病，或者病人需要不停地住院放、化疗，或者晚期病人生活不能自理的时候，最需要的，就是有足够的人手。一个病人至少需要两个护理的家属来回替换，值夜班的人必须能在白天有时间补觉。这是持久战，不是熬一天两天的事，持续时间长了，家属就吃不消。如果因为一个病人再搭进去一个，就更得不偿失了。所以如何替换人力，保证家属在正常生活下还能够持续有精力照顾病人，对于每个家庭都是不小的挑战。

两个人都来看病，经济来源就是问题；如果另一个上班，患者就没有人照顾。人手是个非常大的问题。请护工的话，就又多了一份经济开支，而且护工的照顾水平也很难保证。

我多亏有个妹妹。要没有这个妹妹，我都不知道会不会熬过来。我爸患病后期，我妹妹一家放弃深圳的发展，回来照顾我爸妈的日常起居。我那时候治疗的密度很大，身体不好，也不能熬夜，照顾我爸爸的任务都落到我妹妹身上了。好几年的时间哪。我爸每三个月，后期是每个月一次手术，最后的两个月，全靠我妹妹和妹夫每天晚上值夜班。我妹妹的功劳是最大的，她承担了非常多照顾父母的责任。

　　双方都是独生子女，组成的家庭所面临的问题更残酷。如果壮年出现癌症，对家庭来说真的是毁灭性的打击。夫妻两人，都没有兄弟姊妹，两边父母四个老人都七十多岁，孩子又还小，生活压力本身就很大。此时有一方患癌，家属连个帮手都没有，患者的压力就特别大，要陪着患者看病、照顾他，就没有办法来挣钱。一个人要照顾养活六个人，短时间好说，持续一年、持续两年，这个家怎么维系，都是很现实的问题。我的发小和他妻子都是独生子女，为了不拖累家庭，他宁可希望早点儿结束生命，把钱留给父母和孩子。他患癌后就特别悲观，抗癌意志力也不强，患癌一年多就去世了。

　　在这样的高压生活下，一定会遇到什么？是人性。

　　我这几年的生活里，看到了特别多关于人性的一些实例。在看病过程中遇到外面的人性恶劣就不说了，魏则西事件在现实生活里一点儿都不少。我主要说说在家庭内部反映的人性。

　　有个病友，他父亲肺转有积液。他不敢让他父亲停药做碘治疗，找我要T3。但是T3非常紧缺，我自己的药都不够，而且他借的药量，二十粒是我差不多半年的药量。当时全球缺货，我没有多余的借给他。我建议他打TSH，当时这个TSH好找，一万五千，他说不能报销。他是不肯停药，又怕花钱，非要找人要T3又找不到。总之是能办的不肯办，不能办的又强求。别的病友还发了跟他聊天的截图，他说钱根本不是问题。但是他又到处找人捐款，还口口声声说孝顺，怕老人受罪。病友们发现，他只是不想自己掏钱。群里的病友2W说他是假孝，总是嘴上说还不见行动。一天他又在群里喊没办法的时候，2W就把他从群里踢掉了。我们大家还说2W："你怎么这么没有同情心？"结果2W给大家发来截图，就是把他踢掉以后他给2W的留言，全是恶毒的诅咒。后来没多久他父亲就去世了。大家听到以后什么感觉？这是对自己的亲生父亲呀！

由此，我看到因患癌在婚姻里会出现的三种状态：

第一种是顺其自然。

大部分人是这样的，也花钱了，也尽心了，把家掏空了，人也没留住。

第二种是反面例子。

爸爸的病友。妻子一听说她爱人还有六个月的生存期，就说："那他怎样也是要死的，还治什么呀，白花钱。不治疗了。"被医生训了一顿才做了个小手术，四个月以后就去世了。

Lily婆婆当着Lily的面，对Lily的老公说："你快别忙活了，你把钱都给他花了，她死了，你怎么办？"

福建的小草。老公有小三，她手术的时候就当天照顾了一下，之后就再也没有露面了。

深圳的小雯。男朋友知道她患癌就跟她分手，理由是"如果你死了我怎么办哪"。

还有老公听说老婆患癌，带着银行卡扔下孩子跑了的。

我不知道大家听完这些话什么感受。反正我想，如果我在这个生死关头，听到家人这么对我说话，我心都得碎了。但是我可以理解他们。

面对每一种困境，每一个人都有选择留下或者离开的权利。所以每个人的选择都是有原因的、有道理的，都是可以理解的。

每个人都有无奈，对待金钱和生命的态度和观点，都不一样。也许，他们面对没钱的恐惧，比失去你更恐惧，他们不能承受和面对那样的一种生活。

第三种是像表嫂和春蕾姐一样的人。

这是榜样。他们给我特别震撼的力量。

一个榜样是我表嫂。表哥手术以后就瘫痪了，七年，二十八次化疗，花钱无数。所幸我哥以前挣得不少，还有些积蓄。表哥压力特别大，有段时间就是不想活了，觉得自己是个拖累。但是表嫂特别能干，特别有经济头脑，之前几年，攒了两套房子，都租出去了，表嫂自己的工作也可以不耽误，经济上没有受大的影响。而且嫂子是兰大哲学系的学霸，她看问题非常通透，自学能力也强，自学了神经内分泌癌的知识，后来表哥的治疗方案都是表嫂和专家商量出来的。表嫂还自学中医，她能根据我哥化疗以后的反应，看舌苔给我哥进行一点儿中医调理。

她还学会了针灸，表哥后期的腹水等症状都是嫂子用针灸缓解的。表哥在事业风光之时，就对表嫂很呵护，在卧床不起的时候，还是想尽其所能地呵护表嫂。表嫂自学针灸的时候，表哥担心表嫂把自己扎坏了，就让表嫂在他的腿上练手，说反正他不觉得疼，扎坏了也没事。表嫂对我说起表哥，总是说："你哥哥人太好了，他太善良了，我找不到一点点理由放弃。但凡他有一点儿不好，我可能也没有力气支持下去了。" 就这样，在表嫂一次又一次的努力下，一次又一次从死神手里把表哥拉回来。直到最后，表哥消耗尽了身体的最后一点儿物质基础，没有任何办法能挽留的时候，在睡梦中握着嫂子的手安详地离开了。

我在住院的时候遇到了春蕾姐。她老公患肾癌透明细胞癌十二年。十二年哪，前面讲的这么多问题，春蕾姐和她老公承受了十二年的压力。春蕾姐不但承担照顾大哥的任务，还负担着家庭主要经济来源。他们家，春蕾姐是负责挣钱的那个人，而且十二年来，一如既往地把大哥照顾得不错，病情控制得也不错。大家可以看到这是多大的意志力呀。

从春蕾姐和表嫂身上，我看到了什么叫患难与共，什么叫不离不弃。看到她们，我觉得她们特别伟大。

所以不管遇到什么样的情况，都别去考验人性，也尽量别把这些难题留出来，否则你很可能会失望。同时，我们能做的就是努力做到被别人认为你更值得。即便在你最需要关怀的人生最后的阶段，当你无法生活自理的时候，别人愿意因为你的好，愿意为你付出、给你花钱、给你熬夜、给你炖汤、给你擦洗、给你抚触，愿意用你需要的方式爱你，因为你值得。所以做一个好人，不是为别人，而是为了你最后可以有人愿意让你有尊严地离开。

2.学习选择和放下

关于选择。

抗癌过程中会不断面临选择和放弃。例如，选择哪个医院，哪个医生，用哪种治疗方式，中医西医还是野医，本地看还是外地看……

后期是选择不停地找医生求治，还是听天由命接受现实放弃治疗；是选择在医院还是在家里离开……

每一件事都是选择。

每一个选择都直接影响整个事件的走向。

每个选择都与思维方式、人生态度、生活理念有关，也受当时的环境局势影响。大家为什么痛苦，因为没有标准答案。没有人告诉你，这个选择会带来什么结果。每个人都是赌徒，每一个选择其实都是一把赌注。赌赢了，多活一段时间；赌输了，赔的就是自己的身家性命。

每个选择，都是在当下你的思维方式、人生态度、生活理解和环境局势影响下必然会做出的选择。这个选择，是唯一的，没有后悔，你也不能后悔。所谓的后悔是你经历了之后成长了，你在成长之后的那个当下，看曾经的那个你做的选择。如果你回到那个当下去看，你一定还会是那样的选择，受当时你的思维方式、性格模式，对事情的理解、把控以及当时的局势、外部环境所决定的。它一定是唯一的，你一定会这样选。如果你希望自己不后悔，那就努力让自己的能力和知识增长到足够把握住每一次做选择的机会。

　　也正是你的每一次选择决定了你成为现在的这个你，你决定了自己命运的走向。其实这个选择不是我们得癌症的时候才会有，而是每一次人生经历的重大转折都会有。升学、就业、在哪看病、找哪个大夫做手术，这都是选择，每一个选择都决定了你后面的生命的走向。

　　我吃五毒中药。当时就是唯一的选择，我不知道会伤肝肾。那时候就只有这个办法，如果重来一遍，我还是会选择这么做。

　　每次选择一定带来一个后果，这是因果关系、必然关系。每个选择都会对我们的生活有深远的影响，我们要学会为我们所做的每一件事情买单。每一个选择，既要承担它带来的利益，也要勇于承担它带来的后果。选择错了，带来的治疗效果不好，那你就得接受现实。我们的每一个选择导致了我们现在的这个现实。我们常年对自己身体的不认真、不爱护，导致现在患癌，我们要接受这个现实。只有接受现实，才能情绪好转，才有可能让自己的病情发展得不那么快，也同时可以让自己在有限的时间里活出更高的质量，这是相关的。

　　关于放下。

　　面对回不去的从前，就不要不停地回忆。每一次回忆，对自己都是个伤害。

　　过去不可留。不管曾经有多美好，现在都回不去了。对于术后有功能损失的病友来说，尤其如此。没有了乳房，没有了卵巢或者子宫，新添了疤痕，这些都严重影响心情。但是没有任何办法，手术必须要做，就只能接受手术之后的结果。

　　我在十一岁手术后脖子上有道非常明显的疤痕，那么多年每次照镜子都心里不舒服，要是我有个光滑的脖子该多好哇！尤其在青春期爱美的时候，每次照镜子都是煎熬。但是这个疤痕好不了啦，而且也尝试过，不能进行美容修复。除了接受就没有别的任何办法。时间久了，不去幻想重新拥有光洁的脖子了，烦恼自然就没有了。

第二次手术之后没有了甲状旁腺。我输了二百多天的液补钙，一顿不吃钙片就会抽，补钙有沉积差点儿高钙危象挂了。所以我经常对补钙有情绪。时常想如果当时手术能保留甲状旁腺该多好哇，哪怕给我留一颗呢？如果我能不用补钙该多好哇！但是现在的我，就是必须要每天补钙。怀念手术之前的一切都没有意义，徒增烦恼。

我的发小罹患神经内分泌癌，病灶在结肠上。手术需要把肛门摘掉，在腹部做造口排便。他是一个极其注意自己个人形象的人，认识他那么多年，他总是风度儒雅，所以这个结果他非常难以接受，现在的打击对他有多重，可想而知。但是手术不得不做。我突然意识到，这个手术对他而言，就相当于再世为人。之前的一切，对于他来讲就是恍若隔世。术后的他，每一次怀念从前的日子，都会是对现状的重重地精神打击。最好的办法，就是忘了过去，一切从头再来。

我突然顿悟了一个古老的故事的深意。那个古老故事讲的是在奈何桥上有个孟婆，每一个死去的人在投胎经过奈何桥的时候，她给每个人端一碗汤，这碗汤是忘魂汤。喝下这一碗汤，这一世所有的恩怨情仇都会忘得干干净净，每个人都要喝那碗汤才能继续过桥投胎。有不愿意喝汤的人，就要跳到水里忍受很多煎熬，才能走下去。

我小的时候，一直不理解孟婆，为什么一定要给人喝忘魂汤呢？为什么要把过去忘了呢？现在我突然顿悟，古人真是大智慧。因为如果过去太美好，现在不如意，总是带着对过去的怀念，就过不好现在的生活。可是过去又回不去，白白增加很多沮丧、懊悔等情绪。所以，为了下一世的平静，就要把这一世所有的事情都忘掉。一切归零，重新再来。

现在看来，每一次人生的大转折，其实都是一次重新投胎，再世为人。每一次对过去的怀念，都是对现在的伤害。只有把过去的生活忘掉，尽快接受术后的生活，才能减少心理负担和负面情绪。与过去做深刻的断舍离，是一门重要的功课。我想明白这件事之后，心里突然特别轻快。因为我之前一直在这方面做得不好，不会断舍离。但是在这次顿悟之后很长一段时间，都有一种发自内心的解脱、没有羁绊的愉悦。此时我的快乐，是由心而发的。当然，断舍离的功课并不容易，每个人都需要时间去接受现在。

活在当下。

我们大家常说的一句话，叫活在当下。活在当下是什么意思呢？老百姓的话就是别管将来，活一天算一天，将来的事将来再说。话糙理不糙。

过去已经回不去了，未来你也不知道是什么样，天天担心，反而过不好现在的日子。未来不一定来，但是你肯定是把现在弄丢了。很多甲癌患者总说担心复发，但是很多年过去了也没有复发，他的日子过得却像人间地狱，毫无生活乐趣。

这几年，我一直在努力理解活在当下这句话。我经常想，如果对未来都没有期待了，没有规划了，还有什么意思？我还是一个特别念旧的人，总是怀念过去的美好时光，过去的我就是一个对过去无比怀念、对未来充满期待，就是对当下不太在意的人。复发手术以后，我开始反复思考活在当下这句话。也看了很多书，包括哲学的、佛学的、老庄的、心理的、身心灵修行的。发现这些理论殊途同归，最后其实都是一个意思，只是各科有不同的说法，或者是法门和途径。

佛家常说，修行是吃饭睡觉。怎么修行？就是吃饭的时候就好好吃饭，睡觉的时候就好好睡觉。很多人就是该吃饭的时候吃不下饭，该睡觉的时候睡不着觉。灵修方面讲的是身心合一、觉察觉知的那个状态，讲的是一呼一吸之间，等等。

我理解的活在当下，就是全神贯注地、聚精会神地、认真地关注现在，不去怀念或者纠结过去，不去期待或者害怕将来。

所以最好的就是活在当下，把每一个今天过好，就是最实际、最实在、最有用的。投入地把当下安排的充实又开心，不去胡思乱想，活出质量来，特别重要。有想吃的就去吃，有想玩的就去玩，想念朋友就去见，有想法就去实现，做真实有意义的事情。活得简单又纯粹，其实很美好。有很多人说，癌症病人的活法和别人不一样，我觉得区别就在这里。我们如果想明白了这件事，就会把生活过得特别简单。没时间跟什么人钩心斗角，跟什么事纠缠不清，因为这些对癌症病人不重要，我们也就此放下很多过去放不下的牵绊和烦恼。这也是一种解脱。

我所体会的，能让我特别投入且非常清晰地感受到那种活在当下状态的时刻，就是当我全神贯注做一件事的时候。全神贯注的时候，内在身体的振动频率很高，是高能量聚集的状态。当意识、行动、身体达成完美的统一时，意识才能真正地平静下来，此时才能带来内在的宁静和喜悦。比如我在用毛笔字认真抄写《心经》的时候，认真地用缝纫机缝制床单时，仔细地按照方子做烘焙的时候，琢磨菜谱做饭的时候，还有捏超轻黏土、画画的时候，等等。就是完全投入其中，享受手工制作的乐趣的时候，那种静心安在的感觉非常棒。既能滋养心灵，又能获得生活的愉悦，对身体康复大有裨益。各种手作都可以带来这样的感受，大家可以体会一下。

向死而生。

既然每个人都会遇到死亡。癌症患者最后也都面临死亡。今天的最后，我们谈谈死亡。

从我开始患急性荨麻疹以来，我有过三次濒死体验。三次都休克了。当时已经没有意识了。在昏迷之前，我的五官，只有耳朵可以听到孩子叫妈妈的声音。所以如果有不想让患者听到的话，永远都别说。那将是最后消失的功能。

醒来以后什么感受?后怕! 我就想，如果我就这样死了，我会后悔吗? 因为我也特别担心，癌症暂时死不了，但是不定哪天我的荨麻疹犯了我可能就醒不过来了。

既然一定会死亡，那么什么样的死亡来临的时候，你觉得是可以接受的呢? 能不能做到如果有一天，死亡真的来了，我可以坦然地说："来吧，我准备好了。"怎么做呢? 我们还是用逆推的方式。就是如果这一天就要来了，要达到什么境界，我才可以很从容地说："我可以走了。"

我思考了很久，就是要做到两件事。

一是死而无憾。

大家可以对自己提问："怎么做，我就死而无憾了。我想吃的吃到了吗? 想看的看到了吗? 想做的做到了吗? 想体验的体验了吗? "你的梦想实现了吗，你的愿望实现了吗，你为了你的这些愿望尽力了吗，你的每一天都为实现独一无二的自己努力了吗?

如果你做到了，那我觉得不管什么时候，即使是像地震、车祸这样的突发事件来临，你也可以瞬间觉得，没有遗憾了。你做到了吗?

二是了无牵挂。

这是对你的家人的。我们每个人都是有好几个社会身份的，为人子女、为人父母、为人妻子或者丈夫，当我们离开的时候，我们最爱的家人，还能不能在你离开之后仍然好好生活? 我想这是我们每个患者都担心的事情，也是每个家属都希望患者不要牵挂的事情。那么我们平时做到了吗? 孝敬父母，为老人安度晚年做好打算了吗? 为孩子健康成长做好安排了吗? 虽然有些事情，不是我们自己可以控制的，但是只要你还活着，就可以为家人做。这些事情，你做了吗？

我一直在思考这些问题。当有一天，我突然顿悟了，之后我觉得特别轻松，特别开心，就像忽然开窍了一样。随后的那些天，都是发自肺腑地笑。那几天做手作是曼陀罗和心理沙盘，都有莲花的意向。老师说莲花是代表心灵的。我从那以后，做事情的标准就是这两项：是不是可以让我死而无憾，是不是让我可以为家人了无牵挂。其他的都不重要。

我父亲做到了这些。他在走之前，想做的、要做的都安排好了。

而且所谓的生和死，也是相对的。有的人虽然死了，但是他其实是以另一种形式存在着。大家仍然对伟人们时常提起、怀念、纪念，他们虽死犹生。有的人虽然活着，但是跟行尸走肉没什么区别，有他、没他一个样，这样地活着，又有什么意义呢？

所以我还是觉得，人活着，就应该活出自己的价值来。面对死亡，又能做到向死而生，死而无憾，我觉得就活值了。就这么简单。

自从生病以来的八年时间，我学会了寻找甲癌带给我的意义、寻找生命的意义，我想让自己成为一个有价值的人。我在不停地进行治疗选择的过程中，学会了豁达，学会了承担每一次选择的后果，学会了在选择之前做充足的准备，但是一旦选择就不后悔。学习放下，认真体会活在当下，认真和家人们、朋友们过好每一天，这些生活内涵是非常丰富的，也是非常快乐的。我的幸福感很强，就是我知道我每天应该怎样活着，应该怎样度过，什么是我追求的，什么是我舍弃的。在通过患癌经历的这些波折之后，有了像英明姐这样的肝胆相照托孤换命的好朋友陪在我身边，还在全国甚至全世界有了关心我的病友。我通过了人性的考验，证明了我是一个值得被爱的人，大家都对我不离不弃。我有幸出版了《风舞胡杨》这本书，并且能不断鼓舞到跟当初的我一样迷茫的甲癌病友们。这些都是我患癌前做梦都没有想过会实现的事情。所有的这一切，都是甲癌带给我的人生改变。我老公和身边的朋友们都说，我活得很精彩。

而所有这一切，源于我正视了甲癌带给我的人生意义。虽然这些痛，对我自己没有意义，但是对别人有意义。这些苦就是有价值的。就算时间不多了，也同样活得很精彩。不管我们有没有患癌，生活不都是应该这样过吗？现在我要感谢这场癌症，让我认清了自己活着的目标和意义。

但是一定要患癌才能认清吗？如果大家能从我们这些癌症患者的经历里，获得一些生活的感悟，思考一些生活的目标意义，让自己的人生体验更精彩，不是更好吗？同样的，得了癌症，就一定要哭吗，一定就是走人生下坡路吗？也不一定。哪怕只有一天，只要能让我们能获得生命的智慧，就是收获，就应该开心。人来世上走一场，不就是一场经历和体验吗？这些体验不是越丰富越好吗？没有经历过痛的人，又怎么能体会到真正的幸福呢？

我在台湾玩的时候导游给讲解到佛祖的两个侍者，迦叶和阿兰。说迦叶修苦行，阿兰过目不忘，他们两个合起来代表知行合一。迦叶修苦行，提示我们经历的痛苦其实是智慧，是财富。只有经历过痛，才能知道什么叫幸福。认清癌症带给我们生活的意义，带给我们的挑战和改变，然后我们尽力接受生活给予的这个考验，去做自己，这本身就是一场很不错的人生经历。而怎样去应对这份考验，把这份答卷答好，把这段时间过好，让人生过得更精彩，我认为更重要。

任何一场困难，都是一次人生的考试，如何给我们自己的人生交一份完美的答卷，需要我们每个人深思。希望我的一点儿人生经历和感悟，能给大家提供一些思考的角度。

祝大家都身体健康、生活精彩、万事如意！谢谢大家！

2016年10月23日

本书作者据石家庄市图书馆"石图讲堂"演讲实录整理

编 后 记

郝建国

读到这一页的时候，想必读者诸君已经对"海棠"的故事了然于胸了，想必此时的您也一定会感慨万千。

这是一个不幸的女人，毫不情愿地承受着命运的不公和疾病的折磨；这是一个幸运的女人，在已然度过的四十年生涯中，真真切切地感受到了来自家庭、病友以及社会方方面面的关爱。

人的命运，绝大多数时候是自己无法选择的，但一定是自己可以把握的。生老病死，是自然现象，谁都无法回避。但走出一条什么样的人生轨迹，是每一个人必须直面和必须深入思考的哲学命题。

最早接触到出版本书这个事情，源于 2015 年夏和石家庄市图书馆董英明老师的一次交谈。董老师说她有个最好的朋友，想出一本书。这个朋友，在一次体检中查出患有甲状腺癌。经过多年的治疗，病情暂时得到了控制。为了使同样遭受甲癌折磨的病友和家人，不再重走她走过的弯路，她以"风吹海棠阵阵香"的笔名，在博客上追述了曾经走过的求医问药之路和跌宕起伏的情感经历。令她感到吃惊的是，她的博文得到了几十万人的关注。大量的病友通过她的生存事迹，增强了战胜病魔的信心，也获得了大量急于得到的防病治病知识和技巧。海棠俨然成为一个圈内名人，得到了来自全国各地，甚至世界各地难以数计的好心人的关爱和帮助。

我意识到，这是一个传播正能量的励志故事，也是一本防治甲癌的实用手册。我仔细询问了"海棠"的病情，并请董老师约"海棠"见上一面。

甫一见面，"海棠"给我印象最深的，是她的微笑，一脸纯净得对现世毫无谴责的微笑。很难想象，这是一个多年饱受病魔纠缠的人。淡淡的话语，从容的姿态，让在场的人都十分敬仰。我也从心底萌生一种尊重和敬佩，不自觉地变成了她的粉丝，沉浸在她徐缓有致的讲述中。从"海棠"的讲述中，我得知现在罹患甲状腺癌的病人逐年增多，但大多数人缺乏求医问药的相关知识，既浪费了时间又浪费了金钱，很多人还饱受着恐惧、无助等精神困扰。"海棠"对生命的尊重，对不幸命运的顽强抗争，对病友的无私付出，对获得病友关爱的感恩，本身传递的就是我们这个时代最需要的正能量。河北教育出版社，作为一个全国优秀出版社，有责任把海棠感人的故事和抗病体验讲给更多的人。

决定出版此书，便进入了紧锣密鼓的工作。

"海棠"是石家庄市群艺馆的一名普通工作人员，没有写作和出书经历。我们对稿件进行了初步审阅之后，请"海棠"按照正式出版要求对稿件进行了较大的修改，以使普通读者乐于阅读。2016年1月初，我们在《燕赵都市报》《河北青年报》《石家庄日报》《燕赵晚报》河北人民广播电台即通客户端等河北省会有影响力的媒体刊登书名征集启事，意在引起更多人的关注。《河北青年报》《石家庄日报》《燕赵晚报》还对"海棠"进行了专访，并用整版的篇幅对"海棠"的事迹进行了深入报道。

1月底，书名征集工作圆满完成，有近百名热心人士欣然参与。我们知道，精心而起的书名中，蕴含的是大家的敬佩、关爱与褒扬。按照约定，我们必须从中选出一个恰切的名字。比较多的意见倾向于"风吹海棠阵阵香"。我也很喜欢这个名字。宋代理学家刘子翚有《海棠花》诗云："幽姿淑态弄春晴，梅借风流柳借轻。初种直教围野水，半开长是近清明。几经夜雨香犹在，染尽烟脂画不成。诗老无心为题拂，至今惆怅似含情。"海棠虽长在寻常巷陌，但高雅芳洁，兼具梅柳风姿，扮美春天。面对劫难，百折不挠，令人赞叹。春风和煦，给海棠以温暖，其实是海棠阵阵之香不绝的源泉。与这个外表柔弱的女主人公的经历何其吻合。但我们寄希望于打造一本传播正能量的励志图书，这个名字稍显文弱。于是，另一个书名"生如胡杨"，走入视野。胡杨，乃不屈精神的化身。虽身处逆境，然巍然不倒，昂首一千年，挺立一千年，不朽一千年。三千年的顽强抗争，成就沙漠上最为迷人的风景。但此名略显干瘪，文学意味稍欠。于是，索性将风与胡杨联姻，再加上一个动感十足的"舞"字。"风舞胡杨"中蕴含着我们诸多的敬重、思索和愿望。我们敬重一个面对病魔如胡杨般尊重自身存在价值的人，希望这个人能够舞出人生最美的姿态，同时我们也不忘追寻这一切背后亲人们、病友们以及社会热心人士所付出的爱。正是这些无私的爱，如股股春风，吹散了"海棠"心中的阴霾，成就了"海棠"感人的传奇故事，也使我们对未来充满了无尽的憧憬。

文章写到这里，我要说的话，已经基本表述完毕，但心中的期

盼还远未结束：我们期盼，苍天能降好运予"海棠"，使她能够拥
有一片彩虹；我们期盼，所有病友都能从"海棠"身上汲取力量，
创造出海棠一样的生存奇迹；我们期望，所有健康人都能珍爱生命，
把平凡的日子过得生机盎然。

写于 2016 年 4 月 22 日　晨

（本文作者时任河北教育出版社副总编辑）